Düfte helfen heilen

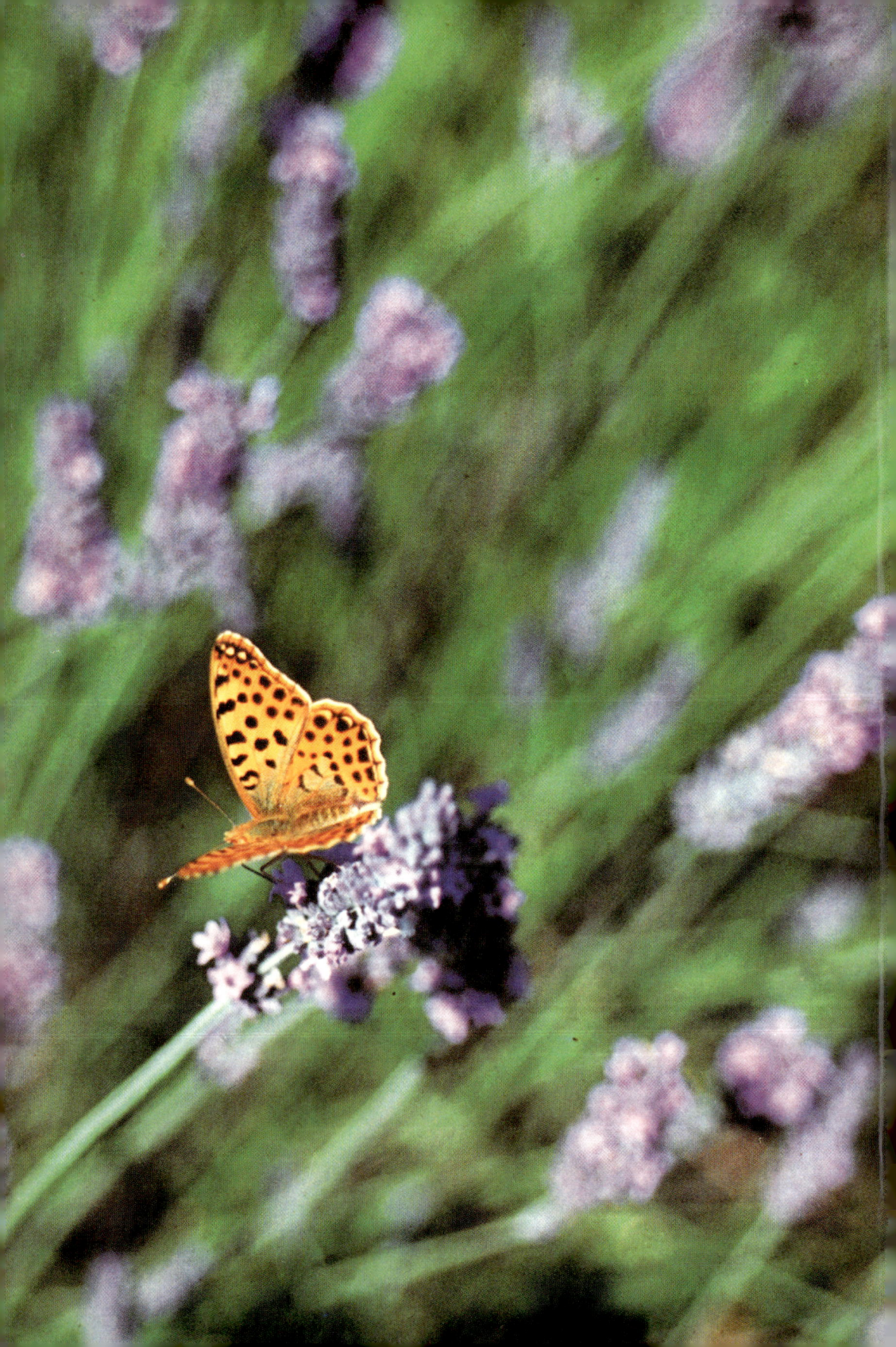

INGRID DIERSSEN

Düfte
helfen
heilen

HANDBUCH

DER AROMATHERAPIE

Mit Fotos von Gustav Dierssen

HALLWAG VERLAG

BERN UND STUTTGART

© 1997 Hallwag AG, Bern
Alle Rechte vorbehalten

Lektorat: Eva Meyer
Umschlag und Gestaltung: Robert Buchmüller
Satz, Lithos und Druck: Hallwag AG, Bern
Bindung: Grollimund AG, Reinach

ISBN 3-444-10476-6

Hallwag

Inhalt

Vorwort von Prof. Dietrich Wabner 7

Aromatherapie und Aromapsychologie
– was ist das? 11

Die Macht der Gerüche: Schmecken und
Riechen 19

Düfte zur Bewältigung von Streß und Angst 25
Wirksame Öle bei psychischen Problemen von A bis Z 28

Herkunft und Herstellung ätherischer Öle 31

Pflanzenprofile 39

Hydrolate, Trägeröle, Qualität ätherischer
Öle 131
Hydrolate oder Pflanzenwässer 131
Trägeröle zum Verdünnen von ätherischen Ölen 133
Die Qualität ätherischer Öle und worauf man besonders
achten muß 138
Können ätherische Öle giftig sein? 139

Die drei Wege der Aromatherapie 141
1. Aufnahme durch den Mund 141
2. Aufnahme durch die Nase 142
3. Aufnahme über die Haut 146

Prof. Wabners Aromatische Hausapotheke 149

Aromatische Einreibungen für Gesundheit und Wohlergehen 152
Anwendungen von A bis Z 154

Dr. Pénoëls Notfallapotheke 175

Dr. Pfanners Baby- und Kinder-Aromapflege 177

Massage mit ätherischen Ölen für Wohlbefinden und Gesundheit 184

Fachbegriffe und Massagetechniken 186
Massageölmischungen 192

Aromatherapie im Kochtopf 195

Würzölrezepte 197
Getränke 199
Kochrezepte 200

Chemie der Bestandteile ätherischer Öle 213

Aromatherapie im Krankenhaus 218

Erprobte Ratschläge 220

Wirkungsspektrum und Anwendungsmöglichkeiten ätherischer Öle 223

Lexikon der Begriffe 239

Adressen 243

Bibliographie 245

Register 247

Dank 254

Bildnachweis 255

Vorwort

Ist Aromatherapie wirklich nur eine Heilmethode, die durch die Nase geht? Wenn man die Titel der entsprechenden Literatur liest, könnte man dies meinen. Auch Wissenschaftler wie Gerhard Buchbauer sind beteiligt an dieser fehlerhaften und einengenden Definition. Und nun liegt wieder ein Buch vor mit dem Titel «Düfte helfen heilen». Zum Glück wird dieses Gebiet der Heilkunst hier korrekt beschrieben als Therapie mit duftenden Substanzen, also Ölen, und folgerichtig werden die drei Wege der Anwendung, nämlich durch die Nase, die Haut und den Mund, begangen. Das entspricht genau der Definition, die schon René-Maurice Gattefossé, der den Begriff Aromatherapie prägte, gegeben hat. In dem vorliegenden Buch wird dankenswerterweise auch weitgehend aufgeräumt mit dem Vorurteil der Frontstellung von Aromatherapie und sogenannter Schulmedizin. Tatsache ist doch, daß dieses anscheinend so neue Gebiet integraler Bestandteil der Phytotherapie und damit der klassischen westlichen Medizin ist. Daß unsere Ärztinnen und Ärzte diesen uralten Bereich der Heilkunst dennoch weitgehend vergessen haben, ist wohl zurückzuführen auf die in diesem Jahrhundert vollzogene Synthese mit der reinen Naturwissenschaft und Apparatetechnik.

Für die naturwissenschaftliche Medizin stellt die Aromatherapie immer eine Herausforderung und ein Ärgernis dar. Sie ist im Grunde eine «Probiermedizin» und erfordert das intensive Eingehen des Arztes auf den Patienten. Sie erfüllt so in idealer Weise den Wunsch nach einer ganzheitlichen Therapie, da sie nicht nur die körperlichen Symptome, sondern auch den Geist und die Seele des Heilungsuchenden anspricht. Es ist leicht einzusehen, daß die Forderung der klassischen Medizin nach Doppelblindstudien mit duftenden Substanzen nur sehr schwer zu erfüllen ist. Auch Tierversuche sind nicht aussagefähig für die Therapie am Menschen. Hier allerdings gilt das heitere Wort von Hildebert Wagner von den mehrtausendjährigen erfolgreichen Experimenten am Menschen, die mit Phytotherapeutika durchgeführt wurden. Im übrigen geraten meine Medizinerfreundinnen und -freunde sehr häufig in gelinde Panik, wenn ich ihnen mitteile, daß sie ja schon seit langem Aromatherapie betreiben, wenn sie zum Beispiel dünndarmlösliche Kapseln mit Myrtenöl erfolgreich gegen schwerste Lungenentzündungen einsetzen.

Die Erkenntnis, daß synthetische Monomedikamente sehr häufig extreme Nebenwirkungen verursachen, hat die klassische Medizin zu einem Einlenken veranlaßt. Nicht nur die Konkurrenz mit dem blühenden Zweig der Heilkunst, der von Heilpraktikern und alternativen Heilern besetzt ist, hat zu diesem Umdenken beigetragen. Es ist vielmehr zweifellos die Erkenntnis, daß mit den natürlichen ätherischen Ölen eine nebenwirkungsarme Heilmethode zur Verfügung steht, die über die Behandlung von Symptomen hinaus sehr vielfältige Wirkung zeigt. So wird durch gute nichtmedizinische Düfte der Wille zur Heilung angeregt. Hier können die ätherischen Öle unterstützend für die üblichen Therapien der klassischen Medizin wirken. Ein duftendes Warte- und Behandlungszimmer kann mithelfen, die Angst vor der Apparatemedizin und den oft unverständlichen medizinisch-technischen Vorgängen abzubauen. Nicht zu vergessen ist die Begleitung von unheilbar Kranken und Sterbenden, die mit Duftstoffen wesentlich menschlicher zu gestalten ist.

Ein entscheidender Bereich der Heilkunst wurde bei uns in den letzten Jahrzehnten durch die aufsehenerregenden Erfolge der Symptombehandlung weitgehend vergessen, nämlich die vorbeugende Medizin. Der positive Einfluß ätherischer Öle auf das Immunsystem ist inzwischen nachgewiesen. Das gleiche gilt für die Anregung der körpereigenen Selbstheilungskräfte und des Willens zum Gesundwerden. Hiermit ist sowohl das Verhüten von Krankheiten wie auch die Behandlung im Vorfeld einer Erkrankung möglich. Diese vor allem in der traditionellen chinesischen Medizin geübte Verfahrensweise, die auch Ernährung und körperliche Betätigung beinhaltet, sollte mit diesen wunderschönen, natürlichen Substanzen wieder aufgegriffen werden. Dies könnte zu einer spürbaren Entlastung von Ärzten und Krankenhäusern führen.

Von hier ist der Weg nicht weit zur alten Hausmedizin. Die zahlreichen und vielfältigen kleinen Beschwerden des Alltags brauchen weder den Besuch beim Arzt noch beim Heilpraktiker. Sie wurden jahrhundertelang in der Familie selbst behandelt, und das kann auch weiterhin geschehen. Kleine Wunden, Hautabschürfungen, Pickel, Schnupfen, Husten usw. sind mit den im Buch genannten einfachen Rezepten gut zu behandeln, ohne die Krankenkasse finanziell zu belasten. Natürlich kann man nicht erwarten, daß für die Rezepte in diesem Buch eine Garantie übernommen wird. Eine solche ist, wie auch eine Haftung der Autoren und des Verlags, selbstverständlich ausgeschlossen. Die Rezepturen sind jedoch vielfältig erprobt und auf ihre Unbedenklichkeit geprüft. Die angegebenen Konzentrationen sollten lieber unterschritten als verstärkt werden. Weitergehende Behandlung und alle ernsteren Erkrankungen gehören natürlich in die Hand eines Heilkundigen.

Das vorliegende Buch hat sich allen Aspekten des Arbeitens mit ätherischen Ölen intensiv gewidmet. Sogar der Bereich der duftenden Küche wurde nicht ausgespart, sondern mit großer Sachkenntnis behandelt. Ich wünsche diesem schönen Buch eine weite Verbreitung. Mögen es unsere Heilkundigen als Anregung zum Selbstausprobieren begreifen und alle an der Natur Interessierten als wesentliche Bereicherung des täglichen Lebens. Denn ganz ohne medizinische Hintergedanken bieten die vielfältigen Möglichkeiten, therapeutische und kosmetische Anwendungen selbst herzustellen, die Chance der Steigerung des Lebensgefühls und der Lebensqualität. Dies ist in unserer technisierten und entfremdeten Welt ein nicht geringzuschätzendes Versprechen.

Dietrich Wabner

«Wer heilt, hat recht.»

Dioskurides
Griechischer Arzt des Altertums

AROMATHERAPIE
UND AROMAPSYCHOLOGIE –
WAS IST DAS?

Die Aromatherapie ist so alt wie die Welt. «Den Kranken sollt ihr lagern, ihr sollt sein Gesicht bedecken, Zypressenholz und Kräuter verbrennen, damit die großen Götter das Böse von ihm nehmen», heißt es schon auf einer babylonischen Schrifttafel. Tatsächlich zählt das Beräuchern eines Patienten zu den ältesten Heilbehandlungen, die uns überliefert sind.

Auch in der Bibel findet man Berichte über die Verwendung von Pflanzen und ihren Ölen zu medizinischen und religiösen Zwecken. Priestern und Priesterinnen blieb es vorbehalten, diese als heilig geltenden Handlungen auszuführen. Gewürze und Duftpflanzen wurden in Klöstern angebaut, denn dort war entsprechende Fachliteratur zur Hand. Besonders verhaßt waren die «gottlosen» Alchimisten, die unter anderem mit dem Destillieren von ätherischen Ölen experimentierten.

Menschen, die aus dem gemeinen Volk stammten, sich aber viel Wissen über die Heilkraft der Pflanzen angeeignet hatten, wurden von der Kirche aufs schärfste verfolgt; im Mittelalter wurden sie als Hexen und Zauberer geächtet und zur Abschreckung öffentlich verbrannt. Wahrscheinlich aber waren die Hexen unabhängige, sexuell selbständige Frauen, die sich umfangreiche Kenntnisse auf dem Gebiet der Pflanzenheilkunde, der Geburtshilfe, verschiedener Abtreibungstechniken und der Zubereitung von Liebesdrogen erworben hatten. Da Frauen aller Gesellschaftsschichten zu dieser Zeit materiell und sexuell in ein starres Schema eingezwängt waren, gab es auch hochgestellte Damen, die sich mit der Hilfe der Hexen aus diesen Zwängen befreiten. Mit ihrem Willen zur Selbstbestimmung waren die Hexen ihren Geschlechtsgenossinnen um Jahrhunderte voraus. Aus heutiger Sicht waren ihre alternativen Heilmethoden für die Kirche und die damalige Schulmedizin der Klöster eine unerwünschte Konkurrenz.

Der Begriff Parfüm (*per fumum* = durch den Rauch) galt sowohl für ätherische Öle, die man für Heilzwecke verwandte, wie für Par-

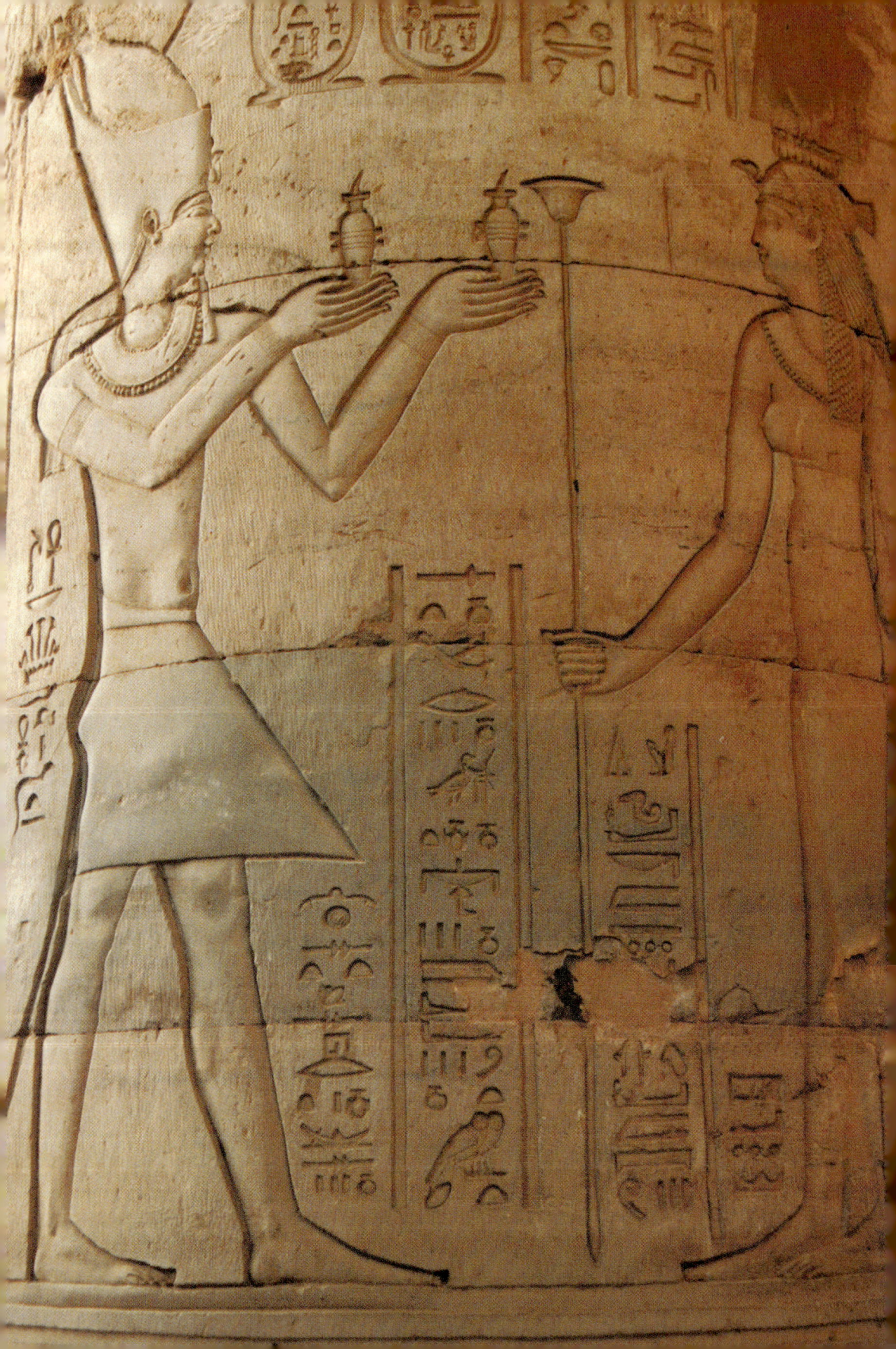

füms, denn zwischen Arzneimittel und Parfüm wurde noch nicht unterschieden. Im Gegensatz zu heute wurden Parfüms ausschließlich aus pflanzlichen Bestandteilen hergestellt.

Die Römer mit ihrer überfeinerten Badekultur verwendeten Duftöle in großen Mengen. In Rom gab es eine ganze Straße mit Geschäften für hochwertige ägyptische Aromaöle. Von Kaiser Nero ist überliefert, daß er in seinem Palast hinter Holzpaneelen silberne Rohrleitungen verlegen ließ, die er mit unterschiedlichen Duftwässern füllte, um bei Festlichkeiten seine Gäste damit zu besprühen und so ihre Stimmung zu beeinflussen.

Bekannt ist auch, daß sowohl die Griechen wie die Römer Rosen in den Wein gaben und Gerichte aßen, die mit Rosenwasser verfeinert waren – vielleicht nicht nur wegen des lieblichen Geschmacks, sondern auch wegen der heilenden und verdauungsfördernden Eigenschaften der Rosenöle. Auch dem römischen Kaugummi, der aus dem mittelmeerischen Mastixharz bestand, wurden Rosenöle und andere Geschmacksstoffe beigegeben. Die Chinesen kombinierten ätherische Öle mit Akupunktur. Auch bei den Inkas und Azteken und in Tibet war Aromatherapie bekannt. Die indische Ayurveda-Medizin ist mehr als dreitausend Jahre alt, und einer ihrer wichtigen Aspekte ist die aromatische Massage.

Ägypten gilt als die Geburtsstätte der Medizin- und Parfümherstellung. Die Ägypter hatten erkannt, daß Hygiene für die Gesundheit wichtig ist, und besaßen Kenntnisse der Wirkung von Parfüms und anderen aromatischen Substanzen auf Körper und Psyche. Ein damals berühmtes Parfüm, *kephi*, war sowohl Antiseptikum wie Beruhigungsmittel und wurde auch innerlich angewandt. In hieroglyphischen Papyri finden sich noch heute Rezepte für verschiedene Anlässe. Soldaten bekamen Düfte in die Nase, die sie so stimulierten, daß sie mit Mut und Kampflust in die Schlacht zogen – nicht anders, als hätten sie schmetternde Trompetenklänge im Ohr. Natürlich fehlen auch Rezepte gegen die damals herrschenden Krankheiten nicht.

Ihre größte Rolle spielten die ätherischen Öle, als in Europa die Pest wütete. Hippokrates, der Vater der abendländischen Medizin, soll in Athen die Stadtbewohner angehalten haben, an den Straßenkreuzungen aromatische Pflanzen zu verbrennen, um eine weitere Ausbrei-

Düfte und Salböle spielten bei den alten Ägyptern eine herausragende Rolle. Viele Reliefs in den berühmten Tempeln des Niltals bezeugen dies noch heute.

tung der Pest zu verhindern. Damals war noch nicht bekannt, daß fast alle aromatischen Substanzen eine antiseptische Wirkung haben und Infektionen eindämmen können, aber manche ahnten es wohl instinktiv und hängten Knoblauch, Wacholderbüsche oder Rosmarinzweige auf. Knoblauch beispielsweise wirkt nachweislich noch in einer Verdünnung von 1 : 1 Mio. antibiotisch. Während jener furchtbaren Zeit blieben viele Menschen, die in ihrer Arbeit täglich mit ätherischen Ölen zu tun hatten, von der Pest verschont. Die Mediziner schützten sich mit schnabelartigen Masken, die häufig mit Essigtüchern bedeckt und innen mit ätherischen Ölen präpariert waren. Jahrhunderte später, 1665–1666, als die Pest in England wütete, empfahl der Leibarzt König Karls II., jeder Haushalt solle seine Räume mit aromatischen Hölzern und Pflanzen ausräuchern, um sich vor der Epidemie zu schützen. Auch war es Brauch, Duftkugeln, die Knoblauch, Gewürznelken und andere Pflanzen enthielten, als Schutz um den Hals zu tragen. Durch die Hautwärme wurde ständig ein wenig ätherisches Öl freigesetzt und von Haut und Nase aufgenommen.

Paracelsus schrieb: «Es ist zu erwarten, daß Substanzen mit würzigem Geruch auch heilsame Eigenschaften entwickeln. Die Wirkung von Pflastern und den sogenannten Umschlägen oder Packungen ist ein Beweis für ihre Kräfte, da sie Geschwülste und Geschwüre auflösen und deutliche Wirkung auf den Körper haben, auch auf die inneren Organe.» An dieser Meinung hat sich im Grunde nichts geändert, außer daß man heute dank moderner Analysemethoden die einzelnen Wirkstoffe und Wirkungen der ätherischen Öle besser kennt.

Aromatherapie hat es also zu allen Zeiten gegeben, denn viele Jahrhunderte lang waren ätherische Öle die einzige Möglichkeit, sich vor ansteckenden Krankheiten zu schützen. Bis zur Mitte des 19. Jahrhunderts wurden im Westen die meisten Heilmittel gegen chronische Erkrankungen, Schmerzen und Ansteckungskrankheiten aus Pflanzen gewonnen, von denen man annahm, daß sie nicht nur auf den Körper, sondern auch auf die Seele heilend wirkten. Durch die Jahrhunderte hindurch galt die Naturheilkunst als ernstzunehmende Wissenschaft und war ein Teil der Schulmedizin.

Zu Beginn des 20. Jahrhunderts gründete der französische Chemiker René-Maurice Gattefossé eine Firma, die ätherische Öle für den Gebrauch in Kosmetika und Duftstoffen herstellte. Bei einem Ätherbrand in seinem Labor verbrühte er sich einmal die Hand. Da fiel ihm ein, daß Lavendel angeblich Brandverletzungen schneller abheilen läßt

Ärzte in Kutten während der Pest in Marseille, 1720. Der Schnabel der Maske war mit ätherischen Ölen versehen und häufig mit Essigtüchern bedeckt, um die vom Arzt eingeatmete Luft zu reinigen.

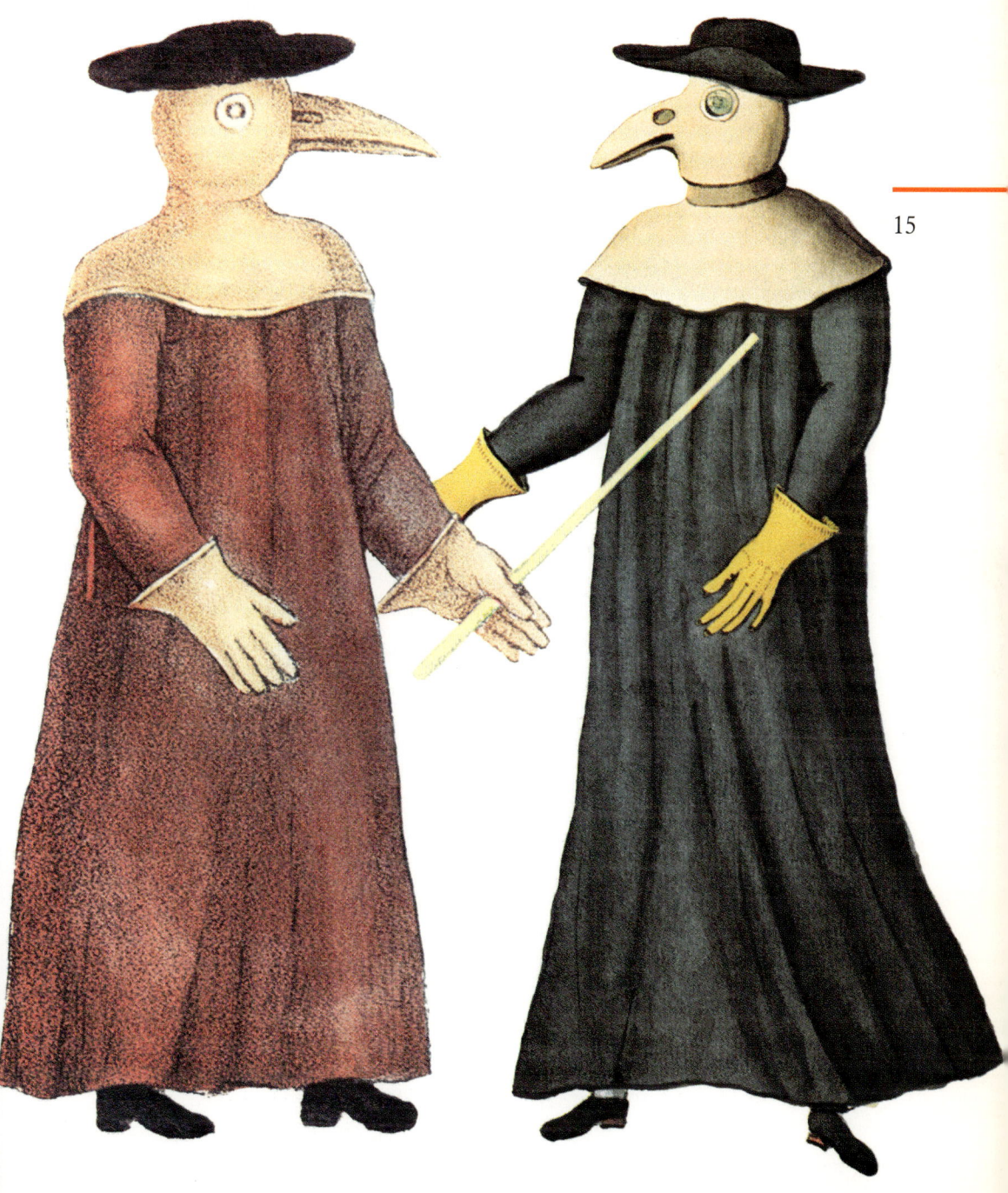

und entzündungshemmend wirkt. Sofort tauchte er seine Hand in ein Gefäß mit reinem Lavendelöl, das auf seiner Arbeitsbank stand. Die Verbrennung wurde rasch blasser und begann abzuheilen. Die Ärzte, die ihn später behandelten, wollten ihm nicht glauben. Die guten Heileigenschaften des Öls beeindruckten Gattefossé so sehr, daß er sich an die Erforschung der Heilkraft ätherischer Öle machte. Er vermutete, daß die Öle trotz ihrer äußeren Anwendung zu den Organen vordringen, da die Haut ja mit dem Gehirn und dem Nervensystem in Verbindung steht. Über die Nase und die Haut, so folgerte er, gelangen die zellregenerierenden Substanzen des Öls dann in andere Körperbereiche. Gattefossé klassifizierte die verschiedenen Essenzen nach der Art, in der sie den Stoffwechsel, die Nerven, die Verdauungsorgane und die endokrinen Drüsen beeinflussen. Er war es dann auch, der 1928 den Ausdruck «Aromatherapie» prägte. Später, im Indochinakrieg, machte sich der französische Arzt Dr. Jean Valnet, der heute als einer der Pioniere der Aromatherapie gilt, bei der Behandlung von Kriegsverletzten vor allem die desinfizierende und wundheilende Wirkung vieler ätherischer Öle zunutze.

Fachleute unterscheiden zwischen Aroma*therapie* und Aroma*psychologie*. Bei der Aromatherapie werden die ätherischen Öle für die Heilbehandlung eingesetzt, indem sie sowohl innerlich wie äußerlich in Form von Massagen oder Einnahme angewendet werden. Ziel der Aromatherapie ist es, körperlichen und seelischen Störungen vorzubeugen oder sie zu lindern. Die Aromapsychologie umfaßt ausschließlich die Wirkung von Düften auf das Gehirn (Seele). Die Behandlung durch einen Therapeuten ist hierbei keine Voraussetzung, wohl aber die Kenntnis der Wirkung einzelner ätherischer Öle.

Wie stark Düfte oder Gerüche unser körperliches und seelisches Wohlbefinden beeinflussen sowie Emotionen und Verhalten des Menschen steuern, zeigen folgende Funktionen unseres Geruchssinnes:
- Der Duft unserer Nahrung löst Speichel- und Magensekretionen aus. Schlechte Gerüche warnen vor verdorbener Speise.
- Unangenehmer Körpergeruch – z. B. von zersetztem Schweiß – erzeugt Abneigung und veranlaßt uns zur Körperreinigung und Hygiene.
- Die Frau wird bei der Wahl ihres Parfüms von ihrem Immunsystem geleitet, denn die Geruchsrezeptoren haben eine ähnliche Struktur wie das Immunsystem. Jemand riecht gesund, weil er aufgrund seines intakten Immunsystems einen guten Geruch ausströmt.

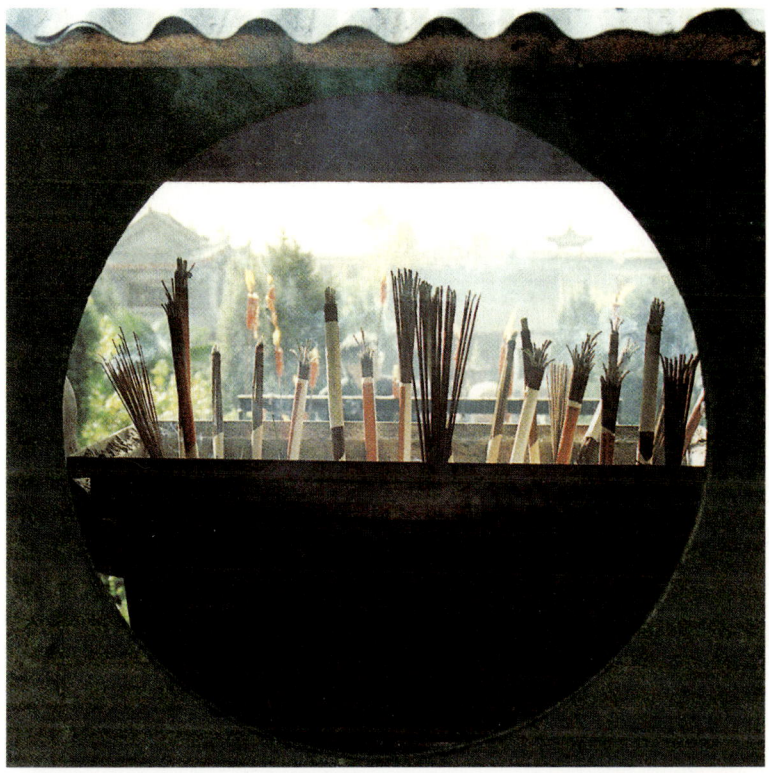

Im buddhistischen Glauben haben Räucherungen eine große Bedeutung. Die Räucherstäbe, hier in einem Tempel in Xian, China, sind mit unterschiedlichsten ätherischen Ölen präpariert und dienen gleichzeitig der Desinfektion des Tempels.

– Unser Sexualverhalten, das so wesentlich zu unserem Wohlbefinden beitragen kann, wird auch über den Geruchssinn gesteuert. Wenn die Nase nein zum Partner sagt, ist dies endgültig und auch nicht mit fremden, überdeckenden Düften zu korrigieren.
– Unsere allgemeine Stimmungslage und unsere Motivationen (wie Lust- und Unlustgefühle) werden ebenfalls durch Geruchsreize beeinflußt.

Nicht der Duft an sich ist also das wichtigste, sondern das, was er auslöst. Für die Bereitschaft, aktiv an einer Therapie teilzunehmen, z. B. in der Psychiatrie, kommt dem Duft eine wichtige Rolle im Zusammenhang mit Vertrauen und Wohlbefinden, bei der Hilfe zur Selbsthilfe, beim Abfangen oder Auflösen von Blockaden zu. Bei Störungen, die durch das Gehirn reguliert werden, können Düfte eine ausgleichende Wirkung haben.

Um körperlich und seelisch fit zu bleiben, braucht der Mensch Herausforderungen. Er muß sich mit einer Vielzahl von Bakterien und Viren genauso auseinandersetzen können wie mit körperlicher Anstrengung oder Streß. Weder Mangel noch Überfluß wirken sich positiv auf den Körper aus, wobei die Übergänge zwischen Beschwerden und Krankheiten fließend sind.

Auch die Natur ist nicht zu unterschätzen. Bei der Therapie mit ätherischen Ölen kann schon der zweite Tropfen zuviel sein. Zum Verständnis: Man müßte 45 Liter Salbeitee trinken, um die Wirkstoffe eines einzigen Tropfens ätherischen Salbeiöls zu erreichen. Darum Vorsicht vor Halbwissen! Aus den mehreren tausend bekannten ätherischen Ölverbindungen kann nur der erfahrene Therapeut oder der gut orientierte Laie eine erfolgversprechende Zuordnung garantieren. Jede effiziente Therapie kann im gleichen Maß, wie sie nützt, auch schaden. Es ist deshalb nicht ratsam, prophylaktisch Essenzen oder ätherische Öle ständig einzunehmen. Der Körper braucht zwar Reizstoffe; sind sie aber ständig da, stumpft das Immunsystem ab oder ist überbelastet.

Es darf vor allem nicht verallgemeinert werden; nicht alles «Natürliche» ist gut und alles «Synthetische» schlecht. Es gibt viele hochgiftige Pflanzen (man denke nur an die mit Pflanzengift präparierten tödlichen Pfeile der Indianer), aber auch zahlreiche nützliche synthetische Arzneimittel, die uns helfen, unser heutiges Lebensalter zu erreichen.

Die Macht der Gerüche: Schmecken und Riechen

Die menschliche Zunge kann nur vier Geschmacksrichtungen unterscheiden: salzig, süß, bitter und sauer. Die Geschmackssinnesorgane, die Geschmacksknospen, liegen auf der Zungenoberfläche. Ein erwachsener Mensch hat etwa 2000 solcher Geschmacksknospen. Bei älteren Menschen und bei starken Rauchern ist deren Anzahl stark vermindert.

Der Geschmackssinn gilt als grobes Sinnesorgan, das zwar einen sauren Hering von einem süßen Pfirsich unterscheiden kann; die Feinheit eines guten Essens oder eines edlen Tropfens wird jedoch erst in Verbindung mit unserem Geruchssinn wahrgenommen (es sind die ätherischen Öle, die beim Wein die «Blume» ausmachen).

Beim Menschen ist der Geruchssinn der am höchsten entwickelte Sinn. Er befähigt ihn, eine fast unbegrenzte Anzahl von Duftstoffen noch in milliardenfacher Verdünnung wahrzunehmen. Manche Gerüche werden bewußt registriert, sehr viele aber, ohne daß wir es merken. Düfte können Erinnerungen hervorrufen oder Handlungen auslösen. Wir alle verströmen Duftsignale, die von unsereer Umwelt, Menschen wie Tieren, oft völlig unbewußt wahrgenommen werden.

Durch die Zerstörung der Riechnerven kann das Riechvermögen eingeschränkt oder sogar vernichtet werden. Dieser Zustand – Lähmung oder Verlust des Geruchssinnes – wird Anosmie genannt. Eine weitere Störung ist die Parosphresie oder Parosmie: «Falschriechen», eine Geruchstäuschung oder Geruchshalluzination. Eine solche kann z. B. während der Schwangerschaft oder Menstruation auftreten. Auch allergische Krankheiten können Parosmien auslösen.

Wie funktioniert das Riechen?

Der Geruch wird zunächst von den die Nasenschleimhaut durchziehenden Enden des Trigeminusnervs (lat. *trigeminus* = dreiteilig; fünfter Gesichtsnerv mit drei Hauptästen) regelrecht abgetastet, bevor sich die

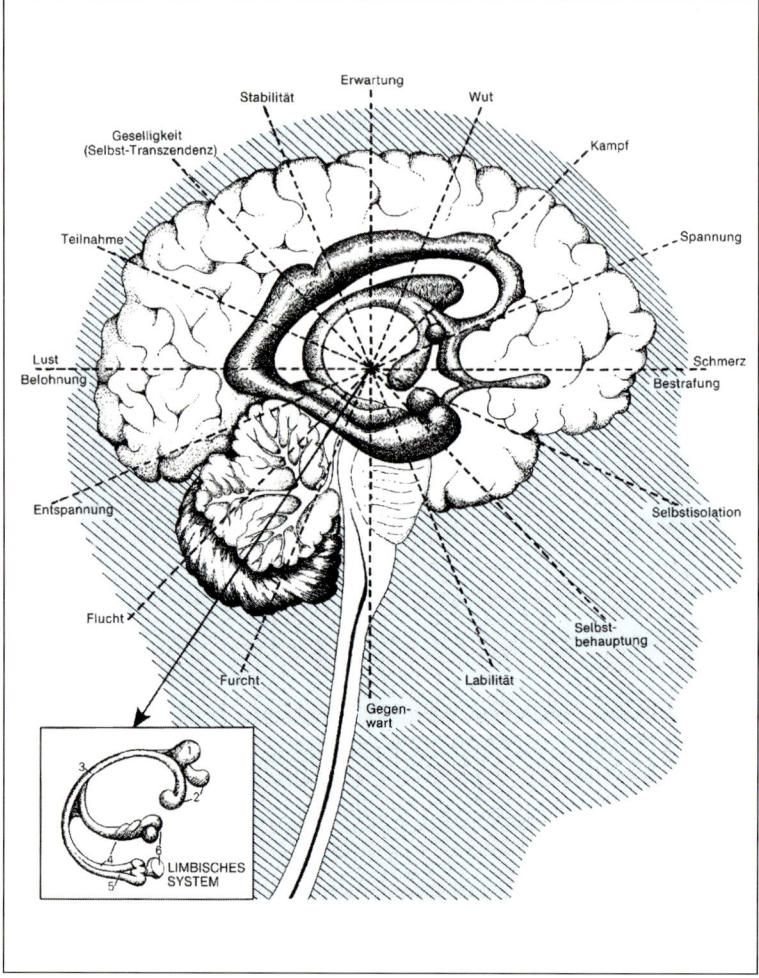

Düfte und die damit verbundenen Gefühle werden im limbischen System gespeichert und sind jederzeit abrufbar.

Abbildung aus Charles Hampden-Turner: «Modelle des Menschen» (Beltz Verlag, Weinheim und Basel).

Nase weiter damit befaßt. Trigeminus und Olfaktorien bilden ein «duales System», wobei der Trigeminusnerv 60 % zum Riechvorgang beiträgt. Eine starke Trigeminusreizung wird durch stechenden oder beißenden Geruch hervorgerufen. Der Körper schützt sich, indem das Atmen kurzfristig unterbrochen und der Kopf blitzartig von der Geruchsquelle weggedreht wird. Typische Trigeminusreizstoffe sind Ammoniak, Essigsäure und Menthol. Der Nerv kann aber auch durch fast alle andern bekannten Riechstoffe, abhängig von ihrer Konzentration, erregt werden.

Das Erkennen von Gerüchen erfolgt in der *regio olfactoria*, der Riechzone im Dach der Nasenhöhle. Dort befindet sich auf beiden Seiten der Nasenscheidewand das Riechepithel, die Deckschicht der Schleimhaut. Dieses besteht aus drei Typen von Zellen: Riech-, Basal- und Stützzellen. Es ist mit bis zu 50 Millionen Riechzellen ausgestattet, die nur eine kurze Lebensdauer haben und alle dreißig Tage aus den Basalzellen wieder neu gebildet werden.

Wenn wir atmen, gelangen mit dem Luftstrom winzige Mengen von Geruchsmolekülen in die Nase. Sie werden bis an die Riechschleimhaut und an die feinen Riechhärchen, die Cilien, getragen. Die Riechschleimhaut ist nur etwa 5 cm groß, enthält aber viele Millionen von Riechsinnesnervenzellen, die mit den winzigen Härchen ausgestattet sind. Die Duftmoleküle haben unterschiedliche chemische Strukturen, und jedes Molekül muß sein passendes Rezeptormolekül finden. Häufig wird hier vom Schlüssel-Schloß-Prinzip gesprochen: Zu einer bestimmten Zelle paßt nur ein bestimmtes Geruchsmolekül und löst nur dort entsprechende Impulse aus. Diese Rezeptormoleküle sitzen in den Membranen der Cilien.

Die Andockung der Geruchsmoleküle bewirkt dann die Aktivierung von Botenstoffen, und es wird ein Signal in Richtung Gehirn ausgesandt. Um sich aber an den Rezeptor binden zu können, muß der Riechstoff in der Schleimhaut gelöst werden. Dies geht bei hoher Luftfeuchtigkeit relativ leicht, da die Duftmoleküle schon mit Wasser angereichert in die Nase gelangen. Wenn aber Atemluft und/oder Schleimhaut zu trocken sind, nimmt die Riechempfindlichkeit erheblich ab (leicht festzustellen bei niedriger Luftfeuchtigkeit, Kälte, laufender Klimaanlage oder Schnupfen).

Duftmoleküle aktivieren das limbische System, das ein komplexes Netzwerk aus Nervenbahnen darstellt und als ältester Teil des Gehirns gilt, der uns mit den frühen Säugetieren verbindet. Das limbische

System ist die Basis für alle höheren Erfahrungen, gleichzeitig aber jener Teil, der sich nicht bewußt kontrollieren läßt, sondern das Verhalten und die Reaktionen des Gefühls steuert (Hunger, Durst, Angst, Freude, Sex und vieles mehr). Hier werden Erlebnisse und die damit verbundenen Düfte gespeichert und können jederzeit abgerufen werden. Die Einteilung in gute und schlechte Gerüche ist abhängig von der persönlichen Lebenserfahrung, d. h., der Gefühlswert der Düfte ist nicht angeboren, sondern wird im Laufe des Lebens durch positive oder negative Erlebnisse erworben.

Vom limbischen System führt die Verbindung zum Hypothalamus, der Region des Zwischenhirns, die die wichtigsten Vorgänge im Organismus steuert, und zur Hirnanhangdrüse, der Hypophyse. Diese winzige Drüse, der Kernpunkt unseres Gehirns, reguliert den gesamten Hormonhaushalt des Körpers. Sie beeinflußt durch ihre Hormone die Schilddrüse, die Thymusdrüse, die Bauchspeicheldrüse und die Nebennierenrinde und hält das Gleichgewicht unserer inneren Funktionen aufrecht. Weitere Verbindungen bestehen zur *formatio reticularis*, der Schaltstelle für Bewegungsabläufe sowie Schlaf- und Wachrhythmus, und zur *medulla oblongata*, der Kommandozentrale für Atmung und Kreislauf. Nicht jeder Geruch erreicht jedoch alle Teile des Gehirns. Hier entscheidet neben der Natur des Stoffes vor allem die Konzentration in der Atemluft darüber, welche Teile des Gehirns reagieren.

Da das Geruchsgedächtnis im Insula-Bereich so weit vom Sprachzentrum entfernt ist, gibt es keine Sprache der Welt, die Düfte auf andere Weise zu beschreiben weiß als über Analogien (etwas riecht wie Rose oder Fisch oder Meerwasser.) Bilder kann man direkt beschreiben, über den Augensinn, doch kurioserweise haben wir für den Augensinn nur drei Gene, für das Riechen aber mehr als tausend.

Auch in der Pflanzen- und Tierwelt spielt der Duft eine lebenswichtige Rolle. So hat jeder Fluß seinen eigenen Geruch, seine eigenen aromatischen «Fingerabdrücke», hervorgerufen durch die besonderen Steine und die Erde, die das Flußbett bilden, sowie durch die Pflanzen und Algen, die im Fluß und an seinen Ufern wachsen. Diesen «Aromaflußabdruck» erkennt der Lachs draußen im Meer und folgt ihm, um nach einigen Jahren und vielen tausend Kilometern, die er im Meer zurückgelegt hat, zu seinem Geburtsfluß zurückzukehren und dort zu laichen. Es ist eine erstaunliche Leistung, daß sich der Fisch erinnern und in der Weite des Ozeans genau jene Moleküle orten kann, die sich vor so langer Zeit seinem Aromagedächtnis eingeprägt haben, als er den Fluß hinunter zum Meer schwamm. Fische können Signale abgeben, wenn Gefahr droht, und über den Geruch eine blitzartige Flucht des ganzen Schwarms veranlassen. Sogar Bakterienkolonien kommunizieren untereinander durch Duftsignale.

Hunde können die Angst des Menschen am Geruch erkennen; sie laufen an einer größeren Menschengruppe vorbei, um dann nur an dem einen hochzuspringen, der diese Duftsignale aussendet. Auch meinen viele, daß Rauschgifthunde süchtig gemacht werden, damit sie dann wie wild nach diesem Geruch suchen. Das stimmt nicht. Der abgerichtete Hund bekommt den Geruch zu riechen, und für die Belohnung und das Lob sucht er. Ein Rauschgiftsuchhund kommt selbst nie mit Drogen in Berührung.

Bei Tieren dienen Pheromone zur Verständigung untereinander. Die meisten Tiere hinterlassen Gerüche, um Botschaften und Absichten zu übermitteln oder ihr Territorium abzustecken. Tiere verändern ihre Duftsignale, sobald sie angegriffen werden oder Angst haben. Sogar die winzigen Ameisen machen sich durch Aussendung verschiedener Duftsignale verständlich, wenn man ihren Lebensraum stört. Will man dann die lästigen Viecher loswerden und gibt zu diesem Zweck Essig und Natriumbicarbonat (Backpulver) auf ihre Straße, wird dadurch die Duftwarnung der Ameisen übertönt.

Zusammenfassend kann man sagen, daß der Geruchssinn außergewöhnlich spezifisch und sensitiv ist. Man könnte ihn auch als hochempfindlichen chemischen Detektor bezeichnen.

DÜFTE ZUR BEWÄLTIGUNG VON STRESS UND ANGST

Der Puls rast, das Herz pocht, die Pupillen erweitern sich, die Muskeln spannen sich an. Angriff oder Flucht? Auf beides ist der Körper vorbereitet.

Seit Jahrtausenden reagiert der menschliche Organismus auf gefährliche oder anstrengende Situationen in der gleichen Weise, auch wenn uns heute im Gegensatz zur Steinzeit kein Zusammenstoß mit einem Tier in freier Wildbahn mehr droht. Er mobilisiert in Bruchteilen von Sekunden alle ihm zur Verfügung stehenden Kräfte und Energien, um sich besser verteidigen zu können. Für diese spontane Mobilmachung des Körpers hat der kanadische Mediziner österreichischer Abstammung Professor Hans Selye 1936 den Begriff «Streß» geprägt und die Streßreaktionen in drei Stufen eingeteilt.

Zuerst erfolgt die Alarmreaktion: Die Nebennierenmarkhormone Adrenalin und Noradrenalin werden ausgeschüttet. Kurzfristig können sie auf das Zehnfache ihrer Ausgangswerte ansteigen. Dadurch geht der Puls rascher, und das Herz pumpt vermehrt sauerstoffreiches Blut durch den Körper. So gelangt der notwendige Sauerstoff schneller in die Muskulatur. Im Gehirn werden sogenannte Endorphine produziert, die die Schmerzempfindung vermindern und die Gerinnungsfähigkeit des Blutes ansteigen lassen.

In einer nächsten Reaktion gelangen mehr Blutzucker und Blutfette – die Träger der Energie – in den Kreislauf. Jetzt ist der Organismus bereit für die zweite Stufe, in der er Widerstand leisten muß. Seine Kraftreserven sind mobilisiert und können optimal ausgeschöpft werden. Nach dem «Kampf» pendeln sich die Körperreaktionen wieder auf das normale Maß ein.

Die dritte Stufe, das Erschöpfungsstadium, tritt nur ein, wenn in der zweiten Phase keine «Heilung» eintritt, der Körper also nicht wieder zu seinem Gleichgewicht zurückfindet. Das kann passieren, wenn die Streßreize zu lange anhalten und der Organismus permanent auf den Notfall eingestellt ist. Wird der Ausnahmezustand zum Normalfall, ist der Körper auf Dauer überfordert – vergleichbar einem Automotor, der nicht nur beim Starten, sondern über Hunderte von Kilometern hinweg im ersten Gang fahren soll. Um nicht ständig auf Hochtouren zu laufen, werden die körperlichen und seelischen Reizschwellen herabgesetzt. Der Mensch wird dadurch weniger belastbar und sogar anfälliger für Krankheiten.

Aber Streß gehört zum Leben! Positiven Streß, die Lust, Herausforderungen anzunehmen und zu bewältigen, nennt man Eu-Streß. Sieht man die gleiche Situation aber als erbitterten Kampf an, dem man sich nicht gewachsen fühlt, so steht man unter negativem Streß, der als Di-Streß bezeichnet wird.

Streß kann als Herausforderung wirken, er kann anregend sein, er vermag die Leistungsfähigkeit zu steigern. Vor Gefährdung schützt rechtzeitiges Erkennen von negativen Streßsignalen, denn Streß kann auch eine erhöhte Belastung für den Menschen bedeuten und zu Angstgefühlen führen, die wiederum starken Streß auslösen. So können Streß und Angst einander hochschaukeln. Als häufige Auslöser gelten Tod oder Krankheit von nahestehenden Menschen, Diagnosen gefürchteter Krankheiten, Arbeitsdruck, Arbeitslosigkeit, Prüfungssituationen, Partnerschaftsprobleme, bevorstehende Geburt. Angst ist häufiger, als man denkt, und wird meist verkannt, denn das Eingeständnis der Angst ist oft ein Tabu. Angst lähmt.

Folgen von Streß sind Hyperwachsamkeit – sich angespannt fühlen, ständig auf dem Sprung sein, übermäßige Schreckhaftigkeit –, Konzentrationsschwierigkeiten oder angstbedingter «Blackout», Ein- oder Durchschlafstörungen, Reizbarkeit. Daraus können Komplikationen entstehen wie Alkohol- oder Medikamentenmißbrauch, chronische Depression, Selbstmordgefährdung.

Streßbewältigung heißt, Streßenergie auch positiv nutzen. Dazu ist es wichtig, Entspannung und Streßabbau zu üben. Düfte können zu diesem Zweck erfolgreich eingesetzt werden. Es liegen wissenschaftliche Ergebnisse vor, die die Wirkung von ätherischen Ölen auf das menschliche Wohlbefinden belegen. Sie können die Atemwege befreien, die Durchblutung fördern, die Drüsen anregen, die Gehirnzellen aktivieren und tragen dadurch wesentlich zum Streßabbau, zur Belebung und Entspannung bei. Düfte wirken sowohl auf das Gedächtnis wie auf das Gefühl. So können Düfte vergessene Kindheitserinnerungen wiedererwecken und zu positiven Erlebnissen beitragen.

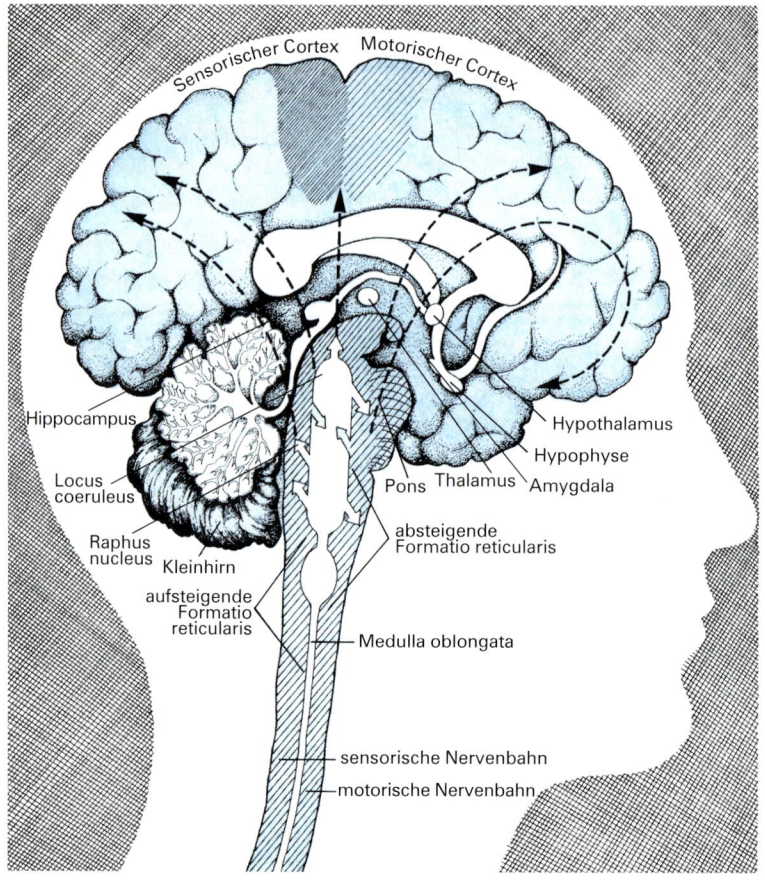

Düfte regen verschiedene Teile des Gehirns zur Ausschüttung von Hormonen an und können dadurch unser Wohlbefinden beeinflussen.

Abbildung aus Charles Hampden-Turner: «Modelle des Menschen» (Beltz Verlag, Weinheim und Basel).

Die Aromatherapie hat die Möglichkeit, mit einzelnen ätherischen Ölen oder mit Ölmischungen positiv auf den Menschen einzuwirken, wobei die Wirkung durch Entspannungstechniken wie Autogenes Training, Atemtherapie, Meditation, Yoga, Massage und Musik noch unterstützt werden kann.

Wenn ein Duft eingeatmet wird, wirkt er auf die Riechzellen, die zwanzig Millionen Nervenenden besitzen. Der Geruchseindruck wird in einen Nervenimpuls verwandelt, der durch den Riechkolben *(bulbus olfactorius)* verstärkt wird und dann, den *tractus olfactorius* passierend, in das limbische System eintritt. Der Geruchseindruck als Nervenimpuls wird zuerst von *amygdala* und *hippocampus* analysiert. Das sind Gedächtniszentren, die bei emotionalen Reaktionen eine große Rolle spielen. Hier kann der Geruchseindruck eine Erinnerung aus jüngster oder längst vergangener Zeit hervorrufen. Dieser Impuls wird an den Hypothalamus weitergeleitet, der die Funktion eines Regulators und Zwischensenders hat und Impulse an mehrere Teile des Gehirns sendet.

Düfte mit **euphorischen** Eigenschaften, z. B. Grapefruit, tendieren dazu, den Thalamus zur Absonderung von Enzephalinen anzuregen, die nicht nur schmerzstillend wirken, sondern auch Gefühle des Wohlbefindens und der Euphorie auslösen und inneren Auftrieb geben.

Düfte, die **aphrodisische** Eigenschaften besitzen, z. B. Ylang-Ylang, können die Hypophyse anregen, Endokrine abzusondern, die ebenfalls schmerzstillend wirken und euphorische wie auch erotische Gefühle auslösen können. Die Hypophyse regelt den Hormonhaushalt. Von ihr aus werden alle anderen hormonalen Organe wie die Schilddrüse, die Nebennierendrüsen und die Geschlechtsdrüsen beeinflußt und gesteuert.

Düfte, die **beruhigend** wirken, z. B. Lavendel, Kamille, Majoran und Neroli, helfen bei Angst, Streß, Schlaflosigkeit sowie seelischer und körperlicher Anspannung, Ärger, Zorn, Groll und Reizbarkeit. Der *raphus nucleus* wird anregt, Serotonin, einen neurochemischen Wirkstoff mit beruhigender Wirkung, auszuschütten.

Düfte, die **stimulieren**, z. B. Rosmarin, wirken auf den *locus coeruleus*, der Noradrenalin an das Gehirn abgibt. Dies hat zur Folge, daß wir wach und aktiv tätig werden.

Die Wirkungen ätherischer Öle kann man folgendermaßen zusammenfassen:

Sinnlich anregend wirken die Öle von Muskatellersalbei, Jasmin, Patchouli und Ylang-Ylang, entweder als Einzelsubstanzen oder in entsprechenden Mischungen. Sie sind angezeigt bei Schüchternheit, Gefühlskälte und geschwächter Libido (aphrodisische Wirkung). Die Hypophyse wird zur Bildung von Endorphinen (bzw. Endokrinen) angeregt.

Regulierend wirken die Öle von Bergamotte, Weihrauch, Geranie und Rosenholz. Sie sind angezeigt bei Angstzuständen mit Depressionen, Stimmungsschwankungen, gestörtem Menstruationszyklus und Störungen in den Wechseljahren. Durch Anregung des Hypothalamus werden unterschiedliche Botenstoffe abgesondert.

Stimmungshebend wirken die Öle von Muskatellersalbei, Grapefruit, Jasmin und Rose. Sie sind angezeigt bei Melancholie, Stimmungsschwankungen und Mangel an Vertrauen. Der Thalamus wird angeregt, Enzephaline abzusondern.

Gedächtnisstärkend, geistig anregend wirken die Öle von schwarzem Pfeffer, Zitrone, Pfefferminze und Rosmarin. Sie sind angezeigt bei geistiger Erschöpfung, Konzentrationsschwierigkeiten, Gedächtnisschwäche. Amygdala und Hippocampus werden angeregt, verschiedene Substanzen in den Blutkreislauf auszuschütten.

Stärkend, kräftigend wirken die Öle von Kardamom, Wacholder, Zitronengras und Rosmarin. Sie sind angezeigt bei Antriebsschwäche, Langeweile, Trägheit, Abwehrschwäche. Der *locus coeruleus* wird angeregt, Noradrenalin an den Körper abzugeben, was uns kräftig und munter macht.

Wirksame Öle bei psychischen Problemen von A bis Z

Aggression Jasmin, Rose, Sandelholz, Ylang-Ylang, Zedernholz
Alpträume Jasmin, Lavendel, Ylang-Ylang
Angst Vor allem Rose, aber auch Basilikum, Bergamotte, Grapefruit, Jasmin, Lavendel, Majoran, Mandarine, Melisse, Muskatellersalbei, Neroli, Orange, Patchouli, Römische Kamille, Rosengeranie, Sandelholz, Thymian, Weihrauch, Ylang-Ylang, Zypresse
Antriebsmangel siehe Lustlosigkeit
Apathie siehe Teilnahmslosigkeit
Ärger Geranie, Lavendel, Melisse, Römische Kamille, Ylang-Ylang, Zedernholz
Aufregung Basilikum, Fenchel, Lavendel, Mandarine, Myrrhe, Neroli, Rosenholz, Sandelholz, Ylang-Ylang
Depression Basilikum, Benzoe, Bergamotte, Deutsche Kamille, Geranie, Grapefruit, Jasmin, Lavendel, Melisse, Muskatellersalbei, Neroli, Patchouli, Rose, Thymian, Weihrauch, Ylang-Ylang

Emotionaler Streß Basilikum, Benzoe, Bergamotte, Fenchel, Lavendel, Melisse, Myrrhe, Neroli, Pfefferminze, Rose, Rosenholz, Sandelholz, Wacholder, Zedernholz

Erschöpfung Basilikum, Bohnenkraut, Jasmin, Lavendel, Majoran, Muskatellersalbei, Neroli, Rose, Rosmarin, Salbei, Wacholder

Furcht Lavendel, Majoran, Myrrhe, Neroli, Römische Kamille, Sandelholz, Thymian, Weihrauch

Gefühlskälte Fenchel, Geranie, Jasmin, Patchouli, Rose, Ylang-Ylang

Gefühlsschwankungen Bergamotte, Geranie, Lavendel, Melisse, Orange, Römische Kamille, Rose, Rosenholz, Weihrauch, Ysop, Zypresse

Hysterie Benzoe, Majoran, Muskatellersalbei, Neroli, Römische Kamille, Ylang-Ylang

Kopfschmerzen (auch **Migräne**) **durch Streß** Anis, Basilikum, Eukalyptus, Kamille, Lavendel, Majoran, Melisse, Pfefferminze, Rose, Rosmarin

Kummer Benzoe, Bergamotte, Grapefruit, Jasmin, Melisse, Majoran, Muskatellersalbei, Neroli, Orange, Rose

Labilität Myrrhe, Zypresse

Langeweile Eisenkraut, Pfefferminze, Rosmarin, Wacholder

Lustlosigkeit, Antriebsmangel Eisenkraut, Eukalyptus, Grapefruit, Kardamom, Lemongrass, Melisse, Muskatellersalbei, Rosmarin, Wacholder

Melancholie Basilikum, Bergamotte, Grapefruit

Migräne siehe Kopfschmerzen

Mutlosigkeit Grapefruit, Myrrhe, Rose, Thymian, Wacholder

Niedergeschlagenheit Basilikum, Bergamotte, Grapefruit, Jasmin, Muskatellersalbei, Neroli, Rose

Panik Jasmin, Rose

Pessimismus Bergamotte, Eisenkraut, Jasmin, Muskatellersalbei, Orange, Ylang-Ylang

Reizbarkeit Fenchel, Lavendel, Orange, Ravensara, Römische Kamille, Rosenholz

Schlaflosigkeit Basilikum, Deutsche Kamille, Kampher, Lavendel, Majoran, Neroli, Rose, Sandelholz, Wacholder, Ylang-Ylang

Schock Melisse, Neroli, Pfefferminze, Rose

Streß Benzoe, Bergamotte, Fenchel, Melisse, Muskatellersalbei, Rosenholz, Sandelholz, Zedernholz, Zimt

Süchte (auch Abhängigkeit von Alkohol, Nikotin usw.) Jasmin, Muskatellersalbei, Patchouli, Ylang-Ylang

Teilnahmslosigkeit (Apathie) Jasmin, Rosmarin

Trauer Bergamotte, Grapefruit, Muskatellersalbei, Orange, Rose

Ungeduld Geranie, Myrrhe, Rose

Wut Benzoe, Lavendel, Majoran, Melisse, Myrrhe, Neroli, Römische Kamille, Rose, Weihrauch, Ylang-Ylang

Hinweise zur praktischen Anwendung siehe «Prof. Wabners Aromatische Hausapotheke», Seite 149, «Erprobte Ratschläge», Seite 220, sowie «Wirkungsspektrum und Anwendungsmöglichkeiten ätherischer Öle», Seite 223.

HERKUNFT UND HERSTELLUNG ÄTHERISCHER ÖLE

Klima, Anbauart, Gewinnungsmethode, Chemotypen

Ätherische Öle oder aromatische Essenzen sind die von Pflanzen gebildeten wohlriechenden Substanzen. Sie sind mehr oder weniger flüssig, manchmal harzartig, und von unterschiedlicher Farbe – von Blaßgelb über Grün und Blau bis Rotbraun oder Schwarzbraun. Von anderen Fettstoffen unterscheiden sich ätherische Öle durch ihre Flüchtigkeit. Diese läßt sich mit einem einfachen Test feststellen: Ein Tropfen ätherisches Öl auf einem Stück Stoff oder Papier verschwindet restlos und darf keinen Fettfleck hinterlassen (Vorsicht allerdings vor Farbflecken!). Die Flüchtigkeit nimmt bei steigender Temperatur erheblich zu – eine Eigenschaft, die man sich in der Duftlampe zunutze macht. Außerdem sind Öle leicht entflammbar. Wer schon einmal eine Orangenschale in Richtung einer brennenden Kerze ausgepreßt oder in der Weihnachtszeit einen Tannenzweig an eine Kerze gehalten hat, mag sich erinnern, daß in beiden Fällen beim Platzen der Duftzellen durch das austretende ätherische Öl eine kräftige Flamme und ein wohlriechender Duftstoß entstanden.

Die ätherischen Öle sind hauptsächlich in Blüten und Blättern enthalten, werden aber auch aus Hölzern, Wurzeln, Früchten und Schalen destilliert, ausgepreßt und extrahiert. Gebildet werden die ätherischen Öle mit Hilfe der Sonnenenergie, weshalb die meisten Pflanzen, die ätherische Öle enthalten, vorwiegend in warmen Regionen gedeihen. Die Pflanze speichert das Öl in drüsenartigen Sekretzellen, was leicht zu überprüfen ist; denn drückt oder reibt man z. B. das Blatt eines Lorbeerstrauches, wird das Aroma freigegeben. Ätheri-

Folgende Doppelseite: Füllen des Bottichs mit Lavendel in der ältesten noch betriebenen Destillerie der Provence in der Nähe von Banon.

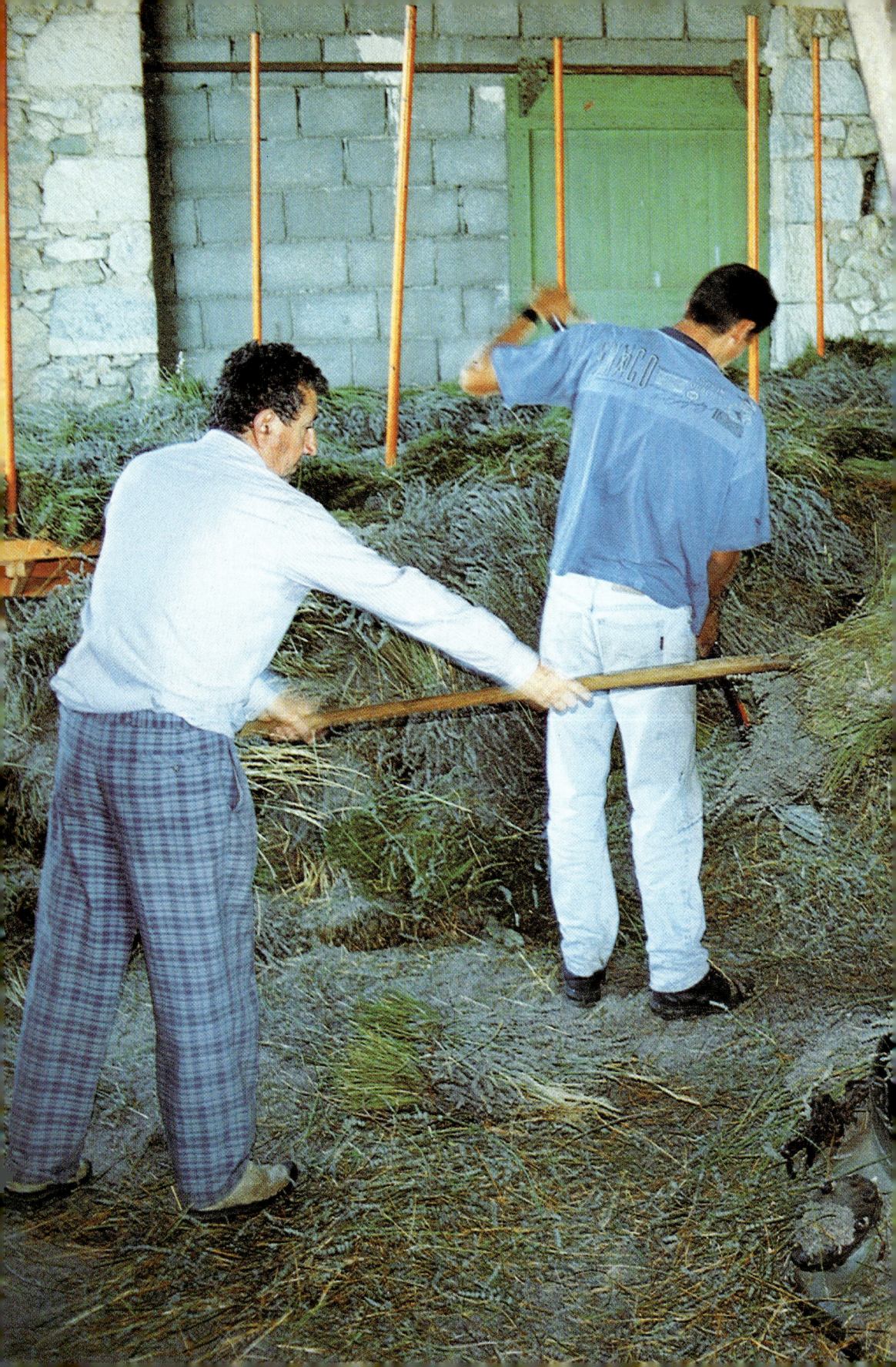

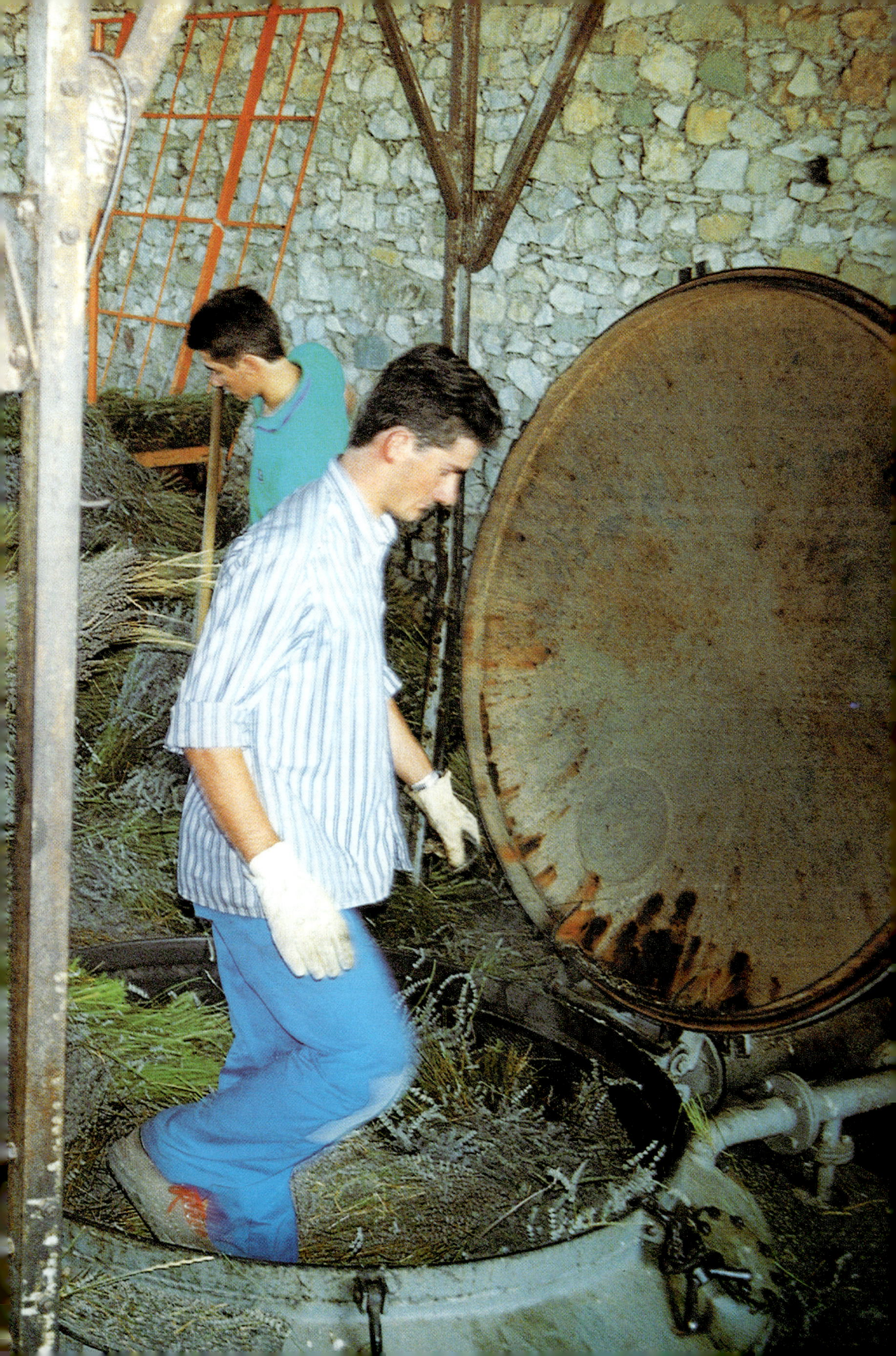

sche Öle sind fast nicht wasserlöslich, lösen sich jedoch sehr gut in den sogenannten fetten Ölen (siehe Seite 133). Wegen ihres hochkonzentrierten Geruches und ihrer Wirkstoffe wendet man sie meist nur in Verdünnung an – in Duftmischungen, Speisen, therapeutischen Extrakten oder Aromatherapieölen.

Ätherische Öle sind nicht standardisiert, denn sie kommen aus der Natur, und je nach Ernte, Klima und Höhenlage des Anbaugebietes verändern sich ihre Inhaltsstoffe. Die modernen Analysemethoden ermöglichen es festzustellen, warum gewisse Heilkräuter bei gewissen Krankheiten helfen. Ergibt sich dabei, daß die Wirksamkeit einer Heilpflanze vorwiegend auf einem bestimmten Bestandteil beruht, dann bedeutet das noch lange nicht, daß dieser Wirkstoff, wenn er isoliert oder synthetisch hergestellt wird, die gleiche Wirkung hat. Die Komplexität in der Pflanze bestimmt sowohl in der Phytotherapie wie in der Aromatherapie die Effektivität. Schon 1904 bewies Cuthbert Hall, daß die antiseptischen Eigenschaften des Eukalyptusöls wesentlich stärker sind als die des isolierten Hauptwirkstoffs Eukalyptol. Der Grund ist vermutlich, daß die Nebenwirkstoffe eine synergistische (gegenseitig fördernde) oder regulierende Funktion gegenüber dem Hauptwirkstoff besitzen.

Warum produzieren Pflanzen eigentlich ätherische Öle? Mit Sicherheit tun sie es nicht zum Wohlergehen des Menschen. Der Duft dient vielmehr der Kommunikation der Pflanzen untereinander und um Bienen und andere Insekten zur Bestäubung anzulocken. Zu diesem Zweck steigt der Duft in den Blüten dramatisch in Richtung der Staubgefäße an und weist so der Biene den Weg. Der Duft schützt außerdem vor Fraßfeinden. So ist bekannt, daß die Akazie, wenn eine Giraffe an ihr frißt, Düfte freisetzt, die der Giraffe den Appetit verderben und die umstehenden Akazienbäume warnen, die dann ebenfalls einen abwehrenden Duft produzieren. Rosmarin vertreibt Käfer durch seinen starken Geruch, der schon durch leichte Berührung austritt. Der Salbei schützt sich durch die feinen Härchen an der Unterseite des Blattes, die die ätherischen Öle in sich tragen, gegen Insekten und Fraßfeinde. Beim Eukalyptusbaum befindet sich das ätherische Öl in den Blättern. Wenn ein Brand ausbricht, brennt nur das ätherische Öl ab. Nach dem Brand ist dieser Baum als erster wieder grün. In sehr heißen Gegenden, z. B. in der nordafrikanischen Wüste, besitzen bestimmte Pflanzen wie Myrrhe und Weihrauch eine Schutzschicht aus ätherischen Ölen, die die Sonnenstrahlen filtern. Die Pflanze kann sich so gegen Hitze schützen und Energie speichern. Manche Pflanzen können Duftstoffe abgeben, die so stark sind, daß bestimmte Pflanzen sich nicht in ihrer Umgebung ansiedeln, bei anderen regen sie das Wachstum an.

Die Zusammensetzung der ätherischen Öle in der Pflanze ist sehr komplex und verändert sich zudem im Laufe des Tages und während des Jahres. Um die größtmögliche Ausbeute zu erreichen, ist der richtige Erntezeitpunkt einer der wichtigsten Faktoren. Jasmin beispielsweise wird im Morgentau gepflückt, bevor die Blüten ihren Duft an die Umwelt abgeben. Bei der Rose muß die Blüte voll geöffnet sein, denn erst dann duftet sie. Bei Wurzeln, Hölzern und Nadeln spielt der Erntezeitpunkt bei der Destillation keine Rolle.

Wie ist nun das ätherische Öl, das in Form winziger Tröpfchen in Nadeln, Hölzern, Gräsern, Blättern oder Blütenblättern verteilt ist, von der Pflanze loszulösen? Dieses Geheimnis ist mehr als fünftausend Jahre alt, und im 16. Jahrhundert förderte und beeinflußte der große Arzt und Alchimist Paracelsus die Herstellung und die medizinische Anwendung von ätherischen Ölen.

Die meisten ätherischen Öle für die Aromatherapie werden durch Destillation der Pflanzen mit Wasserdampf gewonnen. Wichtig ist dabei neben dem optimalen Erntezeitpunkt die richtige Behandlung der Pflanze vor der Destillation, die geeignete Destillationsdauer, um die beste Ausbeute zu erreichen, sowie das richtige Verhältnis von Druck und Temperatur im Destillationskessel. Bei allen Wasserdampfdestillationsverfahren fallen als wichtigste Nebenprodukte sogenannte Hydrolate, d. h. Kräuter- oder Blütenwässer, an. Das bekannteste davon ist das Rosenwasser. Besonders konzentrierte Blütenwässer entstehen durch Kohobation, weil hier das Wasser mindestens zwei- bis dreimal hintereinander zur Destillation eingesetzt wird. Die Hydrolate enthalten die Hauptmenge der wasserlöslichen Bestandteile der Pflanze. Diese Substanzen fehlen dann in den gewonnenen ätherischen Ölen, die also nicht der vollständige Auszug aller flüchtigen Substanzen einer Pflanze sind, was aber nicht unbedingt ein Nachteil sein muß. Die Verwendung von Hydrolaten hat sich in der Medizin relativ gut eingebürgert. Zu erwähnen ist wiederum das Rosenwasser, das durch seinen Inhaltsstoff Phenylethanol eine stark schmerzlindernde (lokalanästhetisierende) Wirkung besitzt. Es wird gern bei Augen- und Hautproblemen eingesetzt. Daß die Orientalen das Rosenwasser besonders großzügig in ihrer Küche und natürlich auch in der Kosmetik verwenden, ist nicht nur aus der Literatur bekannt. Am bekanntesten bei uns ist die Verwendung von Rosenwasser bei der Herstellung von Marzipan.

Eine andere Art der Gewinnung von ätherischen Ölen ist die Solventextraktion. Bei dieser Methode konnte man auf die jahrhundertealten Erfahrungen der Extraktion mit Alkohol (Ethanol) zurückgreifen. Die meisten Bestandteile der ätherischen Öle sind gut alkohollös-

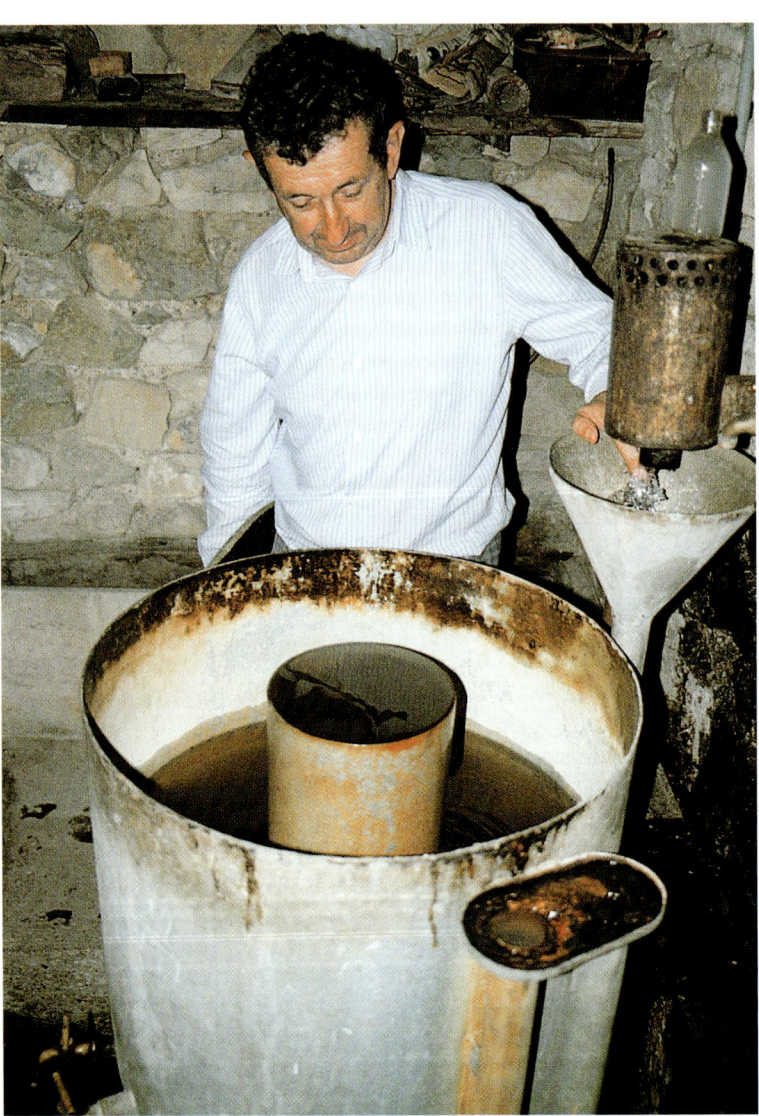

Diese Florentinerflasche sieht zwar schon sehr mitgenommen aus, aber das ätherische Öl, das ihr entnommen wird, ist glasklar.

lich. Alkohol läßt sich gut verdampfen und wird darum für diese spezielle Form der Destillation eingesetzt. Nach der Destillation wird der Alkohol abgezogen und kann für den nächsten Destillationsgang wiederverwendet werden. Zurück bleibt das ätherische Öl. Um auch Substanzen, die sich in Alkohol schwer lösen, aus Pflanzenmaterial gewinnen zu können, werden Lösungsmittel wie Hexan, Petrolether und neuerdings auch überkritisches Kohlendioxid eingesetzt. Hierbei entsteht als erstes Produkt das sogenannte «Concrète»; bei der Extraktion von Rosenblütenblättern und Iriswurzeln spricht man von «Rosenbutter» bzw. «Irisbutter». Darin sind noch alle wachsartigen und im Wasser schwer löslichen Bestandteile enthalten. In einem zweiten Extraktions- und Destillationsschritt, durch Lösung des Concrète in Alkohol, werden die meisten Wachse und Lösungsmittelreste entfernt – es entsteht das «Absolue». Die bei diesen Verfahren entstehenden Concrètes und Absolues werden zur Herstellung von Kosmetika und Parfüms verwendet; für die Aromatherapie sollten sie nur benutzt werden, wenn sie rückstandskontrolliert sind, also möglichst keine Lösungsmittel enthalten.

Das ungefährlichste Extraktionsmittel stellt das bereits erwähnte überkritische Kohlendioxid dar, das sich rückstandslos verflüchtigt. Dieses neue Verfahren erweckt große Hoffnungen bei Aromatherapeuten und Parfümherstellern. Kohlendioxid (ein Gas in der Luft, die wir ständig atmen) kann bei hohem Druck in den hyperkritischen Zustand übergehen. Die Temperatur beträgt 33 °C, also nur wenig über Zimmertemperatur. Es wird dann zu einem guten Lösungsmittel für Duftstoffe, die durch die milde Temperatur geschont werden. Der gesamte Prozeß findet in einer geschlossenen Kammer statt; auch die flüchtigsten der Duftstoffe können gesammelt werden. Der Nachteil ist, daß der für Kohlendioxid hyperkritische Druck 200 Atmosphären beträgt, was umfangreiche und teure Reaktoren aus rostfreiem Stahl erfordert. Bisher ist diese Gewinnung also noch sehr kostspielig, aber es dürfte für empfindliche Pflanzen das Herstellungsverfahren der Zukunft sein, denn die extrahierten Öle geben den Duft lebender Pflanzen erstaunlich naturgetreu wieder.

Andere ätherische Öle gewinnt man durch einfaches Auspressen. Bei allen Zitrusfrüchten wie Grapefruits, Orangen, Zitronen und Mandarinen entwickeln sich die ätherischen Öle von innen nach außen und befinden sich ausschließlich in den Schalen. Auch Gewürznelken werden ausgepreßt. Bei einigen Bäumen wie Myrrhe oder Borneokampfer setzt man Schnitte in den Stamm, um die harzartige Substanz zu gewinnen, sogenannte Tränen, die man dann destilliert oder extrahiert, um das ätherische Öl zu gewinnen.

Eine weitere, heute veraltete Methode war die «Enfleurage» – eine Extraktion durch Fette. Frische Blumen, z. B. von der Tuberose, wurden auf Fette gelegt und so oft ausgewechselt, bis das Fett abgesättigt war. Später wurden die Duftstoffe mit Alkohol herausgelöst. Für die Aromatherapie hat diese Methode nie eine Rolle gespielt, und für die Parfümindustrie gehört sie aus Kostengründen der Geschichte an.

Die Mazeration ist die Urform des Auszuges von ätherischen Ölen und anderen Wirkstoffen mit Hilfe von Wasser oder Fett. Jeder Tee- oder Kaffeeaufguß ist eine Mazeration, denn im heißen Wasser lösen sich die wasserlöslichen Wirkstoffe aus dem Ausgangsmaterial. Im warmen Fett, meistens Öl, lösen sich die fettlöslichen Bestandteile der Pflanzen. Beispiele sind das Johanniskrautöl (aus Johanniskraut und fettem Öl) oder Calendulaöl (aus Ringelblumenblütenblättern und fettem Öl). Gute Massageöle kann man mit den gewünschten Pflanzen, z. B. Rosmarin, Wacholder usw., selbst ansetzen. Nicht zu verachten sind auch die Gewürzöle für die Küche, die sich recht einfach mit frischen oder getrockneten Kräutern und Gewürzen oder mit ätherischem Öl herstellen lassen (siehe «Aromatherapie im Kochtopf», Seite 195 ff.).

PFLANZENPROFILE

Auf den folgenden Seiten sind 56 der wichtigsten Pflanzen
und die ätherischen Öle, die daraus gewonnen werden, näher
beschrieben (Herkunft, Eigenschaften, Anwendungsbereiche,
Nebenwirkungen).
Hinweise zur praktischen Anwendung finden Sie unter
«Prof. Wabners Aromatische Hausapotheke», Seite 149,
«Dr. Pénoëls Notfallapotheke», Seite 175,
«Dr. Pfanners Baby- und Kinder-Aromapflege», Seite 177,
«Erprobte Ratschläge», Seite 220,
«Wirkungsspektrum und Anwendungsmöglichkeiten ätherischer
Öle», Seite 223.

Basilikum (Seite 41)

Bergamotte (Seite 42)

Bergbohnenkraut (Seite 44)

Cajeput (Seite 45)

Cistrose (Seite 46)

Eisenkraut (Seite 47)

Engelwurz (Seite 48)

Estragon (Seite 50)

Eukalyptus (Seite 51)

Fenchel (Seite 55)

Geranie (Seite 56)

Grapefruit (Seite 58)

Immortelle (Seite 59)

Ingwer (Seite 60)

Iris (Seite 61)

Jasmin (Seite 62)

Johanniskraut (Seite 64)

Kamille (Seite 66)

Kiefer (Seite 68)

Knoblauch (Seite 70)

Koriander (Seite 71)

Kümmel (Seite 72)

Lavendel (Seite 73)

Lemongrass (Seite 78)

Lorbeer (Seite 79)

Majoran (Seite 80)

Mandarine (Seite 81)

Manuka (Seite 82)

Melisse – Zitronenmelisse (Seite 83)

Muskatellersalbei (Seite 84)

Myrrhe (Seite 86)

Myrte (Seite 88)

Nelke (Seite 90)

Neroli (Seite 91)

Niaouli (Seite 92)

Orange (Seite 93)

Oregano (Seite 94)

Patchouli (Seite 95)

Pfeffer (Seite 96)

Pfefferminze (Seite 97)

Pomeranze/Petitgrain (Seite 101)

Ravensara (Seite 102)

Rose (Seite 103)

Rosmarin (Seite 107)

Salbei (Seite 109)

Sandelholz (Seite 111)

Tea-Tree (Seite 113)

Thymian (Seite 116)

Vetiver (Seite 120)

Wacholder (Seite 121)

Weihrauch (Seite 123)

Ylang-Ylang (Seite 125)

Zeder (Seite 127)

Zimt (Seite 128)

Zitrone (Seite 129)

Zypresse (Seite 130)

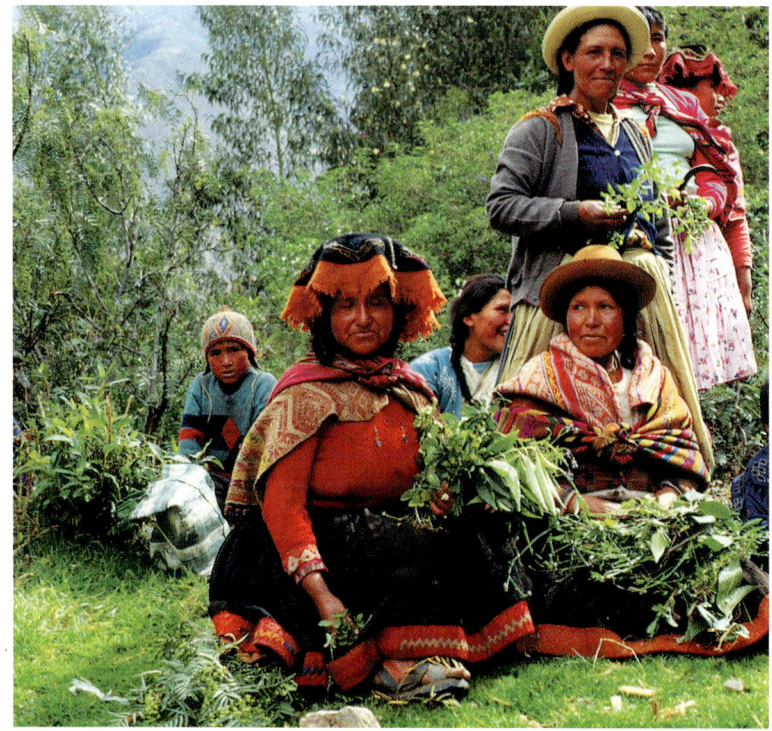

In den peruanischen Anden arbeiten Indiofamilien im Rahmen eines biologischen Anbauprojektes.

BASILIKUM
Ocimum basilicum

Vom Basilikum sind mehr als 150 verschiedene Arten bekannt. Seine Heimat ist vermutlich Indien, wo Basilikum unter dem Namen *tulsi* in der Ayurveda-Medizin häufig verwendet wird. Der europäische Name jedoch müßte auf das griechische Wort *basileus* (König) zurückgehen, also Königskraut. Die Wirkung von Basilikum auf das Verdauungs- und Atmungssystem ist sowohl in der östlichen wie in der abendländischen Medizin bekannt.

Basilikum ist in Europa zu einer populären Gewürzpflanze geworden. Dank ihres pfefferig-minzigen Geschmacks ist sie ein wichtiger Bestandteil der Mittelmeerküche. Ätherisches Basilikumöl kommt vorwiegend aus Afrika, Madagaskar, Indien, von den Komoreninseln und La Réunion, Basilikum wird aber auch in Südfrankreich und Italien kultiviert. Je mehr Sonne die Pflanze bekommt, um so mehr und um so besseres ätherisches Öl produziert sie.

EIGENSCHAFTEN Krampflösend, nervenberuhigend, entzündungshemmend, schmerzstillend, verdauungsanregend, gegen Stauungen in den Venen, gegen bakterielle und virale Erkrankungen.

ANWENDUNGSBEREICHE Angstzustände, Depressionen, Kopfschmerzen, Migräne, nervöse Erschöpfung, Schlafstörungen, Magen- und Darmkrämpfe, Darmentzündung, Blähungen, Abwehr von Insekten.

NEBENWIRKUNGEN Bei normaler Dosierung keine bekannt.

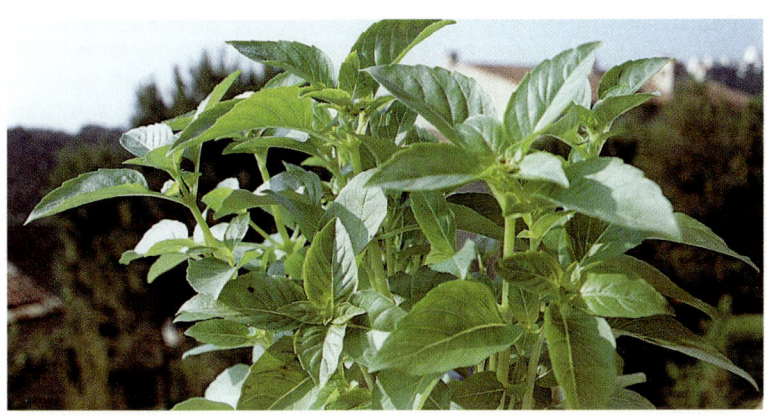

BERGAMOTTE
Citrus bergamia

Bergamottöl wird durch Kaltpressen aus den Schalen der unreifen Früchte gewonnen. Sein Geruch ist süß, citrusartig mit blumiger Note. Hauptherstellungsgebiet ist Süditalien. Aber auch aus Korsika, von der Elfenbeinküste und aus Argentinien kommen ätherische Öle der Bergamotte. Der Bergamottbaum ist das Ergebnis einer Kreuzung von Orangenbaum und Limettenbaum. In der Parfümerie spielt die Bergamotte eine besondere Rolle, denn ihr ätherisches Öl ist ein wichtiger Bestandteil aller Arten von Kölnisch Wasser. Es wird in Toilettenartikeln eingesetzt, dient aber auch als Geschmackskorrigens bei Nahrungsmitteln. Bekannt geworden ist das Öl durch den beliebten englischen Earl-Grey-Tee, der mit Bergamottöl aromatisiert ist.

Bergamotte harmoniert gut mit Zypresse, Jasmin, Lavendel, Neroli, Eukalyptus, Rosengeranie, Minze, Sandelholz, Ylang-Ylang, Zedernholz und mit allen Citrusölen.

EIGENSCHAFTEN Schmerzlindernd, antiseptisch, krampflösend, karminativ, fördert Wundheilung und Vernarbung, desodorierend, verdauungsfördernd, schleimlösend, fiebersenkend, antidepressiv, sedativ, Wurmmittel.

ANWENDUNGSBEREICHE Abszesse und Akne, Karbunkel, Koliken, Depressionen, Diphtherie, Ekzeme, Fieber, Flatulenz, Mundgeruch, Herpes (vor allem an den Lippen und im Mund), Juckreiz, Infektionen der Atemwege, Stomatitis, Tonsillitis, Harnwegsinfektionen, Darmparasiten, Krampfadern, Wundbehandlung.

NEBENWIRKUNGEN Bergamottöl erhöht die Lichtempfindlichkeit der Haut stark und darf deshalb nicht vor dem Sonnenbad aufgetragen werden. Das ist auch zu beachten bei Anwendung eines Massageöls oder Parfüms mit einer höheren Konzentration an Bergamottöl. Auch Kölnisch Wasser darf nicht in der Sonne verwendet werden; es kann außer Verbrennungen bleibende Hautflecken verursachen. Selbst das Trinken von Earl-Grey-Tee vor oder während des Sonnenbades kann unangenehme Folgen haben.

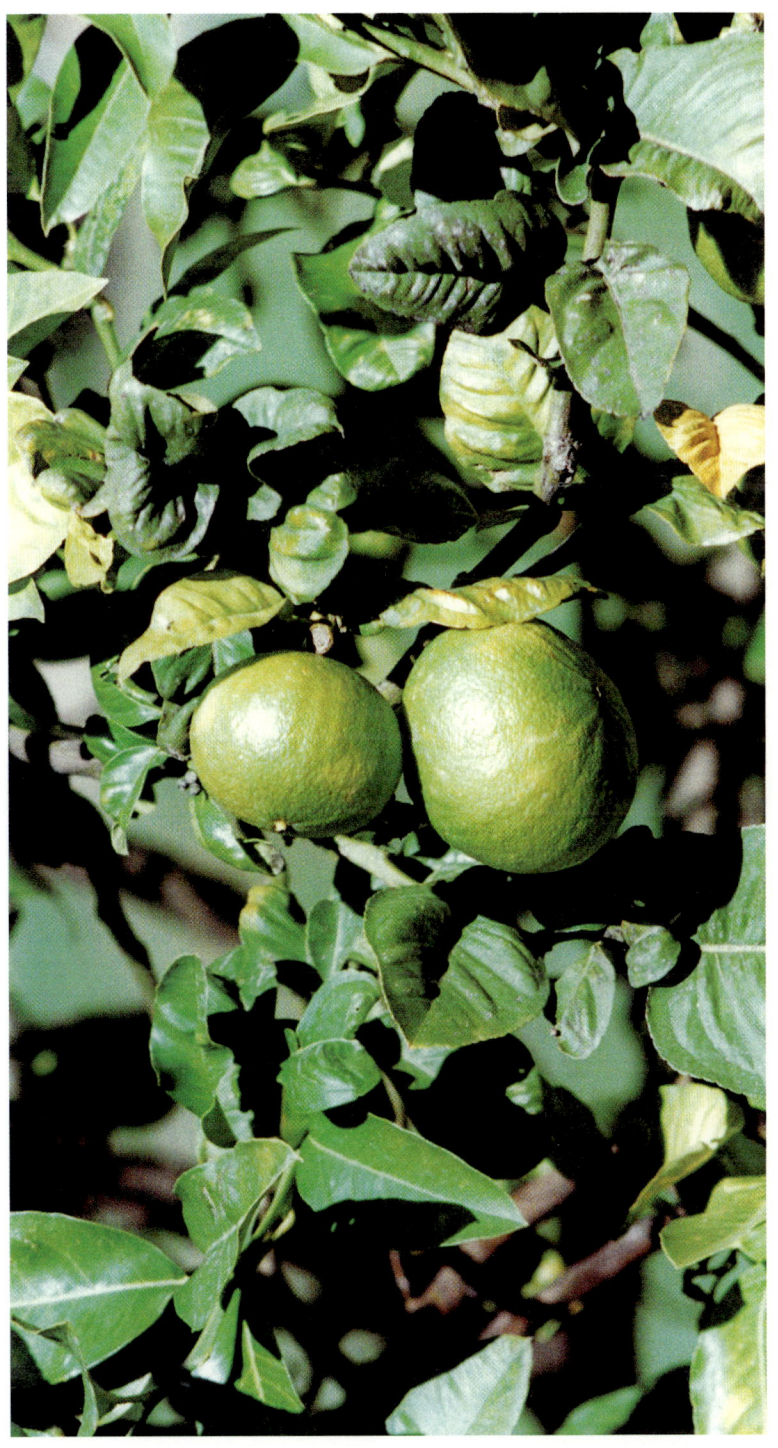

Bergbohnenkraut
Satureja montana

Dem Bergbohnenkraut sagte man schon immer aphrodisische Fähigkeiten nach. Es wurde im Mittelalter von den Benediktinern in den Klöstern angebaut.

Ätherisches Bergbohnenkrautöl gewinnt man durch Wasserdampfdestillation der Pflanze. Leider ist die Ausbeute sehr gering.

EIGENSCHAFTEN Aphrodisisch, antiviral, antiseptisch, schmerzstillend, blutdrucksteigernd, gegen Rheuma, regt Geist und Nebennierenrinde an, bekämpft Mikroben und Pilze, wirkt anregend auf die Immunabwehr.

ANWENDUNGSBEREICHE Arthritis, Bronchialinfektionen, Tuberkulose, Grippe, Sinusitis, Verdauungsbeschwerden, Impotenz, sexuelle Unlust, körperliche und geistige Erschöpfung, Lymphdrüsenschwellung, niedriger Blutdruck, Rheuma, Hauterkrankungen (u. a. Schuppenflechte), Mykosen.

NEBENWIRKUNGEN Ätherisches Bergbohnenkrautöl ist ätzend und darf auf der Haut nur in entsprechender Verdünnung angewendet werden.

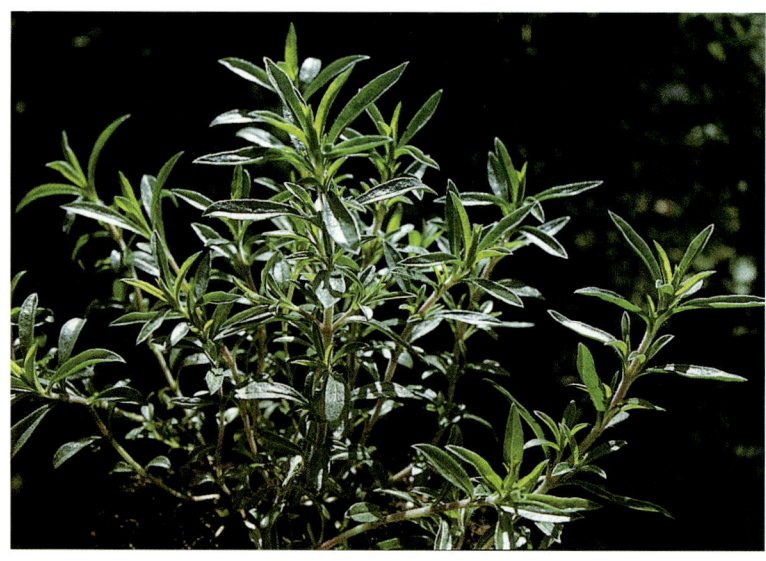

Cajeput
Melaleuca cajeputi

Das ätherische Öl wird aus den Blättern und Zweigen wildwachsender Bäume, die bis zu 25 Meter hoch werden können, destilliert. Sein Duft erinnert etwas an Eukalyptus mit einem fruchtigen Unterton. Bei den Malayen und Javanern war Cajeput ein traditionelles Heilmittel bei fieberhaften Erkrankungen. Herkunftsländer sind Australien, Indonesien und Malaysia.

EIGENSCHAFTEN Allgemein antiseptisch, antiviral, antirheumatisch, schmerzlindernd, schleimlösend, fiebersenkend, durchblutungsanregend, nervenstärkend, konzentrationsfördernd, hautpflegend.

ANWENDUNGSBEREICHE Atemwegsinfekte, Blasenentzündung, rheumatische Beschwerden, Nervenschmerzen, Muskelverspannungen, Hautprobleme, Akne, Durchfall.

NEBENWIRKUNGEN Bei normaler Dosierung keine bekannt.

CISTROSE
Cistus ladaniferus

Die Cistrose wächst im ganzen Mittelmeerraum wild und ist nicht mit der Rose verwandt. Die ursprüngliche Heimat ist wahrscheinlich Kleinasien. Die dunklen Sträucher schmücken sich mit rosa oder weißlichen Blüten, deren Duft würzig balsamisch ist. Das aus der Cistrose gewonnene Labdanumharz ist schon seit der Antike bekannt und spielt auch in der Parfümindustrie eine Rolle. Das echte Cistrosenöl gewinnt man durch Wasserdampfdestillation aus den Blättern und Zweigen. Die unverdünnte Essenz riecht etwas herb, aber das verliert sich bei der Verdünnung. Cistrosenöl harmoniert gut mit Ylang-Ylang, Sandelholz, Zedernholz, Neroli, Jasmin und Rose.

EIGENSCHAFTEN Antibakteriell, antiviral, blutstillend, adstringierend, fördert die Vernarbung von Wunden.

ANWENDUNGSBEREICHE Ansteckende Kinderkrankheiten, Blutungen, Bluterguß, Viruserkrankungen, rheumatische Polyarthritis, vegetative Dystonie, Wunden, Geschwüre, Lymphdrainage.

NEBENWIRKUNGEN Bei normaler Dosierung keine bekannt.

46

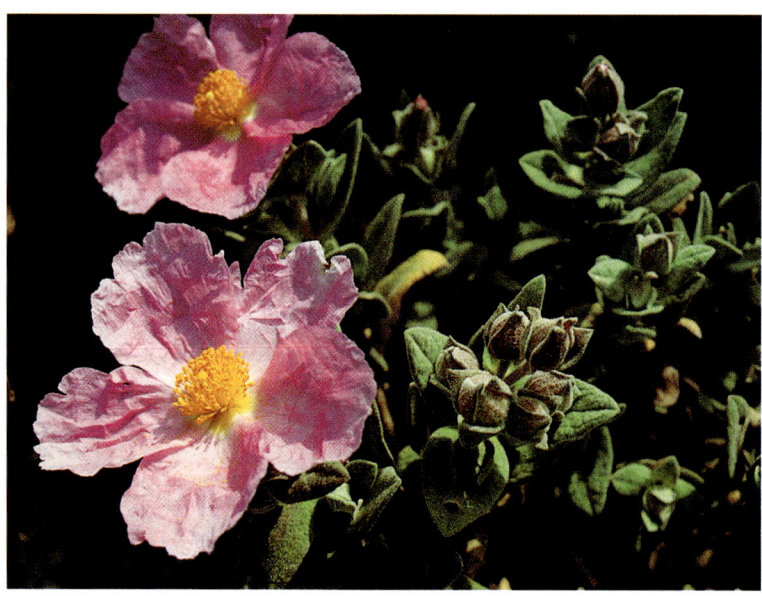

EISENKRAUT
Lippia citriodora

Das ätherische Öl wird durch Destillation der Blätter des bis zu zwei Meter hohen, zitronenartig riechenden Strauches gewonnen. In der Antike stellten die Römer Eisenkrautsträuße auf die Tische, um eine erfrischende Atmosphäre zu schaffen.

EIGENSCHAFTEN Beruhigend, schmerzstillend, entzündungshemmend, fiebersenkend, steinauflösend, gegen Infektionen.

ANWENDUNGSBEREICHE Nervöse Depressionen, Schlaflosigkeit, Streß, Angstzustände, Insuffizienz von Leber, Galle und Bauchspeicheldrüse, Verdauungsbeschwerden, Amöbenruhr, Morbus Crohn, Blasenentzündung, Herzkranzgefäßentzündung, Überanstrengung der Augen, nervös bedingte Muskelverspannungen, Rheuma und Schuppenflechte. Eisenkraut ist ein Heilmittel für Frauen; früher verabreichten die Hebammen einen Teeaufguß, um die Uteruskontraktionen anzuregen.

NEBENWIRKUNGEN Das ätherische Öl darf nie unverdünnt angewendet werden. Während der Schwangerschaft sollte man kein Eisenkrautöl verwenden, da sonst die Wehen vorzeitig einsetzen könnten.

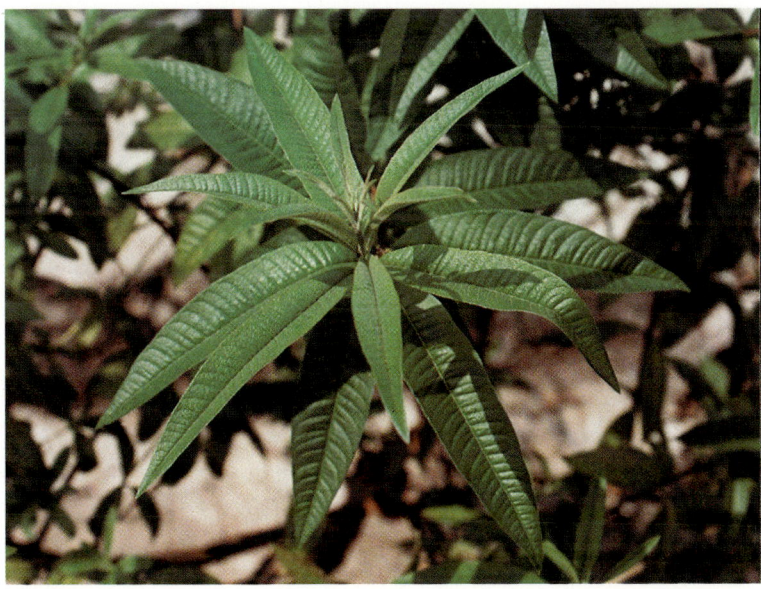

ENGELWURZ
Angelica archangelica

Diese Pflanze hat eine lange Tradition. Mönche kultivierten Angelica in ihren Klostergärten und stellten aus den Wurzeln heilkräftige Elixiere her (der bekannte Benediktiner-Likör erhält seinen charakteristischen Geschmack von der Angelicawurzel). In den Zeiten der Pest sollen sich vor allem die Ärzte mit Angelica gegen Ansteckung geschützt haben. Alte Arzneibücher empfehlen zu diesem Zweck die Einnahme von täglich ein bis zwei Tropfen Angelica-Essenz. Heute hilft Engelwurz in Grippezeiten, die Viren zu vertreiben – entweder eingenommen oder über die Aromalampe eingeatmet. Angelica ist eine altbekannte Magenbitterpflanze. Durch die Bitterstoffe wird die Produktion von Verdauungssäften angeregt, weshalb Angelica bei nervöser Gastritis eingesetzt wird. Das ätherische Öl wirkt außerdem beruhigend und heilend auf das Nervensystem. Dies ist eine ideale Kombination, da die meisten Magenerkrankungen nervliche Ursachen haben.

Neben der Wurzel, die man gut trocknet, um daraus ein ätherisches Öl zu destillieren, werden auch die Blätter verwandt. Der daraus zubereitete Tee wirkt sanfter als das Öl und wird bei Verdauungsstörungen und Bronchialleiden eingesetzt.

EIGENSCHAFTEN Appetit- und verdauungsanregend, gegen Blähungen, krampflösend, schweißtreibend, abführend, fiebersenkend, belebend.

ANWENDUNGSBEREICHE Nervöse Störungen des Verdauungssystems, Blähungen, Übelkeit, Herzklopfen, Angstzustände, Schlaflosigkeit, Nierenentzündung, Fettleibigkeit, Schluckauf.

NEBENWIRKUNGEN Angelicaöl erhöht die Lichtempfindlichkeit, darum nicht vor dem Sonnenbad einnehmen oder einmassieren.

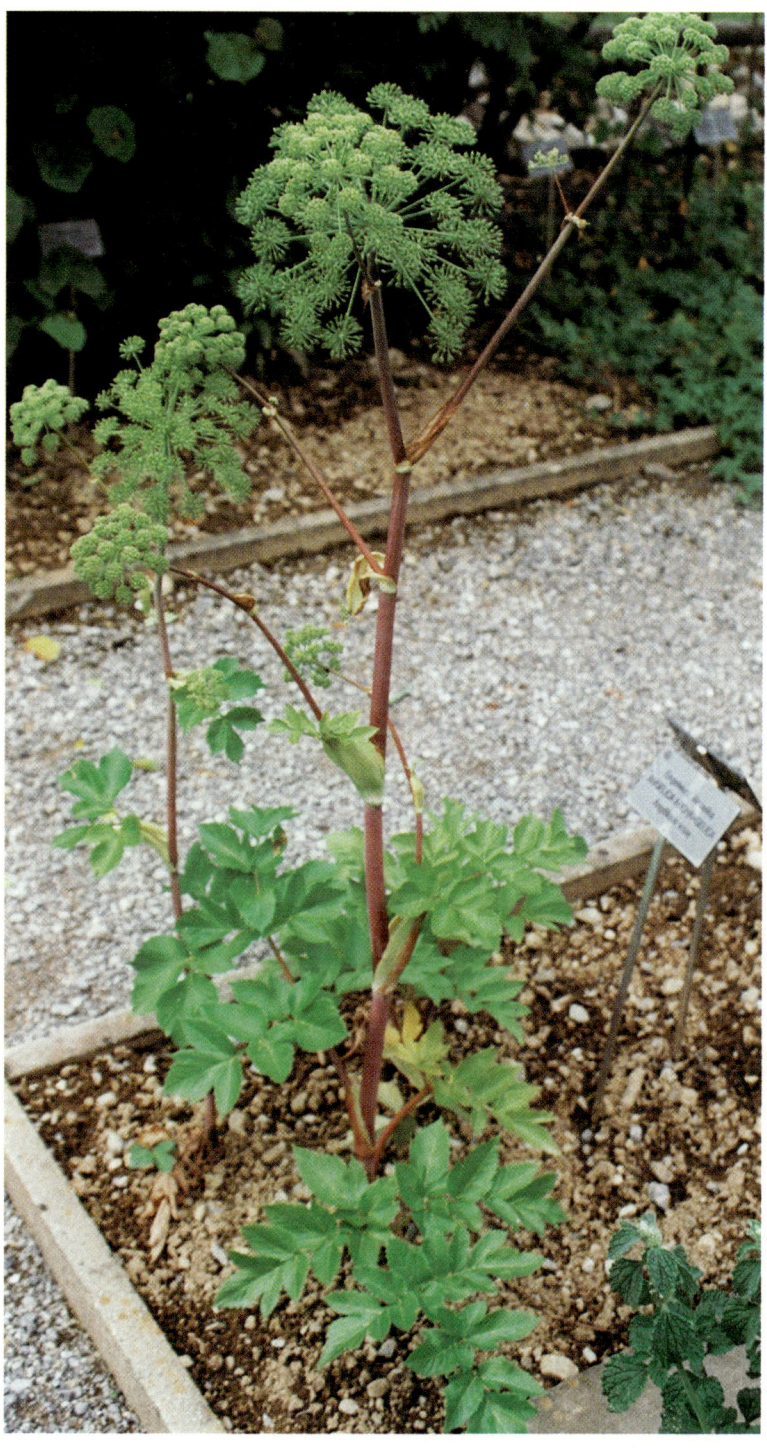

ESTRAGON
Artemisia dracunculus

Estragon stammt angeblich aus Asien und ist heute in ganz Europa verbreitet. Er wird sowohl als Küchen- wie als Heilkraut geschätzt. Estragon ist so stark, daß er unter Umständen Salz, Pfeffer und Essig ersetzen kann.

Estragon ist wie Basilikum von hoher antiviraler Wirksamkeit. Besonders geeignet ist er auch bei Neigung zu Krämpfen, denn er gilt als eines der stärksten krampflösenden Mittel in der Aromatherapie.

EIGENSCHAFTEN Krampflösend, verdauungsfördernd, magenstärkend, anregend, harntreibend, menstruationsfördernd, wurmtreibend, gegen Viren, gegen Rheuma; man vermutet eine Antikrebswirkung.

ANWENDUNGSBEREICHE Luftschlucken, Schluckauf, entzündliche und spasmische Colitis, Verstopfung, neuromuskuläre Krämpfe, schmerzhafte oder unregelmäßige Menstruation, prämenstruelle Schmerzen, Viruserkrankungen, Nierenentzündung, Ischias.

NEBENWIRKUNGEN Bei normaler Dosierung keine bekannt.

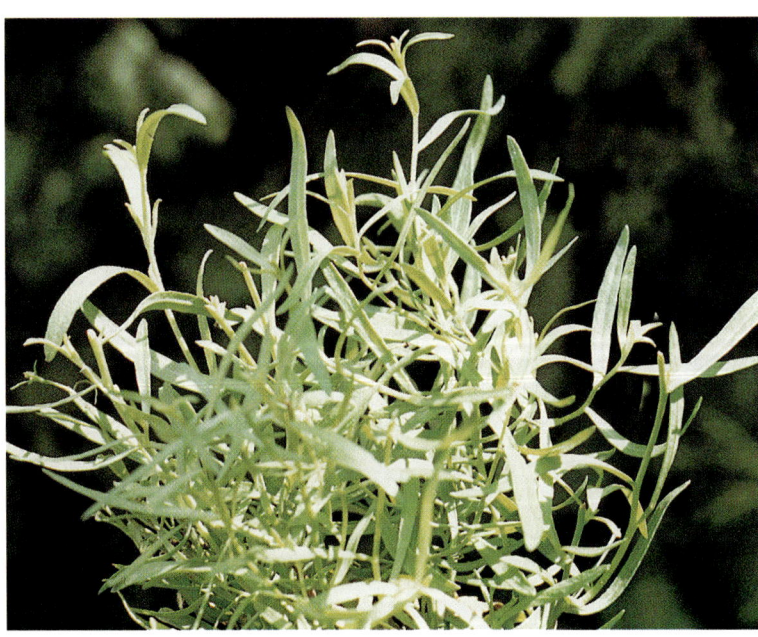

EUKALYPTUS

Vom Eukalyptus sind mehr als 300 Arten bekannt; 150 davon sind inzwischen rund um das Mittelmeer heimisch. Die Heimat ist aber Australien, wo mehr als die Hälfte aller Laubbäume Eukalyptusbäume sind. Hier fühlt sich auch der Koalabär wohl, der sich ausschließlich von den frischen Trieben ernährt.

Eukalyptusbäume gehören zu den höchsten Bäumen der Welt; Exemplare von 100 Metern Höhe sind keine Seltenheit. Die Wurzeln des Baumes gehen sehr tief, so daß er sich auch noch in der Wüste Wasser holen kann. Da er außerdem viel Wasser verbraucht, hat man ihn in vielen Ländern zum Trockenlegen von Sümpfen angepflanzt. Er wächst unglaublich schnell, bildet aber trotzdem ein sehr hartes, fäuleresistentes Holz.

Der Eukalyptus wurde in seinem Heimatland von den Ureinwohnern, den Aborigines, als Allheilmittel betrachtet und genießt ihre religiöse Verehrung. Er fällt nämlich dadurch auf, daß er selbst Steppenbrände übersteht. Hier scheint der hohe Gehalt an ätherischen Ölen, die um den Baum herum verbrennen, den Baum selbst vor der Hitze zu schützen.

Vom Eukalyptus gibt es eine Vielzahl von Unterarten, die sich in ihren Inhaltsstoffen und damit in ihrer Wirkungsweise stark voneinander unterscheiden. Etwa sechs bis acht spielen in der Aromatherapie eine Rolle und werden ihrem Chemotyp entsprechend eingesetzt, allen voran der *eucalyptus globulus*. Das Eukalyptusöl wird durch Wasserdampfdestillation der Blätter gewonnen. Es mischt sich besonders gut mit Benzoe, Lavendel, Fichte, Tea-Tree, Rosmarin und Thymian.

EUCALYPTUS GLOBULUS

EIGENSCHAFTEN Antiseptisch bei Erkrankungen der Atemwege und bei Harnwegsinfekten, hustenlindernd, krampflösend, schmerzlindernd, Vernarbung fördernd, desodorierend, blutreinigend, schleimlösend, fiebersenkend, gegen Pilzerreger und Parasiten.

ANWENDUNGSBEREICHE Beschwerden im Hals-Nasen-Ohren-Bereich, Nebenhöhlenentzündung, Grippe, Angina, Erkältungen, Hautentzündung durch Bakterien und Pilze (Candida), Darmparasiten, Malaria, Masern, Migräne, Rheumatismus, Erkrankungen durch Kolibakterien, Ischias.

NEBENWIRKUNGEN Bei Säuglingen und Kleinkindern ist die innerliche und äußerliche Anwendung zu vermeiden, ausgenommen die Luftzerstäubung.

WARNUNG Eine der bekannten Eigenschaften von Eukalyptusöl ist, daß es die Haut stark rötet. Dies bedeutet, daß bei unverdünnter Anwendung auf der Haut allergische Reaktionen auftreten können. Man testet das Öl, indem man einen Tropfen davon auf die Innenseite des Armes gibt. Die Hauptanwendung von Eukalyptus bei uns ist die Inhalation. Im Gegensatz dazu wird in Australien, vor allem bei den Aborigines, die innerliche Anwendung bevorzugt. Hier sollte allerdings Vorsicht geübt werden – also nur erprobte Rezepte einsetzen.

EUCALYPTUS CITRIODORA
EIGENSCHAFTEN Entzündungshemmend, beruhigend, schmerzstillend, gegen Rheuma, gegen Infektionen.

ANWENDUNGSBEREICHE Asthma, Verkrampfung der Atemwege, Arthritis, Rheuma, Bluthochdruck, Gürtelrose, Blasenentzündung, Scheidenentzündung.

NEBENWIRKUNGEN Bei normaler Dosierung keine bekannt.

EUCALYPTUS RADIATA
EIGENSCHAFTEN Schleimlösend, hustenlindernd, antiseptisch, beruhigend, gegen Bakterien und Viren, entzündungshemmend.

ANWENDUNGSBEREICHE Beschwerden im Hals-Nasen-Ohren-Bereich, Scheidenentzündung, Bindehautentzündung, Wunden, Akne, Hautparasiten.

NEBENWIRKUNGEN Bei normaler Dosierung keine bekannt.

EUCALYPTUS DIVES
EIGENSCHAFTEN Wirkt gegen Infektionen der Bronchien, Lungen und Nieren, ist schleimlösend, regenerierend für die Nieren.

ANWENDUNGSBEREICHE Beschwerden im Hals-Nasen-Ohren-Bereich, Angina, Nierenentzündung, Scheidenentzündung.

NEBENWIRKUNGEN Bei innerlicher Anwendung ist die Dosierung für Kinder und schwangere Frauen genau einzuhalten.

EUCALYPTUS SMITHII

EIGENSCHAFTEN Gegen Infektionen, schleimlösend, anregend, ableitend, schmerzstillend, gegen Rheuma.

ANWENDUNGSBEREICHE Beschwerden im Hals-Nasen-Ohren- und im Urogenital-Bereich, Rheuma.

NEBENWIRKUNGEN Bei Säuglingen und Kleinkindern ist die innerliche und äußerliche Anwendung zu vermeiden, ausgenommen die Luftzerstäubung.

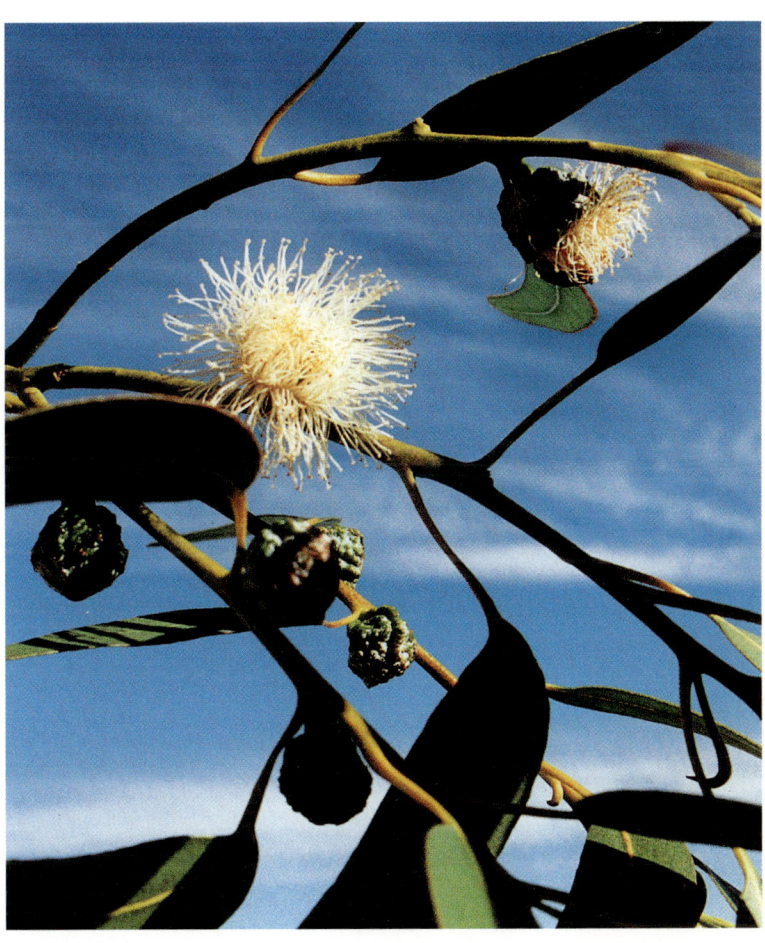

Eucalyptus camaldulensis

EIGENSCHAFTEN Antiseptisch, hustenlindernd, neurolytisch.

ANWENDUNGSBEREICHE Beschwerden im Hals-Nasen-Ohren-Bereich, Nervenschwäche.

NEBENWIRKUNGEN Bei Säuglingen und Kleinkindern ist die innerliche und äußerliche Anwendung zu vermeiden, ausgenommen die Luftzerstäubung.

Eucalyptus polybractea

EIGENSCHAFTEN Gegen Katarrh, schleimlösend, entzündungshemmend, gegen Infektionen, Bakterien und Viren, mindert den Blutandrang in der Prostata.

ANWENDUNGSBEREICHE Beschwerden im Hals-Nasen-Ohren-Bereich, durch Bakterien und Viren hervorgerufene Epidemien.

NEBENWIRKUNGEN Bei innerlicher Anwendung ist die Dosierung für Kinder und schwangere Frauen genau einzuhalten.

FENCHEL

Foeniculum vulgare dulce

Der hier beschriebene süße Fenchel, auch Küchenfenchel oder Frauenfenchel genannt, darf nicht verwechselt werden mit dem bitteren Fenchel, der einen hohen Ketongehalt hat und insbesondere für Kinder völlig ungeeignet ist. Ätherisches Fenchelöl wird durch Wasserdampfdestillation aus den Samen gewonnen. Es ist farblos und duftet anisartig würzig, leicht süß. Herkunftsländer sind alle südeuropäischen Länder, Indien, Japan und die USA.

EIGENSCHAFTEN Abführend, blähungstreibend, magenstärkend, menstruationsfördernd, krampflösend, schleimlösend, entgiftend, milchbildend.

ANWENDUNGSBEREICHE Blähungen, Verstopfung, Nierenentzündung, ungenügende Harnausscheidung, Fettleibigkeit, Stillschwierigkeiten, Wechseljahrbeschwerden.

NEBENWIRKUNGEN Die vorgeschriebene Dosierung ist genau zu beachten.

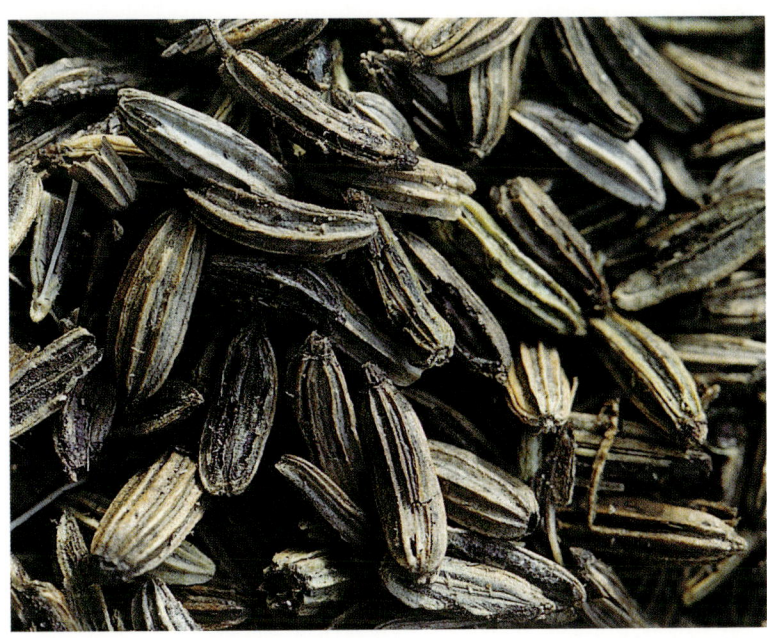

GERANIE
Pelargonium graveolens

Geranienöl wird durch Wasserdampfdestillation aus den Blättern von *pelargonium graveolens*, auch Rosengeranie genannt, gewonnen. Herkunftsländer sind La Réunion, die Komoreninseln, Ägypten, Marokko, Italien, Spanien und Frankreich. Das Öl mischt sich gut mit nahezu allen andern ätherischen Ölen, besonders gut aber mit Citrusölen, Basilikum und Rose. Übrigens wurde es früher sehr häufig zum Strekken von natürlichem Rosenöl eingesetzt.

Im Volksglauben halten Geranien als sogenannte Storchenschnabelgewächse böse Geister fern, und diese Fähigkeit wurde auch auf das Öl übertragen. Geranienöl ist erstaunlich wirksam bei Frostbeulen und anderen Erfrierungen. Die moderne Medizin hat festgestellt, daß Geranienöl zur Behandlung von Endometriose eingesetzt werden kann. Weiter ist die günstige Wirkung bei Wechseljahrbeschwerden bekannt. Nicht zu verachten ist auch die Wirkung von Geranienöl in der Raumluft: Es schafft eine frische, harmonische Atmosphäre, hilft bei Kommunikationsproblemen im Büro und bei geschäftlichen Besprechungen.

EIGENSCHAFTEN Schmerzlindernd, antidepressiv, aphrodisisch, antiseptisch, blutstillend, adstringierend, harntreibend, beruhigend, tonisierend, fördert die Vernarbung, regt die Nebennierenrinde an, ausgleichend für das Nervensystem.

ANWENDUNGSBEREICHE Verbrennungen, Aphthen, Dermatitis, trokkene Ekzeme, Diabetes, Diarrhö, Gelbsucht, nervöse Spannungen, Depressionen, Wechseljahrbeschwerden, Kopfschmerzen, Neuralgien (Gesicht), Sehnenscheidenentzündung, Gürtelrose und andere Herpesformen, Halsentzündung, Stomatitis, Geschwüre, Wunden und Verletzungen, Epilepsie, zur Hautpflege.

NEBENWIRKUNGEN Das unverdünnte Öl kann in größeren Mengen bei sehr empfindlicher Haut zu Irritationen führen, die allerdings nach Absetzen des Öls schnell wieder verschwinden.

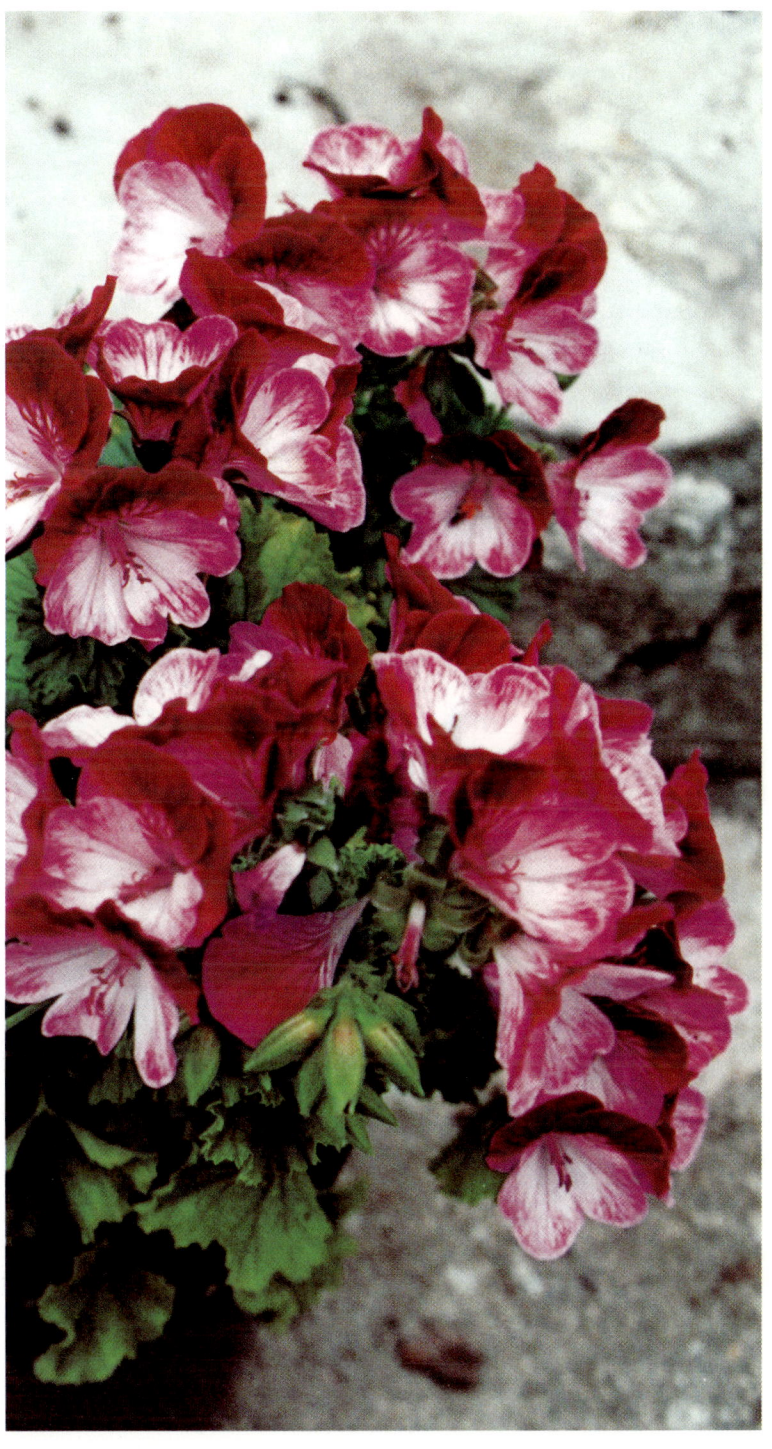

GRAPEFRUIT (PAMPELMUSE)
Citrus paradisi

Grapefruitöl gewinnt man durch Kaltpressung aus den Schalen. Die Hauptanbauländer sind die USA, Israel, Italien, Portugal und Brasilien. Man sollte darauf achten, Öl aus ungespritzen Pflanzungen zu erhalten. Das Grapefruitöl mischt sich gut mit anderen Citrusölen, mit Muskatellersalbei, Jasmin, Eisenkraut, Zypresse, Rosmarin und Rosengeranie.

EIGENSCHAFTEN Antibakteriell, tonisierend, ausgleichend und aufhellend, euphorisierend.

ANWENDUNGSBEREICHE Depressionen, Kummer, Trauer, Pessimismus, Lethargie, Mangel an Selbstvertrauen, Bitterkeit, Frust und Antriebsschwäche, Leber- und Nierenprobleme, Fettleibigkeit, Migräne; wird auch eingesetzt im Rahmen von Drogenentzugsbehandlungen.

NEBENWIRKUNGEN Alle Citrusöle erhöhen die Lichtempfindlichkeit.

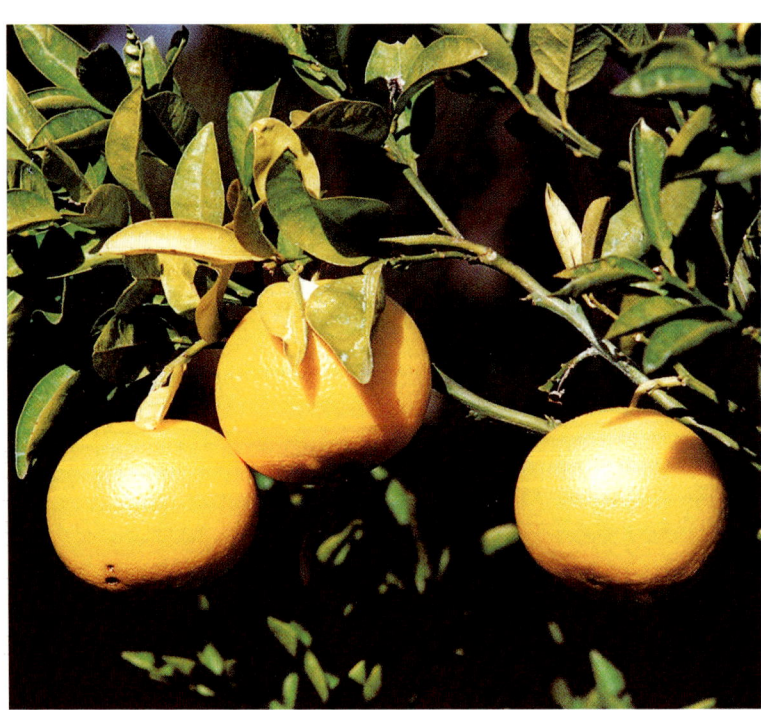

IMMORTELLE
Helichrysum italicum

Das ätherische Öl wird aus den Blüten der Strohblumen durch Wasserdampfdestillation gewonnen. Herkunftsländer sind vorrangig Südfrankreich und Italien.

EIGENSCHAFTEN Entzündungshemmend, blutstillend, zellregenerierend, krampflösend, schleimlösend, hustenstillend, senkt den Cholesteringehalt des Blutes, anregend für die Leber, Venenmittel.

ANWENDUNGSBEREICHE Abszesse, äußere und innere Blutergüsse, Wunden und Verletzungen, Hauterkrankungen (u. a. Dermatitis), Arthritis, Beschwerden im Hals-Nasen-Ohren-Bereich, Bronchitis, Leberinsuffizienz, von der Leber verursachte Kopfschmerzen, Lymphdrainage.

NEBENWIRKUNGEN Das ätherische Öl ist ketonhaltig und darum von Schwangeren und Kindern zu meiden.

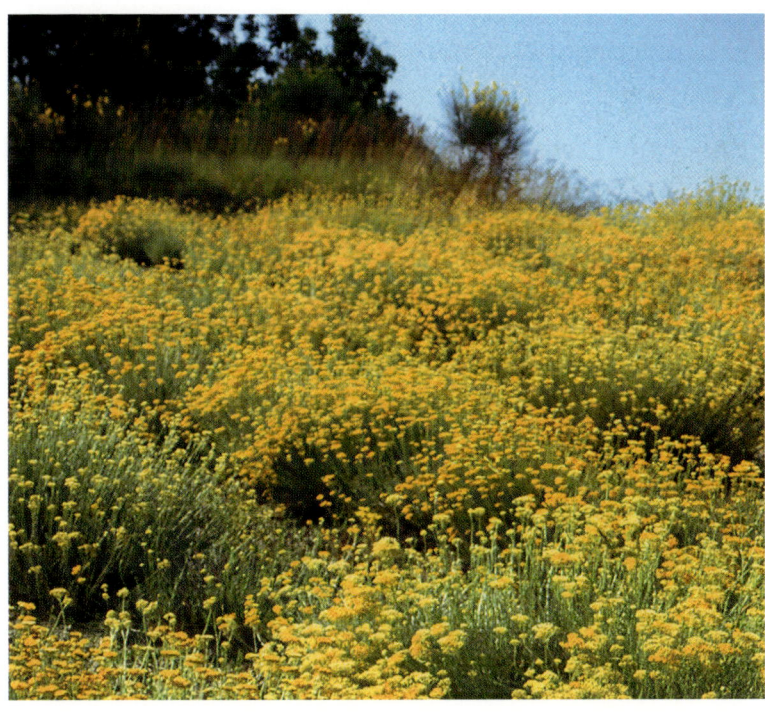

INGWER
Zingiber officinalis

Ingwer stammt aus Indien und China; seine medizinischen und kulinarischen Eigenschaften werden dort seit Jahrtausenden genutzt. In der traditionellen chinesischen Medizin gilt der Ingwer als wichtiges Heilmittel. Ätherisches Ingweröl wird durch Wasserdampfdestillation der Wurzeln gewonnen.

EIGENSCHAFTEN Wirkt anregend auf die Atmungs- und Verdauungsorgane, erhöht die Spannkraft, aphrodisisch, appetitanregend, blähungswidrig, antiseptisch, fiebersenkend, gut für die Augen (als Hydrolat).

ANWENDUNGSBEREICHE Verdauungsbeschwerden, Blähungen, vorbeugend gegen ansteckende Krankheiten, Verstopfung, Sehnenscheidenentzündung, Muskelrheuma, Erschöpfung, Impotenz.

NEBENWIRKUNGEN Ingweröl ist Bestandteil zahlreicher aphrodisischer Mischungen, darf jedoch innerlich wie äußerlich niemals unverdünnt angewendet werden.

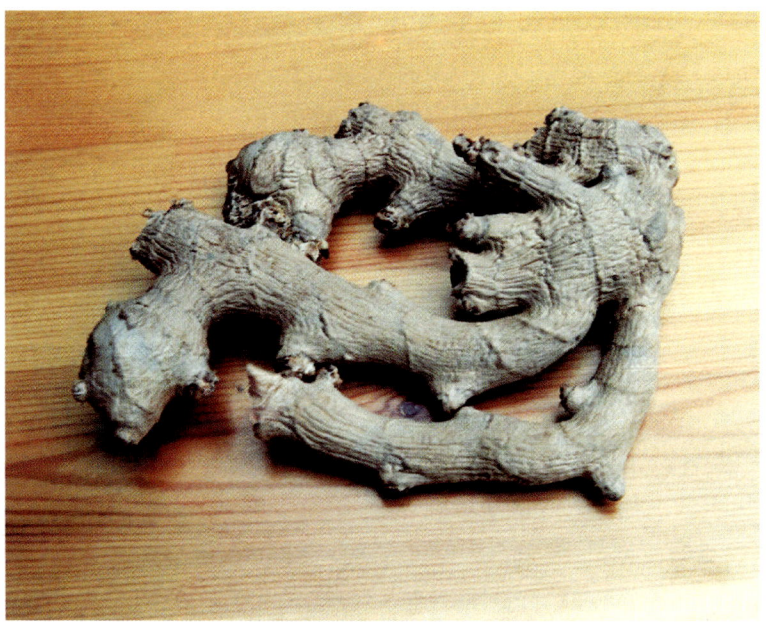

IRIS
Pallida

Der Name dieser Gattung stammt aus dem Griechischen (*iris* = Regenbogen). Sie umfaßt zahlreiche Arten, von denen viele für den Garten kultiviert wurden. Für die Industrie sind drei Arten interessant; sie werden seit zwei Jahrhunderten in Norditalien um Florenz und Verona sowie in Südfankreich und Marokko für die Parfümerie und zu medizinischen Zwecken angebaut. Verarbeitet wird allerdings nicht die süßlich duftende Blüte, sondern der Wurzelstock, der frisch geerntet fast duftlos ist. Erst durch fachgerechte Lagerung von bis zu sechs Jahren bekommt die Wurzel einen veilchenartigen, angenehmen Duft. Häufig wird sie fälschlicherweise Veilchenwurzel genannt. Der Parfümeur und der Aromatherapeut verwenden das durch Wasserdampfdestillation gewonnene kostbare ätherische Öl.

Irisöl ist goldgelb. Sein Geruch erinnert an den Duft eines Waldveilchens und hat einen warmen Unterton. Irisöl harmoniert gut mit allen ätherischen Ölen.

EIGENSCHAFTEN Gegen Katarrh, schleimlösend, fördert das Abhusten, entschlackend, harntreibend, gegen rheumatische Erkrankungen, beruhigend, stimmungshebend.

ANWENDUNGSBEREICHE Chronische und asthmatische Bronchitis, Sinusitis, Keuchhusten, Rheuma, Hauterkrankungen, Nervosität.

NEBENWIRKUNGEN Bei normaler Dosierung keine bekannt.

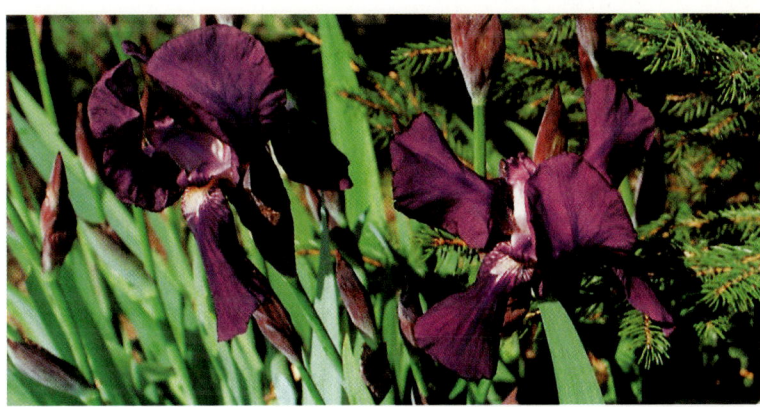

JASMIN
Jasminum officinalis

Das ätherische Öl wird durch Solventextraktion aus den Blüten gewonnen. Die Blüten müssen zeitig am Morgen sehr mühselig gepflückt und dann sofort verarbeitet werden. Der Gehalt an ätherischen Ölen ist im Zwielicht am höchsten; sobald die Blüten welken, nimmt der Duftgehalt rapide ab. Das Jasminabsolue stammt vorwiegend aus Marokko, Algerien, Frankreich, China, Ägypten, Italien und der Türkei. Der Jasmin gilt neben der Rose als König der ätherischen Öle für Parfümkompositionen. In Asien wird grüner Tee mit *jasmin sambac* aromatisiert.

Jasmin hat starken Einfluß auf das Nervensystem, auf die emotionale Ebene, und wirkt bei Problemen psychischen und psychosomatischen Ursprungs besonders intensiv. Sein sinnlicher Duft macht das Jasminöl zum besten Aphrodisiakum, das die Aromatherapie zu bieten hat. In Europa findet der Haupteinsatz in der Kosmetik und in der Parfümerie statt. Jasminöl mischt sich gut mit praktisch allen Ölen, besonders gut mit Rose, Neroli und Citrusölen.

EIGENSCHAFTEN Antidepressiv, antiseptisch, krampflösend, euphorisierend, aphrodisisch, fördert die Wehentätigkeit und die Milchabsonderung, sedativ, tonisierend.

ANWENDUNGSBEREICHE Angstzustände, Depression, Kummer, Streß, Frigidität, Impotenz, Husten, Heiserkeit, Hautpflege, Wechseljahrbeschwerden, Menstruationsprobleme und Erkrankungen der Gebärmutter; Hebammen berichten von Jasmin als dem idealen Duft während der Geburt.

NEBENWIRKUNGEN Innerliche Anwendung nur unter Aufsicht. Während der ersten Schwangerschaftsmonate sind hohe Konzentrationen auch bei äußerlicher Anwendung zu vermeiden.

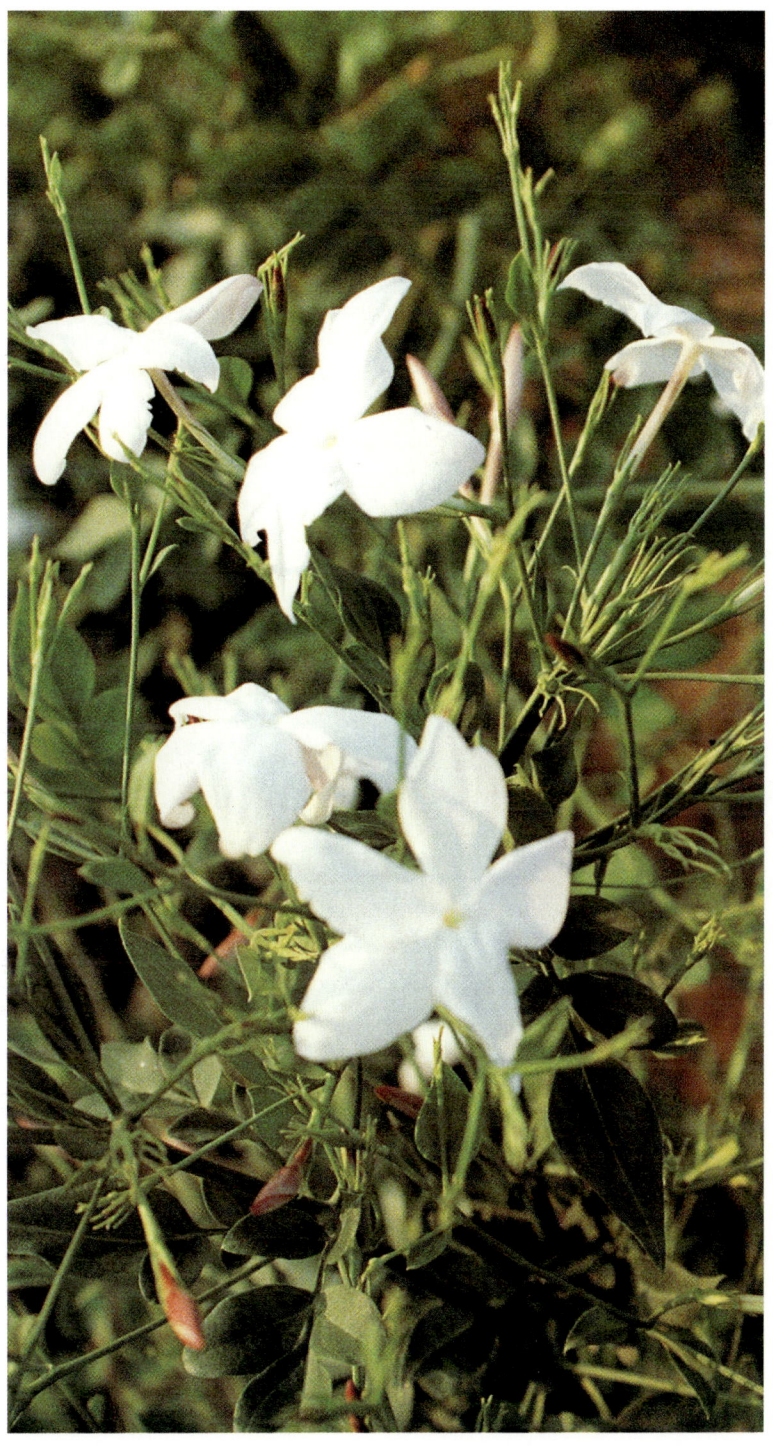

Johanniskraut
Hypericum perforatum

Seinen Namen bekam das Johanniskraut wegen des Zeitpunkts seiner Blüte an Johanni (24. Juni).

In der Geschichte sollte Johanniskraut Hexen, Teufel, böse Geister, Unwetter und Blitzschlag abwenden. Aber auch Krankheiten wie Rheuma, Gicht, Magen-Darm-Störungen oder Geschwüre versuchte man mit diesem Kraut zu heilen.

Man findet Johanniskraut fast überall in Europa, bevorzugt an sonnigen Waldrändern. Es ist einfach, sich eine eigene Johanniskrautölmischung herzustellen: 50 g frischgesammelte Johanniskrautblüten in eine 1-l-Flasche mit breitem Hals geben und mit knapp 1 l Ölivenöl auffüllen. Mit einem Mulltuch zubinden und an einem sonnigen Platz (z. B. auf der Fensterbank oder im Garten) etwa vier Wochen stehen lassen. Danach filtern und in kleinere Flaschen randvoll abfüllen (nur begrenzt haltbar).

Das ätherische Johanniskrautöl wird durch Wasserdampfdestillation gewonnen.

Eigenschaften Entzündungshemmend für die Schleimhäute, antiseptisch, krampflösend, milzwirksam, antidepressiv, gegen Schock.

Anwendungsbereiche Entzündliche und spasmische Enterocolitis, Prellungen, Verbrennungen, Magengeschwüre, Nierenbeckenentzündung, Milzschwäche, depressive Verstimmung, nervöse Erschöpfung und klimakterische Depressionen.

Nebenwirkungen Johanniskrautöl erhöht die Lichtempfindlichkeit der Haut. Dadurch kann es zu starkem Sonnenbrand und zu Hautentzündung kommen. Daher einen Allergietest an der Innenseite des Armes machen und sich während einer Behandlung nicht zu lange der Sonne aussetzen.

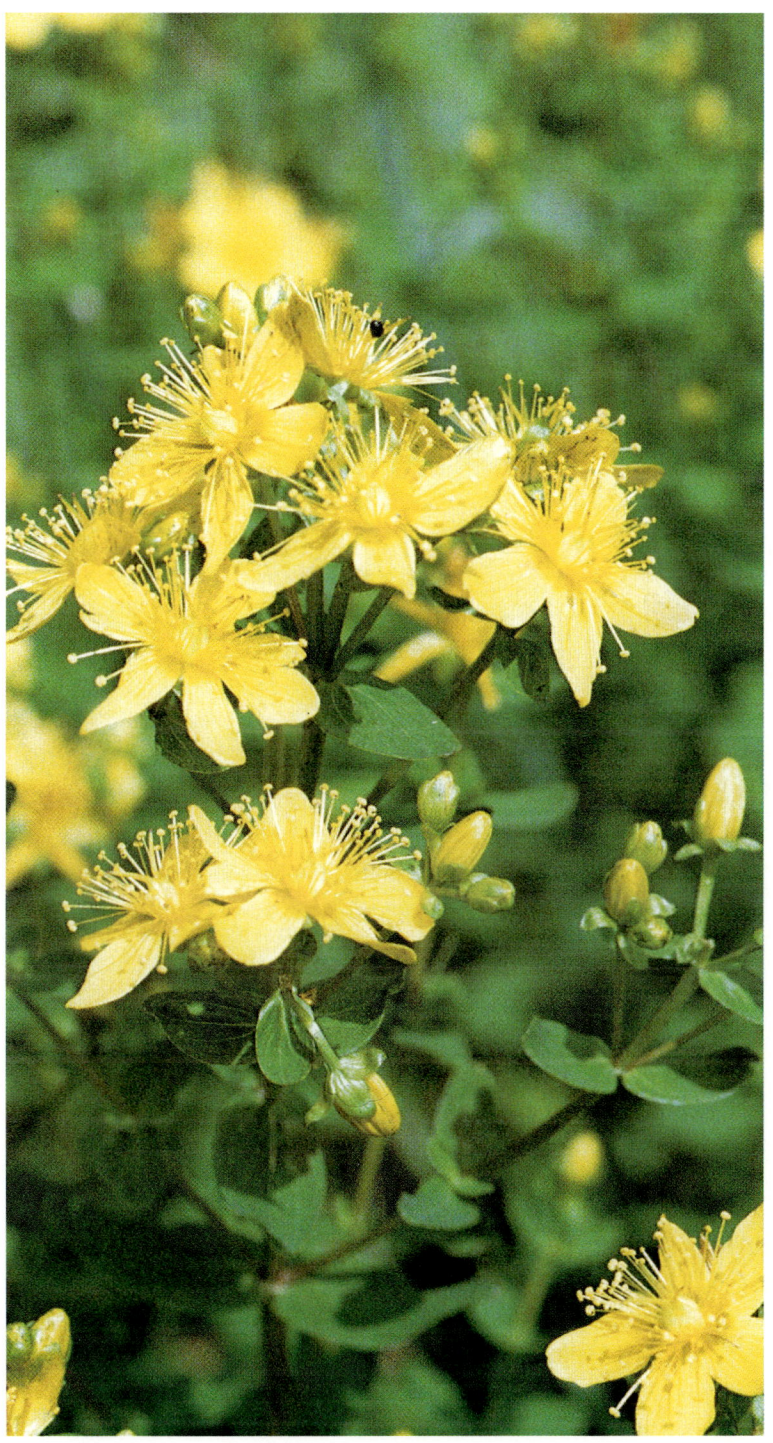

KAMILLE

ECHTE ODER DEUTSCHE KAMILLE
Matricaria chamomilla

Kamille ist eine der ältesten Heilpflanzen, die wir kennen. Das besonders gut wundheilende blaue Chamazulen, das man in der Pflanze nur als Vorstufe findet, entsteht erst durch die Wasserdampfdestillation der Blütenköpfe. Deutsche Kamille ist besonders wirksam bei Hautproblemen. Sie hat sich bei der Behandlung von Kinderhaut gut bewährt. Deutsche Kamille wird vor allem aus Ägypten, Italien, Bulgarien und den Staaten des früheren Jugoslawien geliefert. Kamille mischt sich gut mit Geranie, Lavendel, Patchouli und Rose.

EIGENSCHAFTEN Schmerzlindernd, antidepressiv, entzündungshemmend, antiseptisch, gegen Blähungen, verdauungsfördernd, fördert Vernarbung und Heilung, diuretisch, menstruationsfördernd, fiebersenkend, nervenwirksam, sedativ, milzwirksam, magenwirksam, schweißtreibend, tonisierend, gefäßverengend, Wurmmittel.

ANWENDUNGSBEREICHE Allergien, Bindehautentzündung, Anämie, Verbrennungen und Verbrühungen, Wunden und Verletzungen, Verdauungsbeschwerden, Kolik, Krämpfe, Diarrhö, Ohrenschmerzen, Fieber, Gastritis, Schlaflosigkeit, Gelbsucht, Kopfweh, Migräne, Neuralgie, Zahnweh, Depression, Hauterkrankungen (u. a. Dermatitis, Ekzeme), Rheumatismus, Geschwüre, Schwindel, Erbrechen.

NEBENWIRKUNGEN Das Öl der Deutschen Kamille sollte nicht unverdünnt auf die Haut gegeben werden. Die innerliche Anwendung ist sehr vorsichtig und nach gutem Rezept durchzuführen.

RÖMISCHE KAMILLE
Anthemis nobilis

Im Gegensatz zur Deutschen Kamille, bei der nur die Blütenköpfe Duft abgeben, duftet bei der Römischen Kamille die ganze Pflanze nach reifen Äpfeln. Die Römische Kamille galt bei den alten Sachsen in England als heilig. Man kannte auch den Duftrasen aus kriechender Römischer Kamille, der kurzgeschnitten werden muß. Die Zusammensetzung der Römischen Kamille, die besonders bei nervösen Beschwerden eingesetzt wird, ist anders als die der Deutschen Kamille.

EIGENSCHAFTEN Wichtiges entzündungshemmendes Mittel, krampflösend, adstringierend, beruhigend, menstruationsfördernd, starke desinfizierende Wirkung, anregend für die Leukozytenbildung, gegen Rheuma.

ANWENDUNGSBEREICHE Abszesse, Nervenschwäche, Fieber, Grippe, Angina, Bluterguß, Anämie, Arthritis, Ekzeme, Kopfschmerzen (auch Migräne), Zahnschmerzen, rheumatische und Gesichtsneuralgien, Nierenentzündung, zu starke, schmerzhafte oder aus nervösen Ursachen ausbleibende Monatsblutung, Wechseljahrbeschwerden, Darmparasiten, Verstopfung, eitrige Fingerentzündung.

NEBENWIRKUNGEN Bei normaler Dosierung keine bekannt.

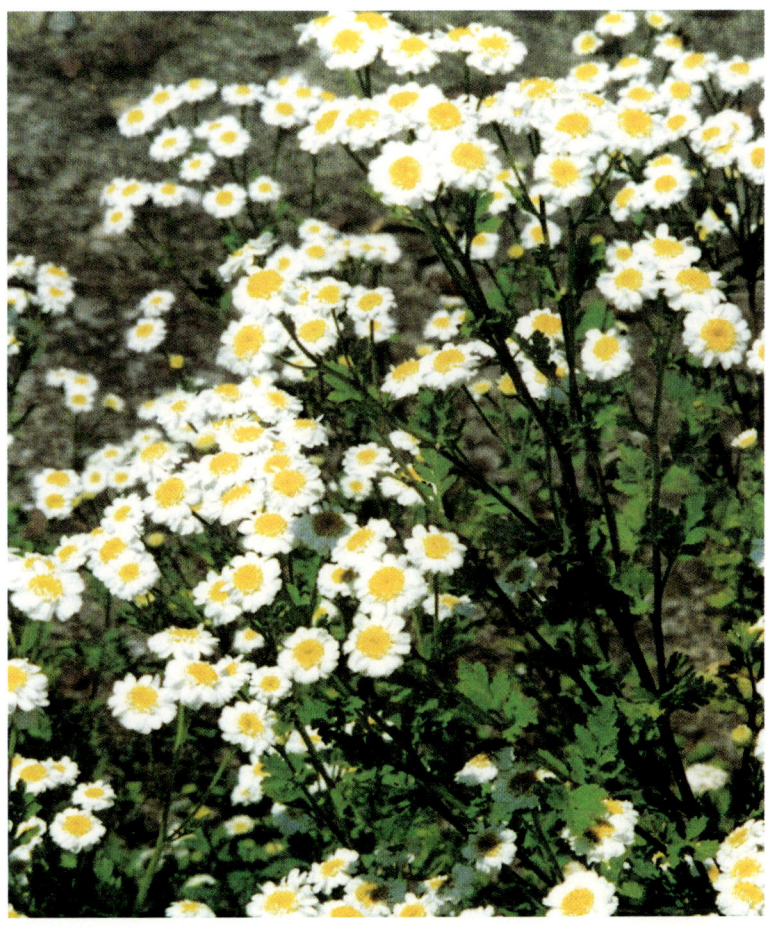

KIEFER

Es gibt mehr als hundert Arten von Kiefern und Tannen, aus denen man ätherische Öle gewinnen kann. Das ätherische Öl für medizinische Zwecke wird durch Wasserdampfdestillation aus den Nadelspitzen oder der Rinde gewonnen.

LATSCHEN- ODER BERGKIEFER
Pinus mughus

EIGENSCHAFTEN Wirkt bei Infektionen der Atemwege, Husten und Arthrose, entzündungshemmend, tötet Keime in der Luft.

ANWENDUNGSBEREICHE Bronchitis, Sinusitis, Rheuma, Asthenie, Gallenblasenentzündung, Gallensteine.

NEBENWIRKUNGEN Bei normaler Dosierung keine bekannt.

SIBIRISCHE KIEFER
Abies sibirica

EIGENSCHAFTEN Beruhigend, krampflösend, entzündungshemmend.

ANWENDUNGSBEREICHE Infektionen der Atemwege, Hypernervosität, Entzündungen, Muskelrheumatismus.

NEBENWIRKUNGEN Bei normaler Dosierung keine bekannt.

STRANDKIEFER
Pinus pinaster

EIGENSCHAFTEN Antiseptikum für die Atem- und Harnwege, entzündungshemmend für die Nieren und Gelenke.

ANWENDUNGSBEREICHE Bronchitis, Blasenentzündung, Rheuma.

NEBENWIRKUNGEN Bei normaler Dosierung keine bekannt.

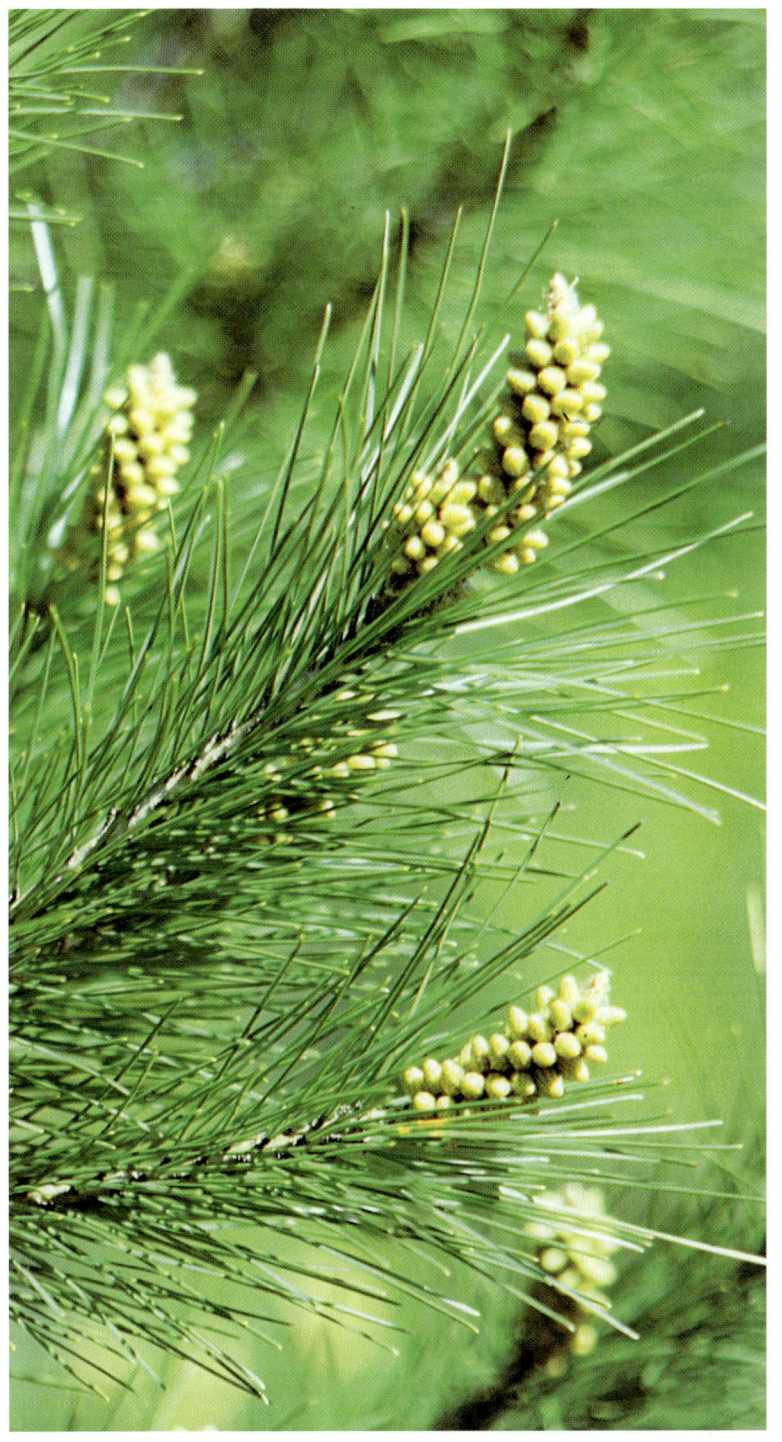

KNOBLAUCH
Allium sativum

Der Knoblauch ist als Gewürzpflanze seit der frühen Antike bekannt. Man nannte ihn auch «Wunderheilmittel der Bauern». Die Ägypter erhoben ihn in den Rang einer Gottheit. Den Arbeitern, die die Pyramiden errichteten, gab man pro Tag eine Knoblauchzehe, um sie vor Infektionen zu schützen.

Der Knoblauch gilt als Antibiotikum und stimuliert das Immunsystem. Leider hat er einen sehr ausgeprägten Geruch; dieser ist auf die schwefelhaltigen Bestandteile zurückzuführen, die aber gerade zur heilkräftigen Wirkung des Knoblauchs beitragen.

EIGENSCHAFTEN Antiseptisch, antibakteriell, allgemein anregend (besonders Herz und Verdauungsorgane), blutdrucksenkend, krampflösend, harntreibend, bekämpft Arthritis und Gicht, fiebersenkend, senkt den Cholesterinspiegel, immunstimulierend.

ANWENDUNGSBEREICHE Infektionskrankheiten, Durchfall, Darmkrämpfe, Darmparasiten, Asthma, Bluthochdruck, Kreislaufbeschwerden, Krampfadern, Hämorrhoiden, Arteriosklerose, Altersbeschwerden, Rheuma, Gicht, Hühneraugen, Warzen, Insektenstiche.

NEBENWIRKUNGEN Ätherisches Knoblauchöl ist hautreizend; man sollte es unverdünnt nur punktuell auftragen, z. B. auf Warzen oder Insektenstiche, sonst in Trägeröl verdünnen.

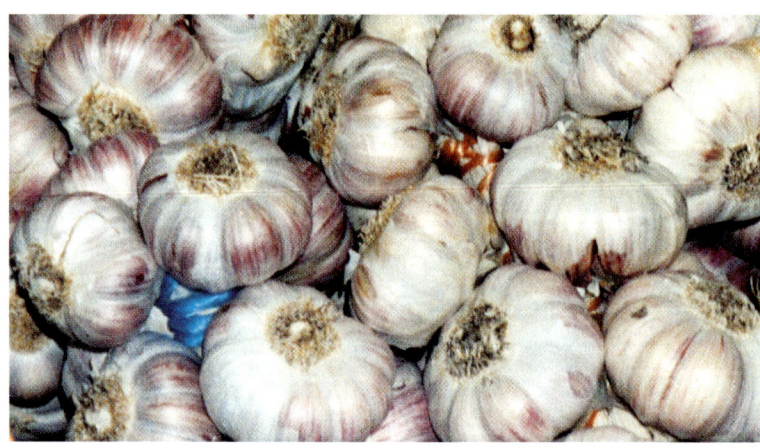

KORIANDER
Coriandrum sativum

Ätherisches Korianderöl gewinnt man durch Wasserdampfdestillation der zu Pulver zerstoßenen Früchte. Das Öl enthält sehr viel Citralol und Geraniol. In schwachen Dosierungen ist Korianderöl ein anregendes und in Euphorie versetzendes Stärkungsmittel.

EIGENSCHAFTEN Anregend, stärkend, gegen Blähungen, fördert die Darmtätigkeit, gegen Bakterien und Parasiten, desinfizierend, euphorisierend.

ANWENDUNGSBEREICHE Erschöpfung, Migräne, Schluckauf, Koliken, Verdauungsbeschwerden, Verstopfung, Blasenentzündung, Grippe, Arthrose.

NEBENWIRKUNGEN In hohen Dosierungen regt Koriander wie Alkohol an, verursacht aber anschließend eine depressive Stimmung.

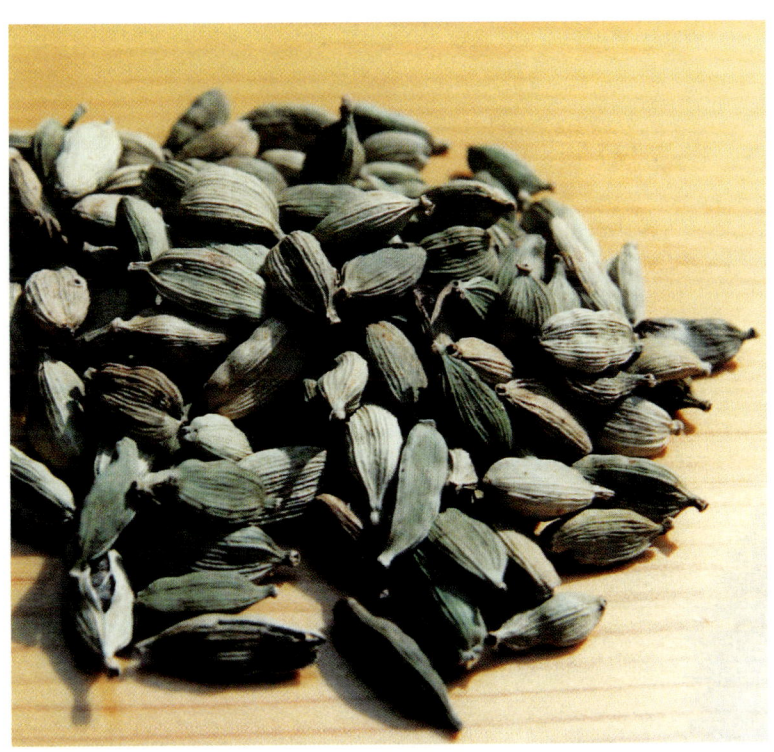

KÜMMEL

Carum carvi

Kümmel wird fast überall in Europa angebaut. Durch Wasserdampf-destillation der Samen gewinnt man das bräunliche ätherische Öl, dessen Geruch an Anis erinnert. Es ist das wirkungsvollste Öl gegen das Luftschlucken und die nachfolgenden Blähungen.

EIGENSCHAFTEN Magenstärkend, appetitanregend, krampflösend, blähungswidrig, verdauungsfördernd, antiseptisch, wirkt anregend auf die Gallenproduktion.

ANWENDUNGSBEREICHE Magenschmerzen, Verdauungsbeschwerden, Appetitlosigkeit, Blähungen, Leber-Galle-Insuffizienz, Menstruations-beschwerden, Migräne.

NEBENWIRKUNGEN Bei innerlicher Anwendung ist die Dosierung für Kinder und schwangere Frauen genau einzuhalten.

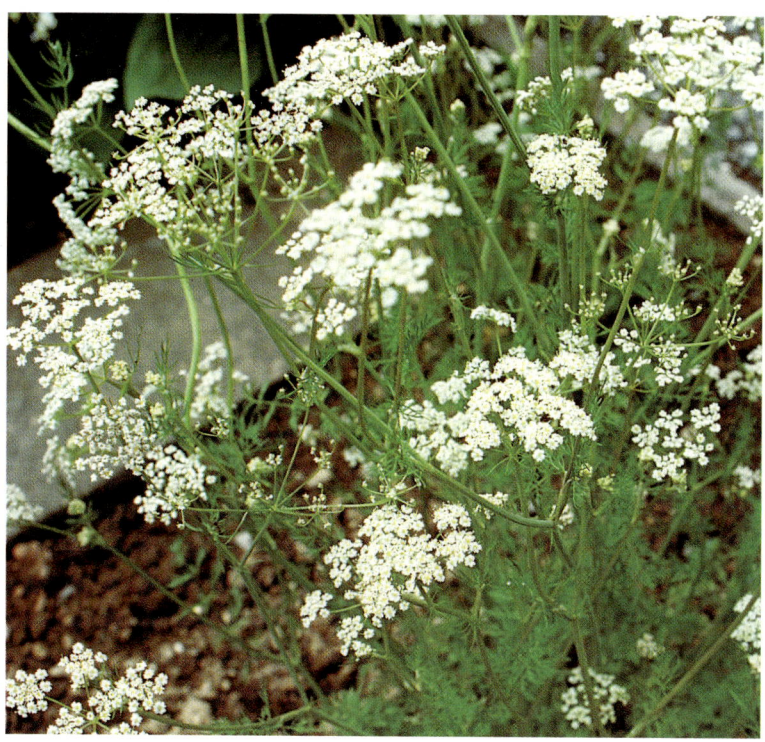

LAVENDEL

Der Name der Pflanze kommt vom lateinischen *lavare* (waschen), wahrscheinlich weil Lavendel zum Auswaschen von Wunden verwendet wurde; ebenso war Lavendel ein klassischer Badezusatz, entweder in Form von getrockneten Blüten oder als ätherisches Öl. Von allen ätherischen Ölen ist Lavendel neben der Rose zweifellos das vielseitigste – beide gelten als Allheilmittel.

Wer schon einmal im Juli in der Provence war, hat sich sicher dem Zauber der Farbenpracht und dem betörenden Geruch des Lavendels nicht entziehen können. Seine blauen Blüten sitzen an den Enden eines kerzenleuchterartigen Sprosses und verströmen in der Mittagssonne einen wunderbaren Duft. Riesige Flächen sind kultiviert mit Lavendel und Lavandin – einer Kreuzung von *lavandula officinalis* und *lavandula spica*. Zu Heilzwecken, für die Kosmetik- und die Waschmittelindustrie werden verschiedene Lavendelarten angebaut. Medizinisch am wichtigsten ist *lavandula officinalis*, auch als *lavandula angustifolia* oder *lavandula vera* (Echter Lavendel) bezeichnet.

Der Lavendel hat seine Heimat im Mittelmeerraum. Seit die Römer ihn nach Großbritannien und in andere nördliche Länder brachten, findet man ihn in ganz Europa. Der beste, sagen die Franzosen, wächst nach wie vor in der Provence, an den sonnigen Hängen bis hinauf zu den Berggipfeln, in Höhen zwischen 700 und 1500 m. Lavendel liebt Licht, Luft, Sonne und auch Winterfrost. Wilder Lavendel, in der Höhe gewachsen, hat andere Wirkstoffe als sein Bruder, der auf 700 m wächst. Der Standort verändert die Zusammensetzung beträchtlich. Ein Lavendelbauer erzählte: «Lavendel ist urprünglich eine Bergpflanze; nimmt man ihn ins Tal, so taugt er nichts und verliert seine Wirkstoffe.» Man hat versucht, den Lavendel zu überlisten, indem man Pflanzen vor der Verarbeitung einfror und so den Winter vortäuschte. Der Aufwand war aber zu groß und das Ergebnis nur mäßig. Da Frankreich den Lavendelbedarf schon lange nicht mehr decken kann, kommen große Mengen aus Bulgarien, Tasmanien und dem ehemaligen Jugoslawien. Auch in England ist die Produktion wesentlich gesteigert worden.

Lavendelöl mischt sich gut mit den meisten anderen ätherischen Ölen, besonders gut mit Citrusölen, Muskatellersalbei, Patchouli, Fichte, Rosmarin und vor allem Rose. Bei Betrachtung seiner Wirkungsmöglichkeiten ist Lavendelöl erstaunlich preiswert und vor allem

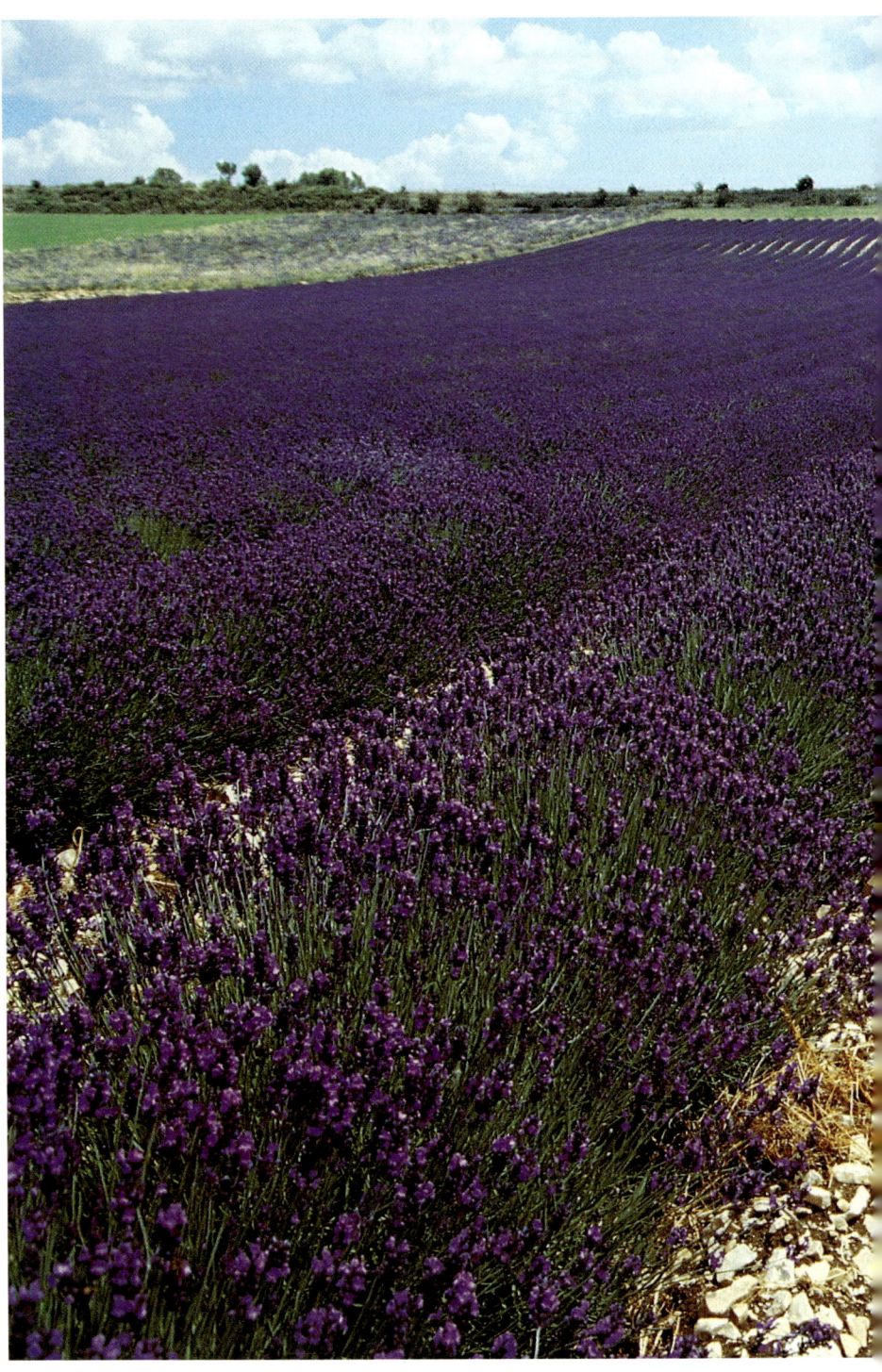

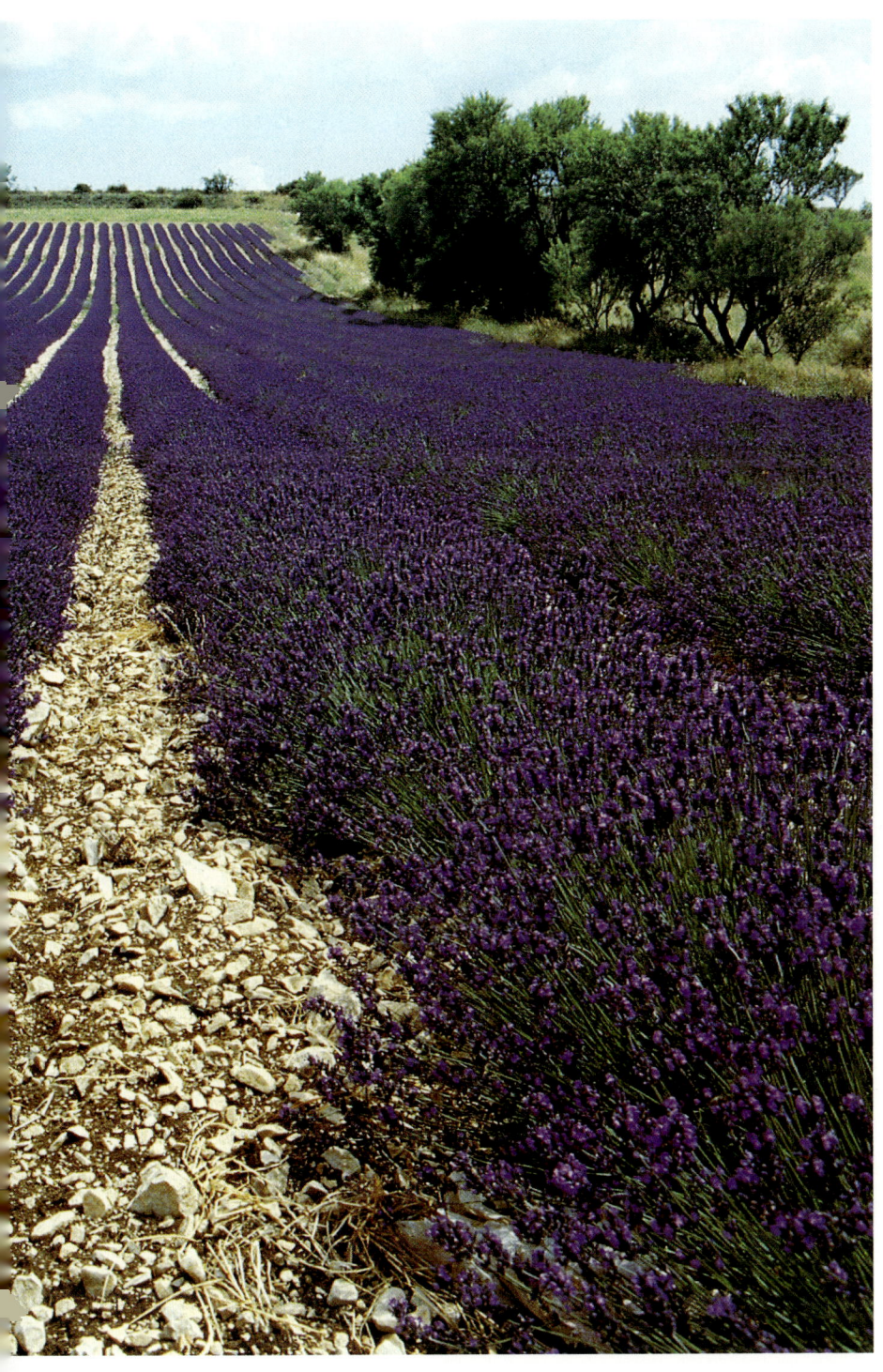

nahezu nebenwirkungsfrei. Es ist neben Rosenöl das einzige Öl, das man problemlos unverdünnt auf jeder Haut anwenden kann. Für die Hausapotheke ist Lavendelöl unverzichtbar.

Echter Lavendel
Lavandula officinalis oder *angustifolia*

EIGENSCHAFTEN Beruhigend, schmerzstillend, krampflösend, antidepressiv, antiseptisch, zellregenerierend, harntreibend, antirheumatisch, Insekten vertreibend, ausgleichend, abschwellend, antitoxisch, fördert die Gallenproduktion, desodorierend, menstruationsfördernd, blutdrucksenkend, schweißtreibend, tonisierend, wurmtreibend, herzwirksam.

ANWENDUNGSBEREICHE Akne, Haarausfall, Asthma, Bronchitis, Verbrennungen, Furunkel, Katarrh, Koliken, Blasenkatarrh, Dermatitis, Diarrhö, Diphtherie, Ohrenschmerzen, Juckreiz, Rheumatismus, Sonnenstich, Tuberkulose, Ekzeme, Epilepsie, Ohnmacht, Halitosis, Grippe, Kopfweh, Migräne, Bluthochdruck, Schlaflosigkeit, Übelkeit, Depression, nervöse Anspannung, Herzklopfen, Wechseljahrbeschwerden, Halsentzündung, Geschwüre, Erbrechen, Keuchhusten, Wunden, Verletzungen und Narben.

NEBENWIRKUNGEN Bei normaler Dosierung keine bekannt.

Speiklavendel
Lavandula spica oder *latifolia*

EIGENSCHAFTEN Krampflösend, stärkend, antiseptisch, antibiotisch, fördert die Wundheilung, schmerzstillend, appetitanregend, fördert die Gallenproduktion, gegen Blähungen, harntreibend, wirkt regulierend auf Herz und Kreislauf sowie bei Erkrankungen der Atemwege.

ANWENDUNGSBEREICHE Husten, Bronchitis, infektiöse Hautkankheiten, Hautparasiten, Wunden, Verbrennungen, Nervenleiden, Angstzustände, Schlaflosigkeit, Bluthochdruck, Rheuma, Arthritis, Nervenentzündung, Neuralgien.

NEBENWIRKUNGEN Bei normaler Dosierung keine bekannt.

SCHOPFLAVENDEL
Lavandula stoechas

EIGENSCHAFTEN Gegen Katarrh, schleimlösend, entzündungshemmend, desinfizierend, fördert die Wundheilung und Vernarbung.

ANWENDUNGSBEREICHE Angina, chronische Bronchitis und Sinusitis, Stomatitis, Otitis, Wunden, Ekzeme.

NEBENWIRKUNGEN Von Kindern und schwangeren Frauen zu meiden; wirkt neurotoxisch und abtreibend.

LAVANDIN
Lavandula hybrida

Lavandin ist eine Kreuzung aus *lavandula spica* und *lavandula officinalis*.

EIGENSCHAFTEN Gegen Infektionen, Bakterien und Pilzerreger, gegen Katarrh, hustenlösend, fördert die Wundheilung.

ANWENDUNGSBEREICHE Erkrankung der Atemwege, Bronchitis, Grippe, Rheuma, Mykosen, Wunden, Hautkrankheiten.

NEBENWIRKUNGEN Bei normaler Dosierung keine bekannt.

LEMONGRASS
Cymbopogon citratus

Lemongrass ist in Indien beheimatet. In der indischen Pharmazie ist es ein populäres Mittel gegen ansteckende Krankheiten. Lemongrass wächst sowohl wild als auch kultiviert in tropischen Regionen. In der fernöstlichen Küche ist es ein beliebtes Gewürz.

EIGENSCHAFTEN Appetitanregend, verdauungsfördernd, gegen Blähungen, wirkt regulierend auf das vegetative Nervensystem, starkes Antiseptikum, harntreibend.

ANWENDUNGSBEREICHE Verdauungsprobleme, Infektionen, Sinusitis, Schnupfen, Grippe, Hautparasiten, Cellulite, Lymphdrainage.

NEBENWIRKUNGEN Da ätherisches Lemongrassöl die Haut stark reizt, kann es nur verdünnt verwendet werden.

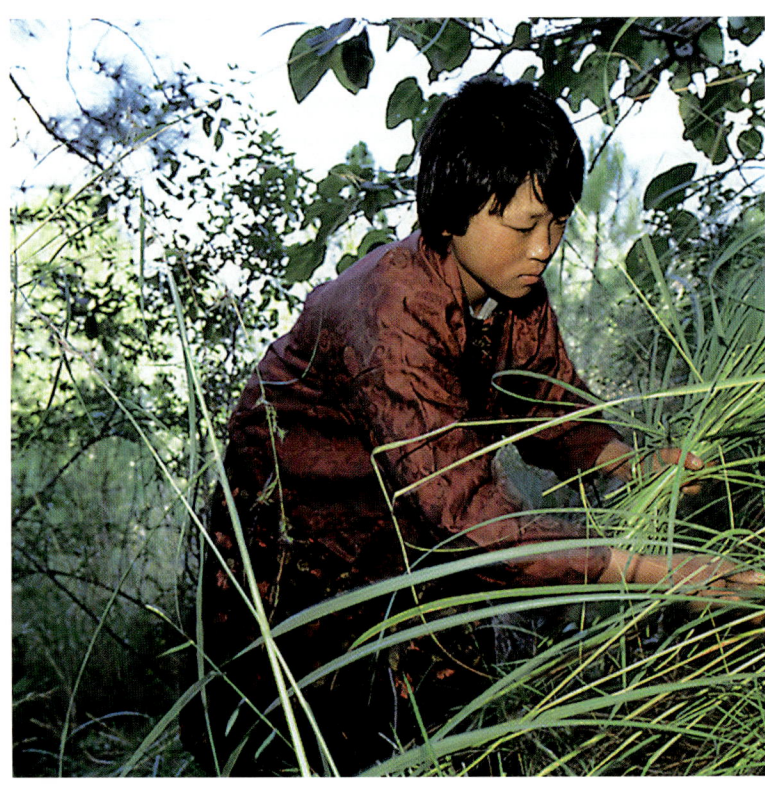

LORBEER
Laurus nobilis

Lorbeer war in der griechischen und römischen Mythologie ein Sieges-
symbol. Die nach gewonnener Schlacht heimkehrenden Krieger wurden mit Lorbeerkränzen geschmückt. Für die Aromatherapie kommen
die ätherischen Öle vorrangig aus Italien, Frankreich und dem ehemaligen Jugoslawien.

EIGENSCHAFTEN Gegen Infektionen durch Bakterien, Viren und Pilzerreger, gegen Katarrh, schleimlösend, hustenstillend, schweißtreibend,
krampflösend, gegen Rheuma.

ANWENDUNGSBEREICHE Zahnneuralgien, Stomatitis, Aphthen, Infektionen im Hals-Nasen-Ohren-Bereich, vegetative Dystonie, Akne, virale Nervenentzündung, Mykosen.

NEBENWIRKUNGEN Das ätherische Lorbeeröl sollte man nur in Verdünnung anwenden. Es ist nicht geeignet für Personen, die für Haut-
allergien anfällig sind.

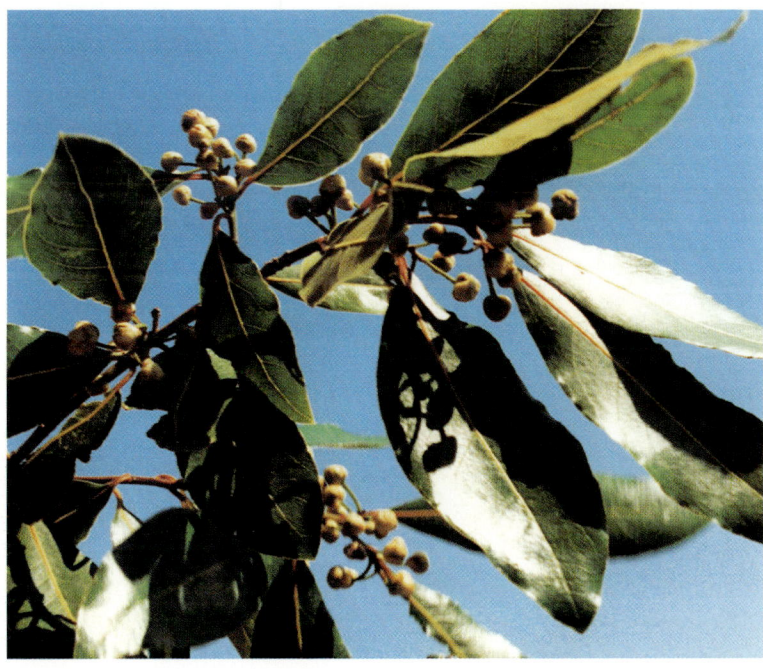

MAJORAN
Origanum majorana

Majoran wächst in ganz Mitteleuropa, am verbreitetsten an der gesamten Mittelmeerküste. Das ätherische Öl gewinnt man durch Wasserdampfdestillation, und zwar aus den oberen Abschnitten des blühenden Krautes.

EIGENSCHAFTEN Ausgleichend für das vegetative Nervensystem, reguliert Schilddrüsenüberfunktion, blutdrucksenkend durch Erweiterung der Arterien, gegen bakterielle Infektionen, gegen Blähungen, menstruationsfördernd, Anaphrodisiakum.

ANWENDUNGSBEREICHE Angst- und depressive Zustände, Anspannung, Schlaflosigkeit, Verdauungskrämpfe, Migräne, Bluthochdruck, sexuelle Überaktivität, Schnupfen, Husten, Bronchitis, Übelkeit und Erbrechen, Rheuma, Arthritis.

NEBENWIRKUNGEN Bei normaler Dosierung keine; bei hoher Dosierung können epileptische Anfälle ausgelöst werden.

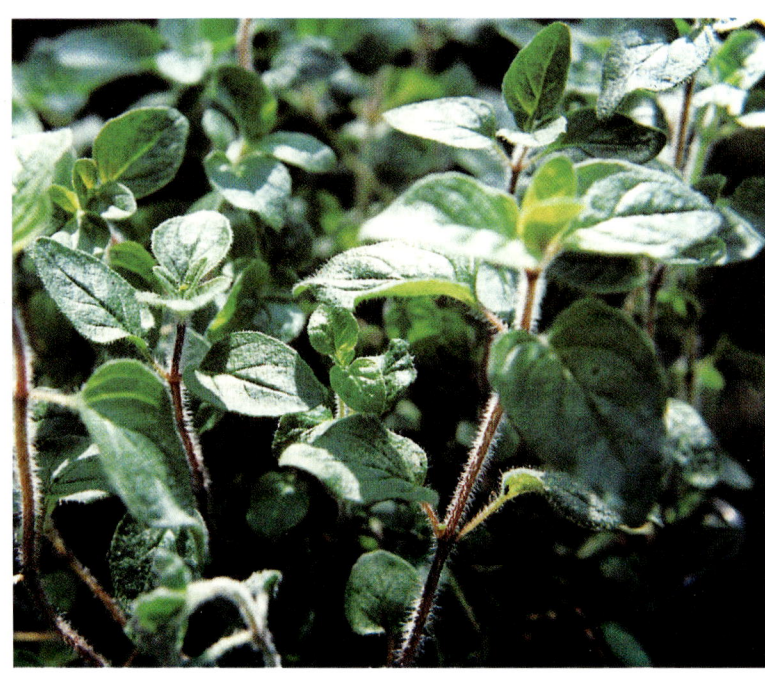

Mandarine
Citrus reticulata

Die aus China stammende Mandarine ist eine wohlschmeckende Citrusfrucht. Es wird erzählt, sie sei in alter Zeit hohen chinesischen Würdenträgern als Geschenk dargebracht worden. Das ätherische Öl gewinnt man wie bei allen Citrusfrüchten durch Kaltpressung aus den Schalen. Die Mandarine ist die mildeste aller Citrusfrüchte und wirkt beruhigend auf das Nervensystem.

EIGENSCHAFTEN Beruhigend und regulierend, speziell für das Nervensystem, krampflösend, schlaffördernd, schmerzstillend, magenstärkend, verdauungsfördernd, gegen Epilepsie, gegen Bakterien und Pilzerreger.

ANWENDUNGSBEREICHE Angstzustände, Nervenschwäche, Schlaflosigkeit, Kurzatmigkeit, Verdauungsbeschwerden, Blähungen, Magenschmerzen, Mykosen.

NEBENWIRKUNGEN Alle Citrusöle erhöhen die Lichtempfindlichkeit – also nicht vor dem Sonnenbad verwenden.

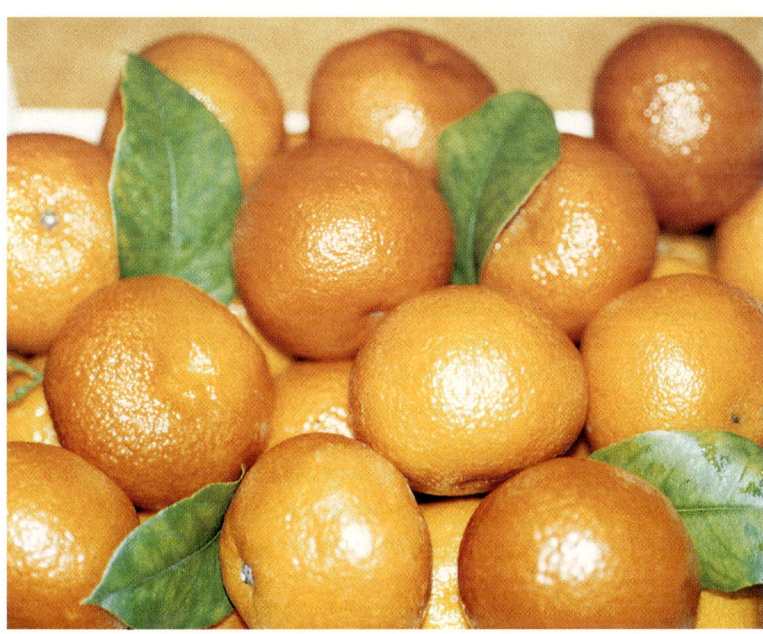

MANUKA
Leptospermum scoparium

Der etwa 8 Meter hohe Manukabaum gilt als der Tea-Tree von Neu-
seeland. Manuka ist ein traditionelles Heilmittel der Maoris (Ureinwohner). Sie verwenden noch heute die verschiedensten Teile des Baumes. So werden Samenkapseln und junge Sprößlinge gegen Durchfall
und Bauchschmerzen gekaut, und die Baumrinde soll eine beruhigende Wirkung haben. Das ätherische Manukaöl wird aus Blättern und
Zweigen destilliert.

EIGENSCHAFTEN Antibakteriell, schmerzstillend, antimykotisch, entzündungshemmend, hautregenerierend, antiallergisch, beruhigend.

ANWENDUNGSBEREICHE Infektionen bakterieller Art, Pilzerkrankun-
gen, Bronchitis, Rheuma, Arthritis, Akne, gereizte Haut, Nervosität.

NEBENWIRKUNGEN Bei normaler Dosierung keine bekannt.

Melisse — Zitronenmelisse

Melissa officinalis — Melissa citriodora

Die Melisse gehört zu unseren ältesten Heilpflanzen, die schon Paracelsus geschätzt und als Lebenselexier bezeichnet hat. Wandernde Mönche brachten die Pflanze aus Vorderasien mit und bauten sie in den Klostergärten an. Schon bald stellte man eine umfassende Heilwirkung bei Magen- und Darmerkrankungen sowie bei Nervosität und Schlaflosigkeit fest.

Die Zitronenmelisse, aus der das ätherische Öl gewonnen wird, hat einen zitronigen Duft, der am kräftigsten ist, bevor sich die Blüte entfaltet. Ätherisches Melissenöl, das durch Wasserdampfdestillation gewonnen wird, ist sehr kostbar, denn zur Herstellung von 1 kg ätherischem Öl werden sieben bis acht Tonnen Melissenblätter benötigt.

Das ätherische Öl der Melisse scheint eines der stärksten antiviral wirkenden Mittel der Aromatherapie zu sein. Melissenöl vermischt man am besten mit einem Basisöl im Verhältnis 1:100, da es auch noch in hoher Verdünnung sehr wirksam ist.

EIGENSCHAFTEN Nervenberuhigend, antidepressiv, krampflösend, appetitanregend, herzstärkend, entzündungshemmend, blutdrucksenkend, wirkt stimulierend auf den ganzen Körper.

ANWENDUNGSBEREICHE Nervenschwäche, Angst und Depressionen, Verdauungsstörungen, Magenkrämpfe, Verkrampfung der Atemwege, Asthma, Migräne, Dermatitis, Ekzeme, Menstruationsbeschwerden.

NEBENWIRKUNGEN Bei normaler Dosierung keine bekannt; bei zu geringer Verdünnung kann Melisse die Haut reizen.

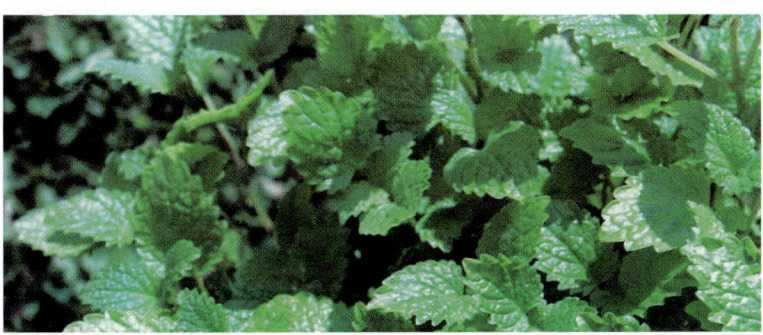

MUSKATELLERSALBEI
Salvia sclarea

Muskatellersalbei war eine der wichtigsten heiligen Pflanzen der Kelten. Seine eindeutig berauschende Wirkung wurde ausgenutzt, um Wein und andere Getränke zu aromatisieren und deren Wirkung wesentlich zu verstärken. Andererseits wurden Muskatellersalbei und Auszüge aus Blüten und Blättern benutzt, um sich in religiöse Trance zu versetzen. Vor allem die Priester der Kelten sollen sich mit Hilfe dieses Mittels in künstliche epileptische Anfälle gesteigert haben. Im Mittelalter wurden das Kraut und Auszüge daraus bei Augenleiden eingesetzt. Die Parfümindustrie verwendet Muskatellersalbeiöl als gutes Fixativ.

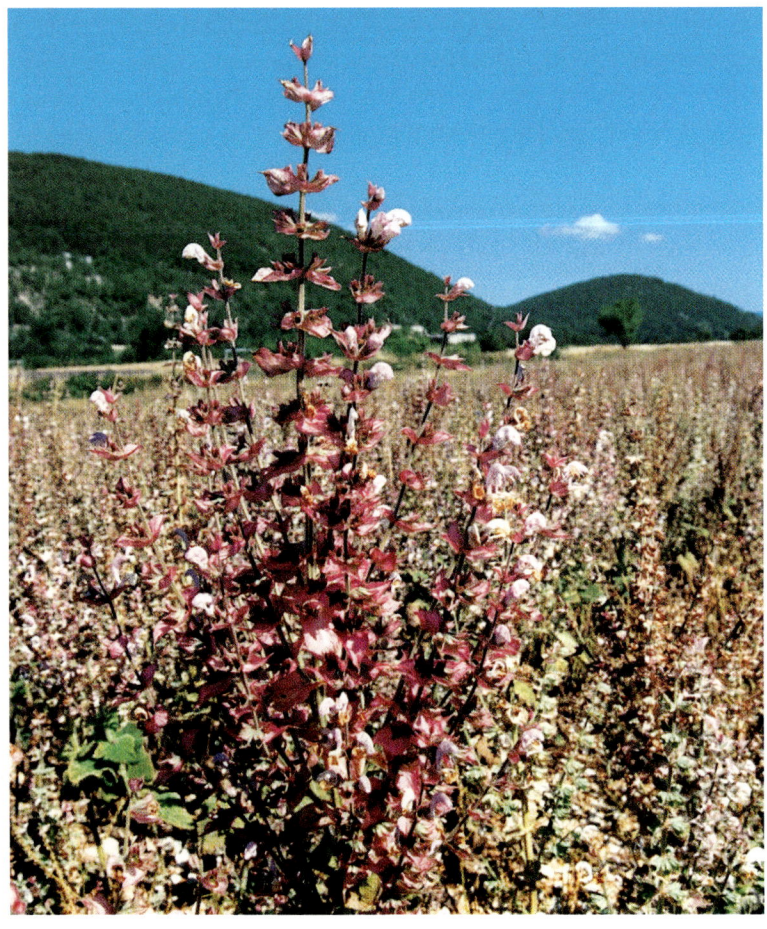

Aus den Blüten und Blättern von *salvia sclarea* wird durch Wasserdampfdestillation das ätherische Öl hergestellt, größtenteils in Südfrankreich, Italien, Bulgarien, Rußland und Nordamerika. Inzwischen wird Muskatellersalbei auch wieder in Deutschland und England angebaut und weiterverarbeitet.

Muskatellersalbeiöl mischt sich gut mit Zedernholz, Citrusölen, Weihrauch, Rosengeranie, Jasmin, Wacholder, Lavendel, Sandelholz und vor allem mit Rosenölen.

EIGENSCHAFTEN Krampflösend, antidepressiv, euphorisierend, entzündungshemmend, antiseptisch, aphrodisisch, adstringierend, desodorierend, verdauungsfördernd, blähungswidrig, menstruationsfördernd, blutdrucksenkend (in niedriger Konzentration, da innerlich angewendet), nervenberuhigend, magenwirksam, tonisierend, starke Wirkung auf die Gebärmutter.

ANWENDUNGSBEREICHE Koliken, Krämpfe, Depressionen, Erschöpfung, Menstruationsprobleme, Flatulenz, Frigidität, Bluthochdruck (hier aber Vorsicht mit der Konzentration!), Impotenz, Nierenleiden, Neurasthenie, Halsentzündung, Geschwüre, Keuchhusten, zur Hautpflege (gegen Falten), zur Meditation; ein wichtiges Öl auch bei Streß und Anspannung.

NEBENWIRKUNGEN Diesem Öl werden starke euphorisierende Wirkungen zugeschrieben, die in manchen Fällen jenen von Cannabis ähneln. Für alle Tätigkeiten, bei denen konzentrierte Aufmerksamkeit erforderlich ist, sollte man vor allem auf die innerliche Anwendung, aber auch auf die Inhalation von Muskatellersalbeiöl verzichten. Auf jeden Fall muß vor der gemeinsamen Einnahme von Rauschmitteln (z. B. Alkohol) und Muskatellersalbeiöl gewarnt werden. Während der Schwangerschaft sollte es nicht eingenommen werden.

Myrrhe
Commiphora molmol

Im alten Ägypten war das Verbrennen von Myrrhe ein Teil des Sonnenkultes. Auch bei der Einbalsamierung der Toten spielten Myrrhe und Myrrhenöl eine wichtige Rolle. Im alten Israel war Myrrhenöl ein Bestandteil des heiligen Salböles, und neben Weihrauch war Myrrhe das häufigste Räucherwerk.

Bei uns wird Myrrhenöl für Kosmetikprodukte, speziell solche für alternde und geschädigte Haut, eingesetzt, bei deren Anwendung Falten und Runzeln angeblich auf wunderbare Weise verschwinden sollen. In der Parfümerie spielt Myrrhenöl als Fixativ eine Rolle, in der Zahnmedizin ist es als desinfizierende und adstringierende Substanz bekannt. Zahnpasten, Mundwässern und Gurgellösungen wird Myrrhenöl beigemischt.

Man gewinnt das Myrrhenöl durch Wasserdampfdestillation aus den Harztränen. Produziert wird das Öl in Somalia, Äthiopien und Nordafrika. Myrrhe mischt sich gut mit Weihrauch, Sandelholz, Benzoe, Eichenmoos, Zypresse, Wacholder, Mandarine, Geranie, Patchouli, Thymian, allen Minzensorten, Lavendel, Pinie und Rose.

EIGENSCHAFTEN Antiseptisch, fungizid, entzündungshemmend, adstringierend, gegen Blähungen, menstruationsfördernd.

ANWENDUNGSBEREICHE Arthritis, Asthma, Heiserkeit, Juckreiz, Hämorrhoiden, Appetitlosigkeit, Stomatitis, Soor, Tuberkulose, Hauterkrankungen, Geschwüre (Mund, Haut), Wunden und Verletzungen.

NEBENWIRKUNGEN Myrrhenöl sollte nicht während der Schwangerschaft angewendet werden.

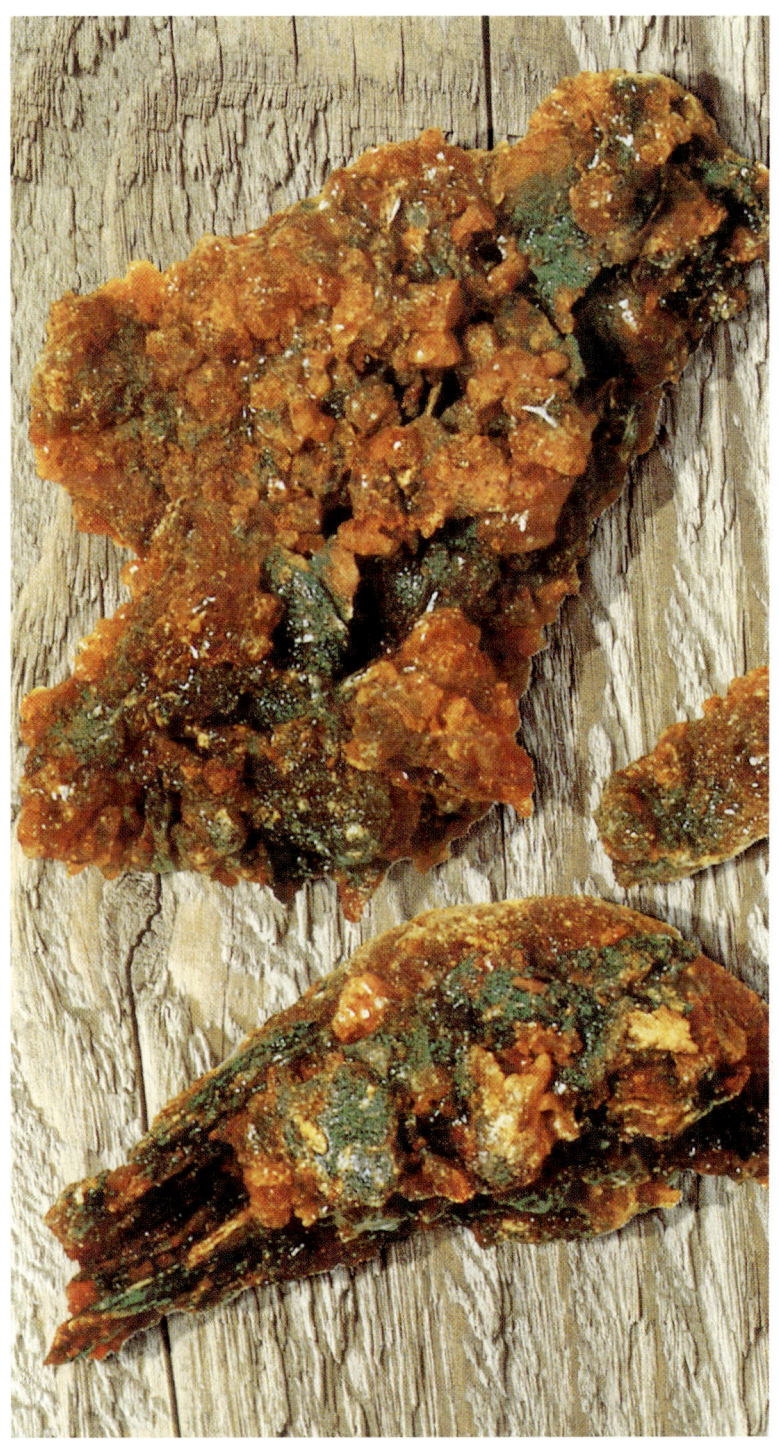

MYRTE
Myrtus communis

Die Myrte ist ein wildwachsender Strauch aus dem Mittelmeerraum. Myrtenzweige oder -kränze gelten von alters her als Symbol für Jungfräulichkeit und werden auch heute noch von jungen Bräuten getragen.

Myrtenöl wird durch Wasserdampfdestillation aus den Zweigspitzen gewonnen. Der frische, kräuterartige Duft erinnert an Salbei und Eukalyptus. Myrte mischt sich gut mit Citrusölen, Lavendel und Zypresse.

EIGENSCHAFTEN Speziell wirksam bei Bronchialproblemen; antibakteriell, antiviral, schleimlösend, antiseptisch bei Erkrankungen der Atem- und Harnwege, blutstillend, krampflösend, hemmt den Blutandrang in den Venen, den Lymphgefäßen und der Prostata; besonders Grüne Myrte ist hustenstillend und regt die Leber, die Schilddrüse und die Eierstöcke an.

ANWENDUNGSBEREICHE Erkrankungen der Atem- und Harnwege, spasmische Bronchitis, Darmentzündungen, Hämorrhoiden, Krampfadern. Gegen Akne wirkt vor allem Myrtenhydrolat.

NEBENWIRKUNGEN Bei normaler Dosierung keine bekannt.

GRÜNE MYRTE (CINEOLTYP)
EIGENSCHAFTEN Gegen Infektionen und Katarrh, schleimlösend, hustenstillend, regt die Leber, die Schilddrüse und die Eierstöcke an, mindert den Blutandrang in der Prostata, krampflösend.

ANWENDUNGSBEREICHE Bronchitis, Sinusitis, Angina, Unterfunktion der Schilddrüse, ausbleibende Monatsblutung, Schlaflosigkeit, zur Hautpflege (gegen Falten).

NEBENWIRKUNGEN Bei normaler Dosierung keine bekannt.

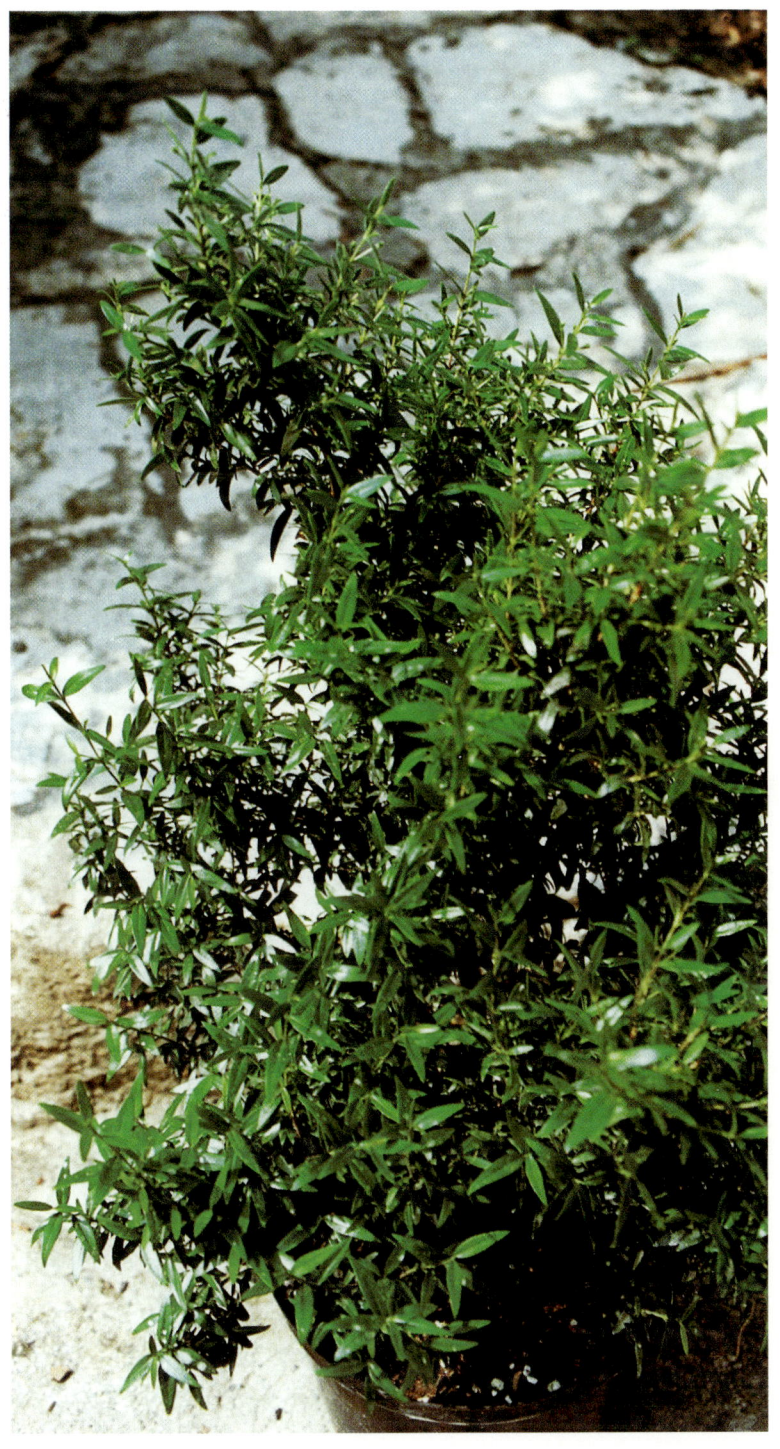

NELKE
Eugenia caryophyllata

Die Nelke gehört zu den bekanntesten Gewürzen. Einst war sie so kostbar, daß ihretwegen Kriege geführt wurden. Der Gewürznelkenbaum ist auf den Antillen, auf Madagaskar, La Réunion und in Indonesien heimisch. Etwa im 8. Jahrhundert setzten die Ärzte Mitteleuropas Gewürznelken erstmals zu Heilzwecken ein. Die getrockneten Nelken wurden auf Fäden gezogen und als Ketten getragen. Auch die bekannten Pestkugeln wurden unter anderem mit Nelken gefüllt.

Das ätherische Nelkenöl wird durch Wasserdampfdestillation – zum Teil auch durch Kaltpressung – der getrockneten Knospen gewonnen. Getrennt davon werden auch die Blätter des Nelkenbaumes destilliert.

EIGENSCHAFTEN Stark infektionshemmend, schmerzstillend, stark antiseptisch, aphrodisisch, magenwirksam, blähungstreibend, insektenvertreibend.

ANWENDUNGSBEREICHE Zahnschmerzen (Nelkenöl lindert augenblicklich den Schmerz und bekämpft die Infektion), geistige Schwächezustände, Impotenz, Infektionen durch Koli- und Proteusbakterien, Gärungsvorgänge im Magen, Heiserkeit, zur Stärkung des Gedächtnisses.

NEBENWIRKUNGEN Sensibilisierend und hautreizend. Bei äußerlicher Anwendung Allergietest auf der Innenseite des Unterarms machen. Generell stark verdünnen (höchstens 1 Tropfen auf 20 ml Basisöl).

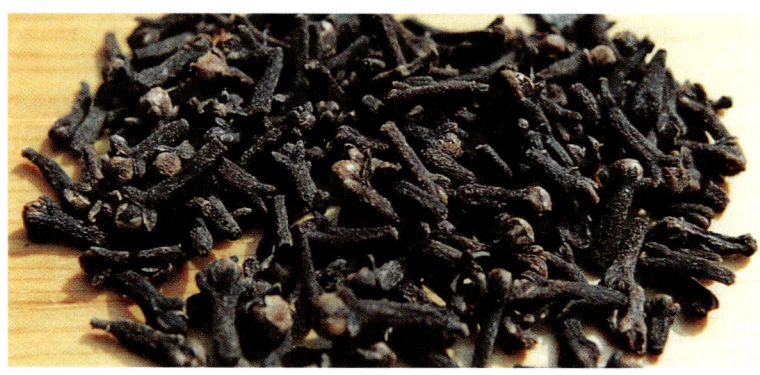

Neroli

Orangenblütenöl wird hergestellt durch Solventextraktion oder Wasserdampfdestillation der Blüten von *citrus vulgaris* und *citrus aurantium*. Herkunftsländer sind Frankreich, Spanien, Nordafrika, Italien und die Komoreninseln. Neroli ist eines der teuersten Öle und einer der Hauptbestandteile von Kölnisch Wasser. Seine beruhigende Wirkung hilft beim Einschlafen.

Der Duft des Neroliöls kann durchaus süchtig machen. Von Napoleon wird berichtet, daß er vor allem auf Feldzügen nur fröhlich aufstehen konnte, wenn er einige Tropfen Neroliöl über seinem Kopf versprühte. Wissenschaftlich ist inzwischen nachgewiesen, daß Neroliöl zu den Ölen mit der stärksten sedativ-antidepressiven Wirkung gehört. Es hat auch merklichen Einfluß auf das Herz; es setzt die Amplitude der Herzmuskelkontraktionen herab und ist daher von Nutzen bei Herzklopfen und anderen krampfartigen Herzbeschwerden.

Neroli mischt sich gut mit den meisten Ölen, insbesondere mit Benzoe, Muskatellersalbei, Rosengeranie, Lavendel, Bergamotte, Zitrone und Rosmarin, aber auch mit Sandelholz, Jasmin, Rose, Ylang-Ylang, Zedernholz und Melisse.

Als wichtiges Nebenprodukt fällt bei der Destillation das Orangenblütenwasser an. Dieses Hydrolat wird zur Hautpflege und zur Herstellung von Backwaren, Marzipan usw. benutzt.

EIGENSCHAFTEN Antidepressiv, aphrodisisch, antiseptisch, krampflösend, herzwirksam, desodorierend, verdauungsfördernd, sedativ, tonisierend, emotional stärkend (Stärkung des Selbstvertrauens).

ANWENDUNGSBEREICHE Nervöse Anspannung, Niedergeschlagenheit, Angstzustände, Depressionen, Schlaflosigkeit, Herzklopfen, Schock (auch emotional), chronischer und streßbedingter Durchfall, Hautpflege (wirkt regenerierend, besonders bei trockener Haut, bei geplatzten Äderchen und Reizungen).

NEBENWIRKUNGEN Da Neroliöl etwas den Blick auf die Realität verwischt, sollte es nicht angewendet werden, wenn hohe Konzentration und Wachsamkeit gefordert sind.

Niaouli
Melaleuca viridiflora

Das ätherische Niaouliöl kommt heute vorwiegend aus Madagaskar. Es wird aus den Blättern und Zweigen des oft bis zu 15 Meter hohen Niaoulibaumes durch Wasserdampfdestillation gewonnen. Der Duft erinnert ein wenig an Eukalyptus mit balsamischem Unterton.

EIGENSCHAFTEN Immunstimulierend, antiseptisch, antibakteriell, antiviral, schleimlösend, fiebersenkend, schmerzstillend, hautschützend und hautregenerierend, hormonell ausgleichend, venenstärkend.

ANWENDUNGSBEREICHE Atemwegserkrankungen, geschwächtes Immunsystem, schwaches Bindegewebe, Fieber und Erkältungskrankheiten, Konzentrationsschwierigkeiten.

NEBENWIRKUNGEN Bei normaler Dosierung keine bekannt.

ORANGE
Citrus sinensis

Das ätherische Orangenöl wird durch Kaltpressung aus den Schalen gewonnen. Es ist wegen seines feinen, warmen Geruchs eines der beliebtesten Öle zur Wohnraumbeduftung. In der Kosmetik mischt man Orangenöl in Cremes oder Trägeröle. Diese Produkte beruhigen gereizte und unreine Haut und regen gleichzeitig deren Regeneration und Durchblutung an.

Für die Küche ist Orangenöl eine Bereicherung. Nicht nur Süßspeisen und Kuchen, sondern auch so mancher Salat oder sogar Fleischgerichte erhalten durch ein paar Tropfen Orangenöl den ganz besonderen Geschmack.

EIGENSCHAFTEN Beruhigend, schmerzstillend, krampflösend, verdauungsfördernd, abführend, entschlackend, harntreibend, anregend für Herz und Kreislauf, antiseptisch.

ANWENDUNGSBEREICHE Angstzustände, Nervenschwäche, Schlaflosigkeit, Verdauungs- und Kreislaufbeschwerden, Fieber, Falten, Dermatitis, Fettleibigkeit, zur Desinfektion der Luft.

NEBENWIRKUNGEN Alle Citrusöle erhöhen die Lichtempfindlichkeit, also nicht vor dem Sonnenbad verwenden.

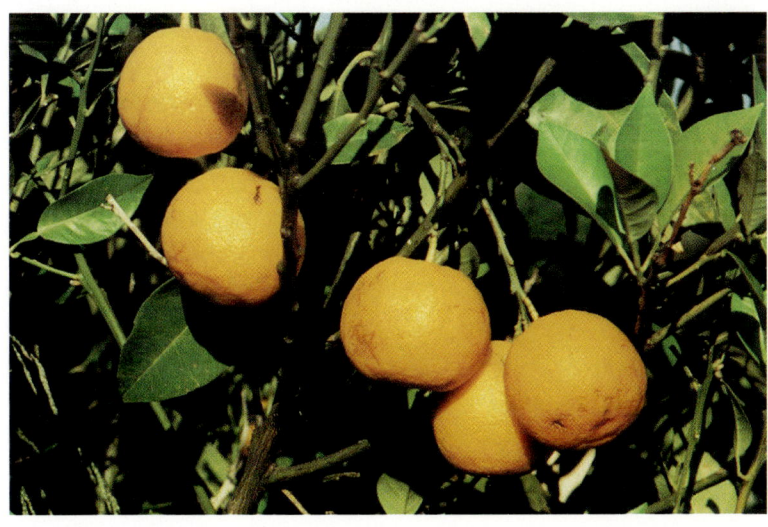

Oregano
Origanum vulgaris

Oregano, auch Wilder Majoran genannt, ist in ganz Europa beheimatet. Das ätherische Öl wird durch Wasserdampfdestillation gewonnen.

Verschiedene Arten von Oregano galten schon in der Antike als wichtige Heil- und Gewürzpflanzen. Hippokrates pries die wohltätige Wirkung bei Erkrankungen der Atmungsorgane, bei Geschwüren, Verbrennungen und Verdauungsstörungen.

EIGENSCHAFTEN Stark antibakteriell, antiviral, antiseptisch, entgiftend, krampflösend, beruhigend, schleimlösend, entzündungshemmend, kreislaufanregend, stimuliert das Immunsystem.

ANWENDUNGSBEREICHE Abszesse, Furunkel, Infektionskrankheiten (vor allem der Atemwege), Magenverstimmung, Durchfall, Nierenentzündung, Nervenentzündung, niedriger Blutdruck, Hautparasiten, zur Desinfektion.

NEBENWIRKUNGEN Reizt bei innerlicher Anwendung in hoher Dosierung die Leber. Bei äußerlicher Anwendung leicht ätzend für die Haut, darum nie unverdünnt verwenden.

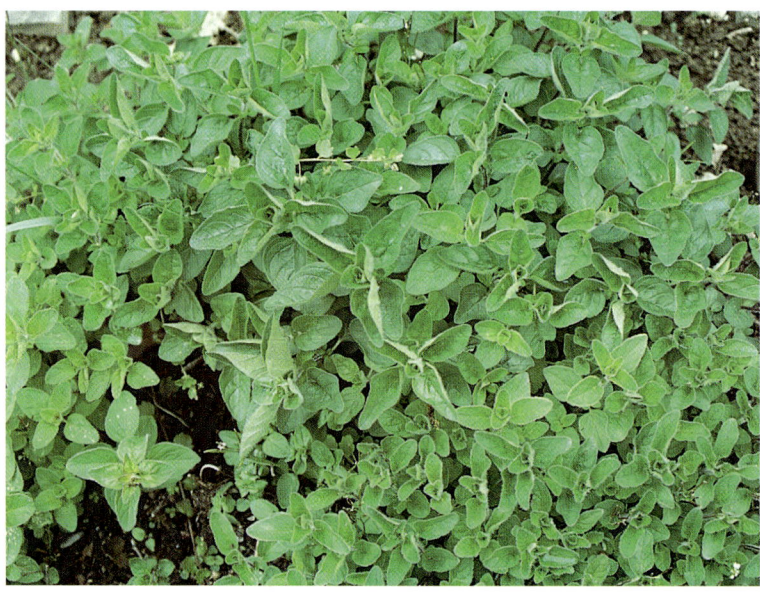

Patchouli
Pogostemon patchouli

Patchouliöl wird durch Wasserdampfdestillation aus den Blättern der buschigen Pflanze gewonnen; zuvor werden die Blätter getrocknet und fermentiert. Das ätherische Öl ist dickflüssig, braun bis grünlichbraun, sein Geruch ist scharf, süß, moschusartig, langanhaltend. Patchouliöl ist eines der wenigen Öle, die mit zunehmendem Alter an Duft und Tiefe gewinnen, ähnlich wie Rose und vor allem Sandelholz. Die Parfümeure bezeichnen Patchouliöl als einen der besten Fixateure.

Herkunftsländer sind Indien, China, Indonesien, Java, Sumatra, Malaysia, Madagaskar und Brasilien. In Asien wird Patchouliöl sehr häufig als Zusatz in Seifen und Waschmitteln eingesetzt, auch als Antimottenmittel.

Patchouli mischt sich gut mit Bergamotte, Rosengeranie, Lavendel, Myrrhe, Neroli, Fichte, Rose, Sandelholz und Ylang-Ylang.

EIGENSCHAFTEN Antiseptisch, antidepressiv, aphrodisierend, adstringierend, fördert Wundheilung und Vernarbung, desodorierend, sedativ, tonisierend, gegen Frauenleiden, mindert den Blutandrang, gut für die Venen, insektenvertreibend.

ANWENDUNGSBEREICHE Blasen-, Scheiden- und Harnleiterentzündung, Pilzinfektionen, Hämorrhoiden, Krampfadern, Ekzeme, Akne, rissige Haut, Falten, Angst und Depressionen, mangelnder sexueller Antrieb.

NEBENWIRKUNGEN In niedriger Dosierung einschläfernd, in hohen Dosen stimulierend; kann zu Appetit- und Schlaflosigkeit führen.

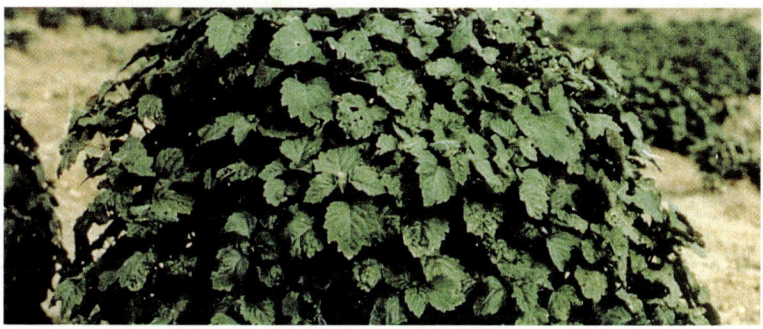

PFEFFER SCHWARZ
Piper nigrum

Seit frühester Zeit schätzt man den Pfeffer nicht nur in der Küche, sondern auch als Heilmittel. Im Römischen Reich soll Pfeffer so begehrt und teuer gewesen sein, daß man damit seine Steuern bezahlen konnte. Im Mittelalter galt der Gewürzhandel zwischen Indien und Europa als einträgliches Geschäft, auch für die zu passierenden Länder. Die Türken sollen den Karawanen hohe Zölle abgenommen haben.

Heute kommt der Pfeffer aus tropischen Ländern wie Sri Lanka, Indien, Indonesien und Madagaskar. Das ätherische Öl wird durch Wasserdampfdestillation der grünen, unreifen Früchte gewonnen. Das Öl riecht holzig-frisch, aber nicht – wie man erwarten würde – scharf, denn es enthält nicht das scharf schmeckende Piperin der Pfefferkörner. Die schwarzen Pfefferkörner sind die an der Sonne getrockneten roten Beeren, die man pflückt, bevor sie reif sind. Die weißen Pfefferkörner stammen von der gleichen Pflanze, doch läßt man die Beeren ausreifen und entfernt vor dem Trocknen die äußere Fruchthülle.

EIGENSCHAFTEN Wirkt anregend auf Verdauungstrakt und Atemwege, hustenstillend, schleimlösend, gegen Erschöpfung, blähungswidrig, fiebersenkend, schmerzstillend, antiseptisch, aphrodisisch.

ANWENDUNGSBEREICHE Verdauungsbeschwerden, ungenügende Leistung der Leber, Blasenentzündung, Arteriosklerose, Sehnenscheidenentzündung, rheumatische Schmerzen, sexuelle Unlust.

NEBENWIRKUNGEN Bei normaler Dosierung keine bekannt.

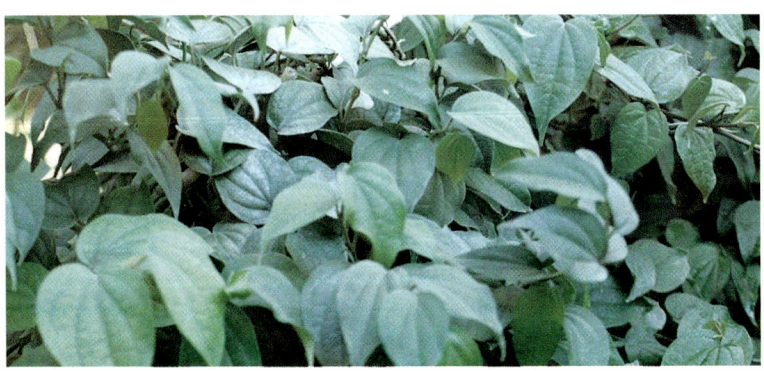

PFEFFERMINZE
Mentha piperita

Ätherisches Pfefferminzöl wird durch Wasserdampfdestillation aus den Blättern und Blüten der Pfefferminze gewonnen. Die Bezeichnung Pfefferminze ist allerdings ungenau. Es handelt sich vielmehr um eine Gruppe von Minzensorten mit dem allgemeinen Namen *mentha piperita*. Die Minzen besitzen eine sehr starke Fähigkeit, sich zu kreuzen, daher die vielfältigen Formen und Untervarietäten. *Mentha arvenis* ist die Feld- oder Ackerminze, *mentha arvensis var. piper.* entspricht der japanischen Pfefferminze, *mentha crispa* ist die Krausminze. Eine besondere Form, die in England gezogen wird und stark ausgeprägten Pfefferminzgeschmack mit süßem Untergrund hat, ist *mentha piperita dulcimitcham*. Weitere Sorten sind Katzenminze, Bergminze, Wasserminze sowie Poleiminze, englisch *Pennyroyal*, deren Öl vor allem bei Frauenleiden eingesetzt wird.

Die Pfefferminze ist uns allen als Tee bekannt und wird in der Nahrungsmittelindustrie in großem Umfang eingesetzt. Sie ist aber nicht nur ein traditionelles Würzkraut, sondern auch ein sehr altes Heilkraut. Berichte über den Einsatz dieser Pflanze und des dazugehörigen Öls sind in vielen alten Kulturen zu finden, etwa in Ägypten, in China und bei den nordamerikanischen Indianern. Für die Anwendung in der Aromatherapie eignen sich am besten Öle aus Frankreich, England und Italien, die eigens zu diesem Zweck produziert und nicht nachträglich verändert werden.

Pfefferminzöl gehört zu den wichtigsten therapeutisch genutzten Essenzen. Wunden heilen schneller mit Hilfe von Pfefferminzöl, und die Narbenbildung unterbleibt meist. Besonders bewährt hat sich die innerliche Anwendung, vorab bei Magen- und Darm- sowie bei Leber- und Gallenbeschwerden. Interessant ist die Diskrepanz zwischen der stark kühlenden Eigenschaft des Pfefferminzöls und seiner dennoch vorhandenen Fähigkeit, die Durchblutung zu steigern.

EIGENSCHAFTEN Allgemein stärkend und anregend (Gehirn, Nerven, Herz, Nieren, Leber, Magen, Darm), krampflösend, keimtötend bei Infektionen durch Bakterien, Viren, Pilzerreger und Würmer, entzündungshemmend, verdauungsfördernd, durchblutungsfördernd, blutreinigend und entschlackend, stoppt die Milchproduktion, wirkt regulierend auf die Eierstöcke und ist menstruationsfördernd.

ANWENDUNGSBEREICHE Asthma, Bronchitis, Erkältungen, Husten, Grippe, Dermatitis, Diarrhö, Ohnmacht, Fieber, Gallensteine, Mundgeruch, Kopfschmerzen (auch Migräne), geistige Erschöpfung, Übelkeit, nervöse Störungen, Herzklopfen, Lähmungen, Schock, Sinusitis, Zahnweh, Tuberkolose, Schwindel, Erbrechen, Kolik, Reisekrankheit, Verbrennungen, Wundheilung.

NEBENWIRKUNGEN Die Anwendung bei Babys, Kleinkindern bis drei Jahren und schwangeren Frauen ist zu meiden.

98

WARNUNG Niemals unverdünntes ätherisches Minzöl für großflächige Einreibungen verwenden, sonst wird man zum «Eisberg»; nur punktuell Stirn, Schläfen oder den ganzen Kopf massieren (siehe Seiten 165, 175 f.). Keine Minze am Abend (sie macht munter und erfrischt), außer 1 Tropfen auf das Kopfkissen für eine freie Nase.

ZITRONEN- ODER BERGAMOTTE-MINZE
Mentha citrata

EIGENSCHAFTEN Krampflösend, ausgleichend für das vegetative Nervensystem, entzündungshemmend, anregend für Leber, Bauchspeicheldrüse und Eierstöcke, sexuell stimulierend, gegen Parasiten.

ANWENDUNGSBEREICHE Nervöse Erschöpfung, Verdauungsstörungen nervösen Ursprungs, entzündlicher Blasenkatarrh, Impotenz.

NEBENWIRKUNGEN Bei normaler Dosierung keine bekannt.

ACKERMINZE
Mentha arvensis

EIGENSCHAFTEN In schwacher Dosierung stärkend für die Verdauung und das Herz; in starker Dosierung zunächst anregend, dann betäubend; schmerzstillend, fördert die Gallenproduktion und die Entleerung der Gallenblase, gegen Durchblutungsstörungen im Kopf, gegen Bakterien (Staphylokokken, Meningokokken) und Parasiten.

ANWENDUNGSBEREICHE Nervöse Verdauungsstörungen, Magenverstimmung, Magengeschwüre, Leber- und Nierenkoliken, Verstopfung, Migräne aufgrund von Verdauungs- und Kreislaufstörungen, Neuralgien, Ischias, Nebenhöhlenentzündung.

NEBENWIRKUNGEN Keine Anwendung (innerlich wie äußerlich und durch Inhalation) bei Kindern unter drei Jahren.

POLEIMINZE
Mentha pulegium

Poleiminze ist in weiten Teilen Europas heimisch. Sie ist eine ausdauernde Pflanze, die gern an feuchten Stellen in der Nähe von Sumpf- und Moorflächen sowie von Gewässern zu finden ist. Sie ist kleinblättriger als die anderen Minzen und kriecht am Boden. In England wurde sie vor der Entwicklung des Grasrasens unter anderem als Duftrasen angebaut, oft abwechselnd mit kriechendem Thymian und Römischer Kamille. Wie der englische Name *Pennyroyal* zeigt, stehen Pflanze und Öl in England in hohem Ansehen. Kulturhistorisch interessant ist auch, daß früher die englische Marine die Poleiminze zur Trinkwasserdesinfektion eingesetzt hat. Insofern mag die Pflanze zu der englischen Vorherrschaft auf den Weltmeeren beigetragen haben.

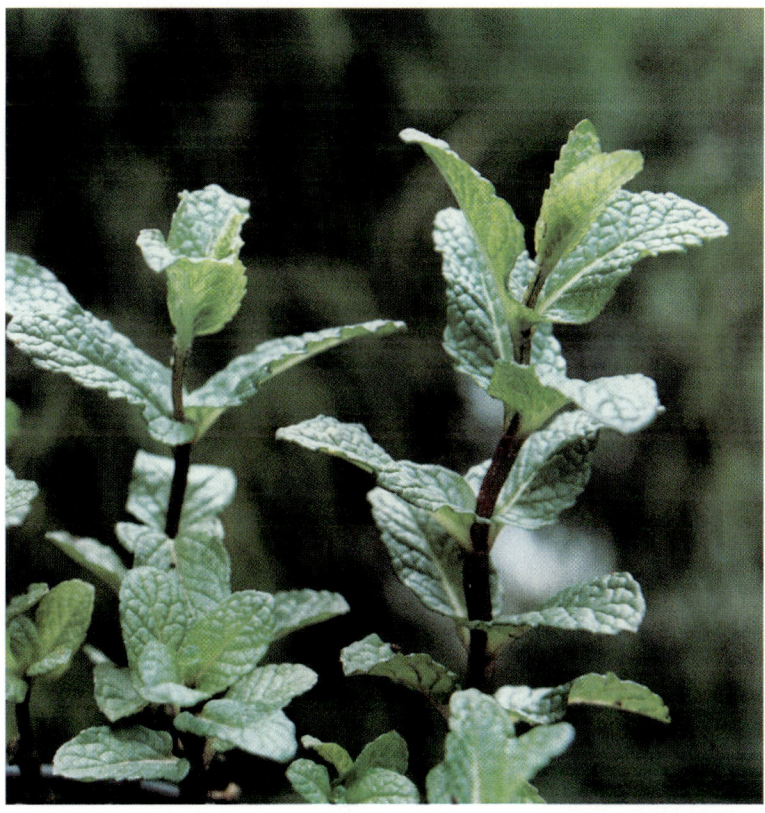

Die Poleiminze trägt auch noch den interessanten Namen Hexenminze. In der Tat ist sie mit den ins Christentum hinübergeretteten Heilkundigen der alten Naturreligion, die wir Hexen oder Zauberer nennen, aufs engste verbunden. Wegen der stark abortiven Wirkung einiger Inhaltsstoffe setzten diese europäischen Schamanen Poleiminze zur Geburtenregelung ein. In unseren Gegenden hat die Kirche nicht nur die Hexen, sondern auch die Poleiminze mit Stumpf und Stiel ausgerottet. In England und Amerika dagegen haben sich sowohl die Pflanze wie auch das Wissen um ihre heilkräftige Wirkung erhalten. In geringen Konzentrationen hat die Poleiminze eine krampflösende Wirkung auf die Gebärmutter, die als sehr heilsam bezeichnet wird.

Poleiminze mischt sich gut mit Thymian, Rosmarin, Lavendel, Orangen-, Zitronen- und Mandarinenöl sowie Rosendestillat.

EIGENSCHAFTEN Abortiv, antiseptisch, krampflösend, blähungswidrig, choleretisch, leberwirksam, milzwirksam, magenwirksam, verdauungsfördernd, menstruationsfördernd, wehenfördernd, uteruswirksam, nervenwirksam, anregend, schweißtreibend, schleimlösend, fiebersenkend.

ANWENDUNGSBEREICHE Insektenbisse (angeblich auch Schlangenbisse), Asthma, Bronchitis, Quetschungen, Prellungen, Schnupfen und Erkältung, Husten, Ohnmacht, Fieber, Gallensteine, Gicht, Kopfschmerzen, Migräne, Hysterie, Hautjuckreiz, Gelbsucht, Geschwüre und Entzündungen im Mund, Ödeme, Krämpfe, Zahnweh, Erbrechen, Keuchhusten, schmerzhafte Menstruation. Zudem ist Poleiminze eine große Hilfe bei allen Verdauungsbeschwerden.

WARNUNG Während der Schwangerschaft sollte Poleiminzenöl nicht innerlich angewendet werden. Wegen des Pulegongehalts sollte bei der äußerlichen Anwendung ein Allergietest auf dem Innenarm vorgenommen werden. Das Öl nicht unverdünnt auf die Haut auftragen. Für Kinder ist Poleiminze ungeeignet.

Pomeranze (Bitterorange)

Citrus aurantium

EIGENSCHAFTEN Beruhigend, krampflösend, wirkt ausgleichend auf das vegetative Nervensystem und anregend auf die Verdauung.

ANWENDUNGSBEREICHE Angstzustände, Nervosität, Schwindel, Kreislaufschwäche, Venenstauung, Verdauungsbeschwerden, Blähungen.

NEBENWIRKUNGEN Bei äußerlicher Anwendung erhöhte Lichtempfindlichkeit.

Petitgrain

Petitgrainöl wird durch die Destillation der Blätter und Zweige von Citrusbäumen (Bitterorange, Zitrone, Orange, Mandarine und Bergamotte) gewonnen. Sein Geruch ist frisch, belebend, mit einem leicht bitteren Unterton.

Petitgrain wird vor allem bei der Herstellung von pharmazeutischen Präparaten und Parfüms verwendet. In der Aromatherapie setzt man es bei Verdauungsstörungen und zur Beruhigung des Nervensystems ein. Es wirkt tonisierend, geistig anregend und gedächtnisstärkend.

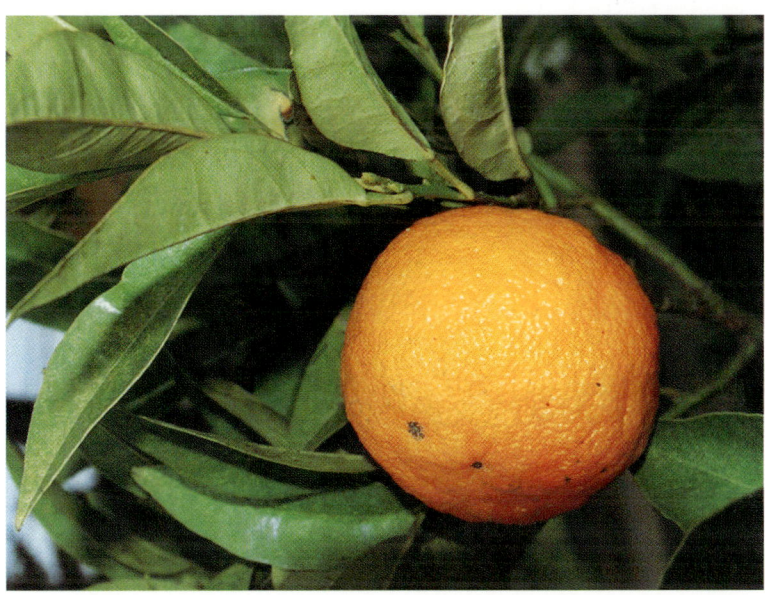

Ravensara

Ravensara aromatica – Lauraceae

Ravensara gehört zur Gruppe der Lorbeergewächse und kommt aus Madagaskar. Das ätherische Öl wird aus den Zweigen und Blättern destilliert. Ravensaraöl ist erst seit kurzer Zeit bekannt, man sagt ihm jedoch große Wirksamkeit bei Viruserkrankungen, akuter Grippe und Schlaflosigkeit nach.

EIGENSCHAFTEN Gegen Infektionen, Bakterien und Viren; regt die Immunabwehr an, stärkend und anregend, aber gleichzeitig beruhigend.

ANWENDUNGSBEREICHE Grippe, Nebenhöhlenentzündung, Bronchitis, Gürtelrose, Windpocken, Herpes, Reizbarkeit, Schlaflosigkeit.

NEBENWIRKUNGEN Bei normaler Dosierung keine bekannt.

ROSE

Rosa damascena/Rosa centifolia

Die Rose ist seit über fünftausend Jahren als Heilmittel bekannt. Sie hat religiöse Bedeutung, ist Symbol für Verschwiegenheit und als Königin der Blumen Symbol der Liebe. Rosenöl ist wie Lavendel ein Allheilmittel. Die Inhaltsstoffe der ätherischen Rosenöle hängen vor allem von der Art der Gewinnung ab (Destillation oder Extraktion). Die Rosensorte spielt dabei eine untergeordnete Rolle, jedoch ist der Standort chemotypenbestimmend. Die meisten der durch Wasserdampfdestillation von der Damaszenerrose gewonnenen ätherischen Öle kommen aus Bulgarien, der Türkei, Persien, Syrien und der früheren UdSSR. Eine andere Herstellungsart ist die Solventextraktion, die vor allem im französischsprachigen Raum mit Blütenblättern der *rosa centifolia* angewandt wird. Herkunftsländer sind Frankreich, Marokko, Algerien und Tunesien.

Sowohl Rosendestillat (auch Rose otto genannt) wie Rosenextrakt gehören zu den komplexesten ätherischen Ölen – mit mehr als 400 Bestandteilen, die bis heute noch nicht vollständig indentifiziert sind. Alle diese Bestandteile entwickeln sich unter dem Einfluß von Sonnenlicht, Wärme, einer Anzahl von Enzymen und anderen Vorgängen. Dieser Entwicklungprozeß wird zwar durch die Destillation oder Extraktion unterbrochen, das gewonnene Öl arbeitet aber weiter, es reift. Rosenöle gehören unter der Vielzahl ätherischer Öle zu den wenigen, deren Duft im Laufe der Zeit an Tiefe und Schwere gewinnt (richtige Lagerung vorausgesetzt). Diese Eigenschaft besitzt auch das indische Sandelholzöl.

Rosenöl wird fast nie als Einzelsubstanz eingesetzt, sondern immer in Kombination mit mindestens einem, meist aber mehreren anderen ätherischen Ölen. Es mischt sich praktisch mit jedem Öl, besonders gut mit Bergamotte, Muskatellersalbei, Geranie, Jasmin, Patchouli, Sandelholz, aber auch mit Thymian und Tea-Tree.

Als wichtiges Nebenprodukt entsteht bei der Wasserdampfdestillation das überaus beliebte Rosenwasser, in dem alle wasserlöslichen Bestandteile der Rosenblüte vorhanden sind. Rosenwasser findet sowohl in der Medizin als auch in der Kosmetik und in der Lebensmittelindustrie Verwendung. In der orientalischen Küche wird Rosenwasser in großem Umfang eingesetzt; außerdem werden Fruchtsäfte, Konfitüren und Süßigkeiten mit geringen Zusätzen von Rosenöl in

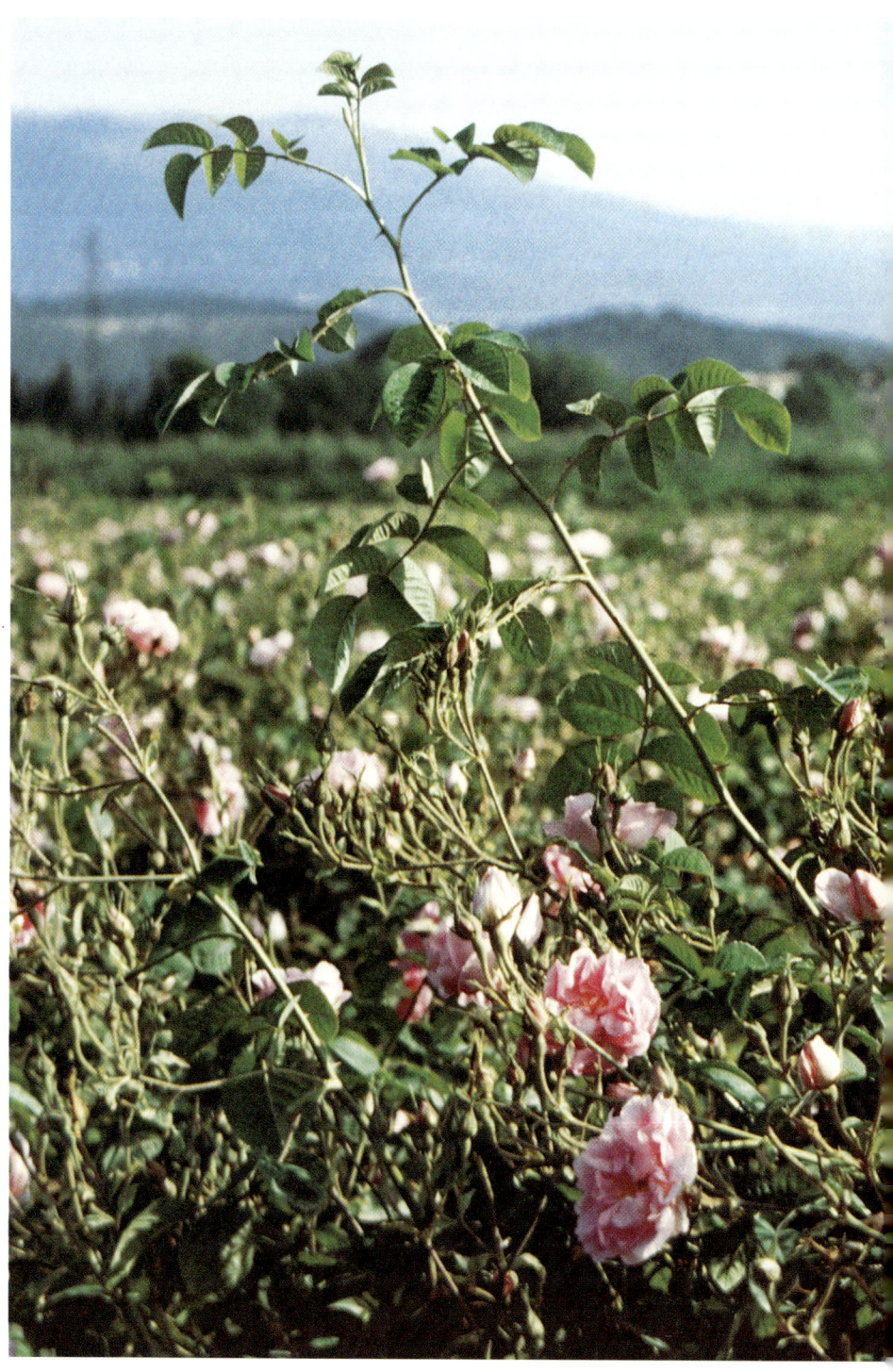

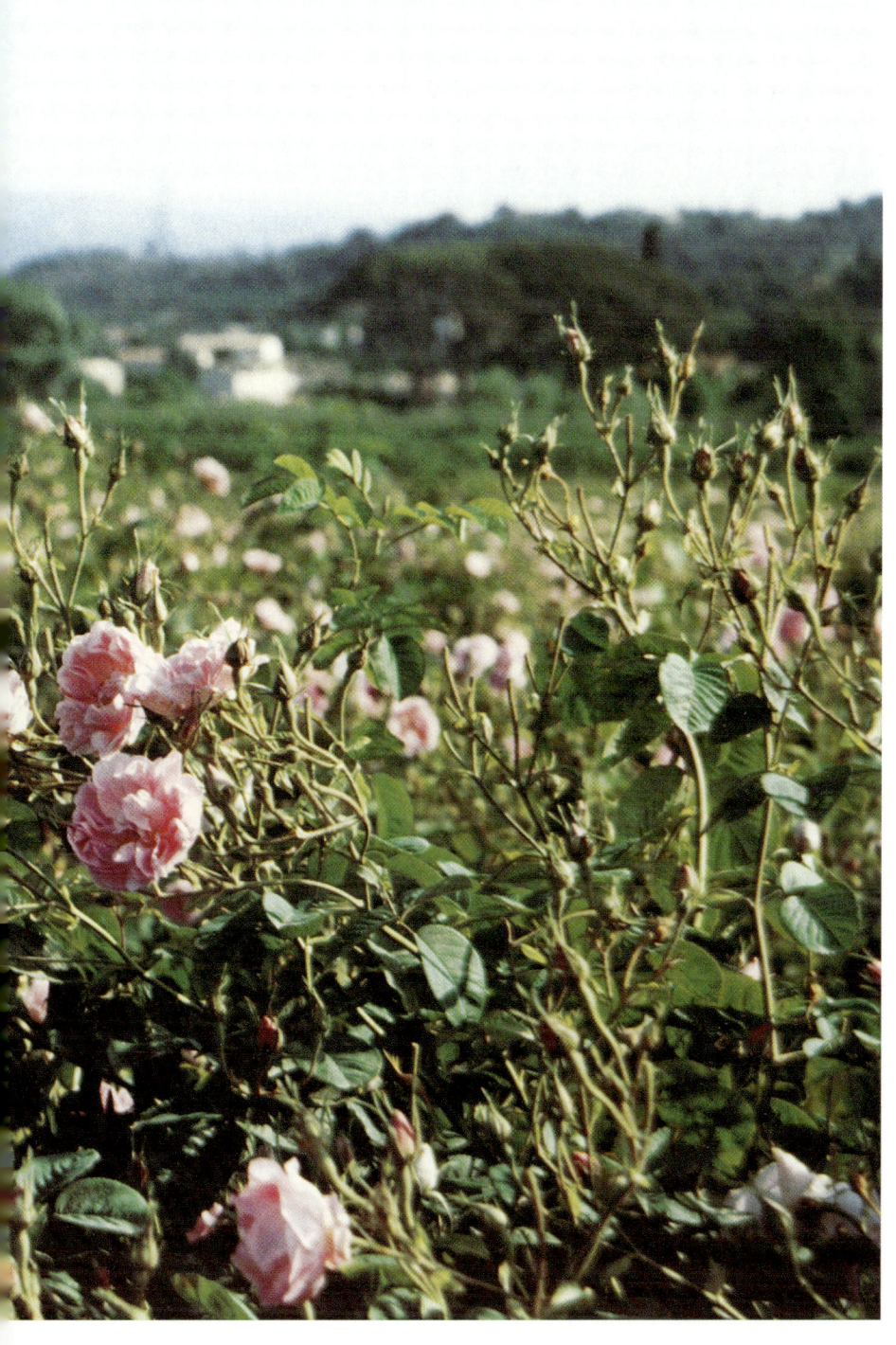

Geschmack und Aroma wesentlich verbessert. Die direkte Wirkung als Aphrodisiakum wird bezweifelt, anerkannt ist aber, daß Rosenduft eine entspannende, ausgleichende Atmosphäre schaffen kann, aus der heraus Erotik und Sexualität jederzeit vorstellbar sind.

EIGENSCHAFTEN Antidepressiv, antiphlogistisch, antiseptisch, desodorierend, krampflösend, euphorisierend, aphrodisisch, adstringierend, choleretisch, abführend, menstruationsfördernd, blutstillend, leber- und milzwirksam, magenwirksam, tonisierend für Herz, Magen und Uterus, gegen Viren und Bakterien, beruhigend, zellregenerierend, nervenstärkend.

ANWENDUNGSBEREICHE Nervöser Streß, Herzklopfen, Melancholie, Angstzustände, psychische Labilität, Schlaflosigkeit, Appetitlosigkeit, Asthma, Mandelentzündung, Schlangenbisse, Verbrennungen, Gebärmutterkrankheiten, vaginale Pilzentzündung, Ausfluß, Menstruationsstörungen (u. a. Menorrhagie), Sterilität, Frigidität, Impotenz, Durchfall, Gallenblasenentzündung, Bindehautentzündung, Augenentzündung, Herpes, Gürtelrose, Verstopfung, Leberprobleme, Übelkeit, Erbrechen, Kopfschmerzen (auch Migräne), Schlaflosigkeit, Durchblutungsstörungen, Ekzeme, Hautschäden, Hautpflege (speziell gegen Falten), Haarpflege.

NEBENWIRKUNGEN Wenn das Rosenabsolue mit chemischen Mitteln extrahiert wurde (Deklaration auf der Etikette beachten), ist die innerliche Anwendung zu meiden. Sonst sind keine Nebenwirkungen bekannt.

ROSMARIN
Rosmarinus officinalis

Wer sich in den warmen Mittagsstunden die Landschaft eines Mittelmeerlandes erwandert, wird immer wieder den Geruch von Rosmarin in der Nase haben, denn hier ist er Bestandteil der Vegetation. Die alten Römer nannten die Pflanze *ros maris* – «Tau des Meeres» –, wegen der Feuchtigkeit, die sich während der Nacht auf der Pflanze niederschlägt. Nur Lorbeer, Myrte, Rosmarin und Thymian waren würdig, die Häupter römischer Helden zu zieren. Das Rosmarinkraut wurde von einigen Mittelmeervölkern als heilig betrachtet und wurde deshalb bei religiösen Zeremonien unter anderem als Räucherwerk eingesetzt. In Spanien und Italien wurde blühender Rosmarin als Schutz vor bösen Geistern verwendet. Davon ausgehend hat man im Mittelalter in französischen Spitälern Rosmarin zusammen mit Wacholder verbrannt, um die Infektionsgefahr zu senken.

Das Öl des Rosmarins ist kräftigend und stärkend. Die Durchblutung wird ganz wesentlich gefördert. Die stärkende Wirkung betrifft aber auch die Psyche und den mentalen Bereich. Im Mittelalter war Rosmarinöl Bestandteil vieler Elexiere. Noch heute wird ihm nachge-

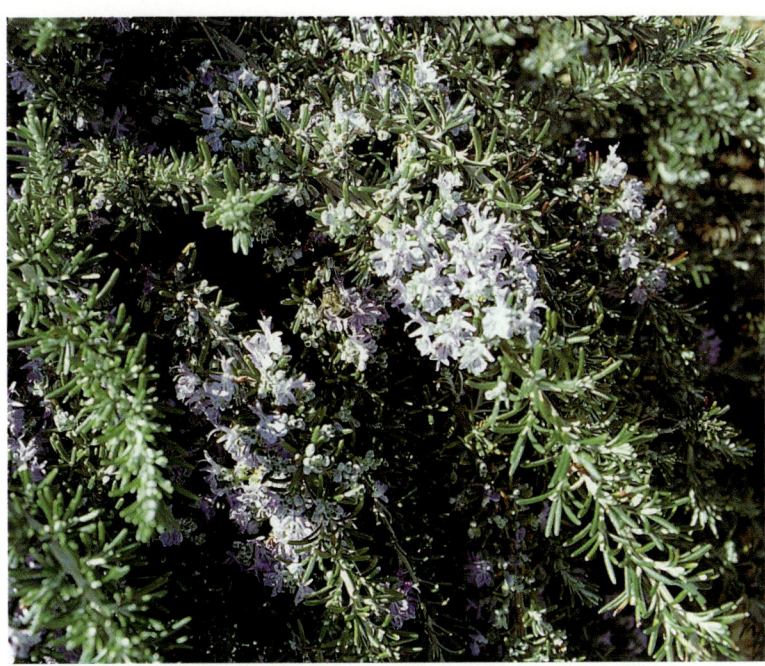

sagt, es regeneriere nach langer, intensiver geistiger Tätigkeit das Nervensystem.

Zur Herstellung von Rosmarinöl durch Wasserdampfdestillation werden die Blätter und die Blüten verwendet. Herkunftsländer sind Marokko, Tunesien, Spanien, Südfrankreich, Korsika, Norditalien und das ehemalige Jugoslawien.

Rosmarin mischt sich gut mit Basilikum, Zedernholz, Citrusölen, Weihrauch, Lavendel, Pfefferminz und Rose.

ROSMARIN DES CINEOL-CHEMOTYPS

EIGENSCHAFTEN Allgemeines Stimulans, besonders für die Atemwege, den Kreislauf, die Leber und das Verdauungssystem, antiseptisch, antibakteriell, fungizid, schleimlösend, hustenstillend, die Vernarbung fördernd, menstruationsfördernd, blutdrucksteigernd.

ANWENDUNGSBEREICHE Altersbeschwerden, Otitis, Sinusitis, Bronchitis, Erkältung, Lungenentzündung, Leberprobleme, rheumatische Neuralgien, Nervenschwäche, Verdauungsbeschwerden, Blasenentzündung, Erschöpfungszustände, Hautpflege (gegen Falten), Haarpflege.

NEBENWIRKUNGEN Vorsicht während der Schwangerschaft, ebenso bei hohem Blutdruck. Epileptiker müssen Rosmarin meiden.

ROSMARIN DES KAMPFER-CHEMOTYPS
Spanischer Kampfer

EIGENSCHAFTEN Allgemeines Tonikum für Gehirn, Nerven, Muskeln, Galle, Leber, Herz und Atemwege, anregend für die Gallenproduktion, harntreibend, mindert den Blutandrang in den Venen, menstruationsfördernd.

ANWENDUNGSBEREICHE Physische, geistige und muskuläre Erschöpfung, Muskelanspannung und -verkrampfung, Arthritis, Ischias, Muskelrheumatismus, Neuralgien, Herzschwäche, Venenstauung, Krampfadern, niedriger Blutdruck, Verdauungsbeschwerden, Übelkeit, chronische Gallenblasenentzündung, Leberzirrhose, ausbleibende Monatsblutung, Kälteempfindlichkeit.

NEBENWIRKUNGEN Vorsicht während der Schwangerschaft und bei hohem Blutdruck. Für Epileptiker nicht geeignet.

SALBEI
Salvia officinalis

Bei den Römern stand der Salbei in hohem Ansehen; sie nannten ihn *herba sacra*, heiliges Kraut. Das ätherische Öl wird durch Wasserdampfdestillation des blühenden Krauts gewonnen. Hauptlieferanten sind Dalmatien, Bulgarien, Frankreich und Spanien. Alle Salbeiöle werden als Duftkomponenten in Seifen, Lotionen und Parfüms eingesetzt. Ebenso finden sie Verwendung in der Lebensmittelindustrie. In französischen und italienischen Wermutgetränken ist Salbei ein wichtiger Bestandteil. Der Einsatz in der Therapie ist sehr alt und wird heute weltweit in der Schulmedizin genutzt; Salbei ist z. B. in vielen Gurgellösungen enthalten.

Salbei mischt sich gut mit Bergamotte, Ysop, Zitrone, Lavendel und Rosmarin.

EIGENSCHAFTEN Antirheumatisch, krampflösend, antiseptisch, viruzid, adstringierend, diuretisch, fettspaltend, tonisierend und menstruationsfördernd; hemmt die Schweißproduktion, regt die Gallenproduktion und die Entleerung der Gallenblase an.

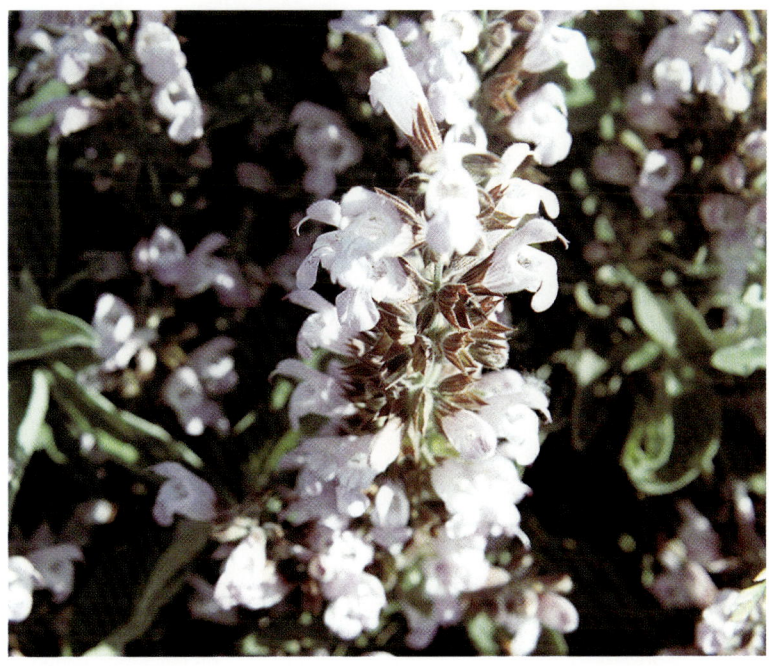

ANWENDUNGSBEREICHE Erschöpfung, Rekonvaleszenz, virale Nervenentzündung, Bronchitis, Angina, Herpes, ungenügende Harnausscheidung, Verstopfung, Muskelprobleme, rheumatische Beschwerden, Gelenkschmerzen, mangelhaft durchblutete oder schlaffe Haut, Haarausfall, Cellulite, Geschwüre, als Nerventonikum, zur Lymphdrainage, zur Wundheilung, in Gurgel- und Mundwässern (Erkältungen, Halsschmerzen, Bronchitis), unverdünnt gegen Insekten-, vor allem Wespenstiche.

NEBENWIRKUNGEN Unverdünntes Öl kann hautirritierend wirken, daher vor der Anwendung unbedingt testen. Wegen seines Thujongehalts kann das Öl bei geschwächten Personen toxisch wirken. Kinder und schwangere Frauen sollten Gartensalbei meiden.

DREILAPPIGER SALBEI
Salvia fructicosa
EIGENSCHAFTEN Hustenstillend, schleimlösend, allgemein anregend, antiviral.

ANWENDUNGSBEREICHE Bronchialkatarrh, chronische Bronchitis, Nebenhöhlenentzündung, Scheidenentzündung, Erschöpfungszustände.

NEBENWIRKUNGEN Von Kleinkindern und schwangeren Frauen zu meiden.

LAVENDELBLÄTTRIGER SALBEI
Salvia lavandulifolia
EIGENSCHAFTEN Allgemein anregend und stärkend, aphrodisisch, antiseptisch bei Infektionen, husten- und schmerzstillend.

ANWENDUNGSBEREICHE Asthenie, Bronchitis, Heiserkeit, Grippe, Sinusitis, Erkältung, Neuralgien, Wechseljahrbeschwerden.

NEBENWIRKUNGEN Bei normaler Dosierung keine bekannt.

SANDELHOLZ
Santalum album

Aus den innersten Teilen (Herzholz) des Sandelholzbaumes wird das Sandelöl gewonnen, das sogenannte *East Indian Sandalwood Oil*, das nicht nur aus Indien, sondern auch aus Australien oder Indonesien stammen kann. Das *West Indian Sandalwood Oil* (auch Amyris-Öl genannt) stammt von *amyris balsifera*, der keinerlei Verwandtschaft mit dem indischen Sandelholzbaum hat. Dieses Öl hat nicht die medizinischen Eigenschaften des echten Sandelöls, tritt aber oft an seine Stelle, da es ähnlich riecht, aber viel weniger kostet.

Das Herzholz des Stammes bildet sich erst nach dreißig Jahren aus. Es ist sehr hart und enthält eine große Menge des begehrten Öls. Sandelöl ist sehr duftreich und wehrt Insekten ab. Das Öl reift während der Lagerung (trocken, kühl, ohne Sauerstoff und gut verschlossen) nach.

In Indien wurde Sandelholz seit undenklichen Zeiten u. a. für religiöse Zwecke eingesetzt. Räucherstäbchen aus Sandelholz ergaben die duftende Atmosphäre in indischen Tempeln. Auch die Verwendung von Sandelöl in der Medizin hat eine lange Tradition. Gerühmt

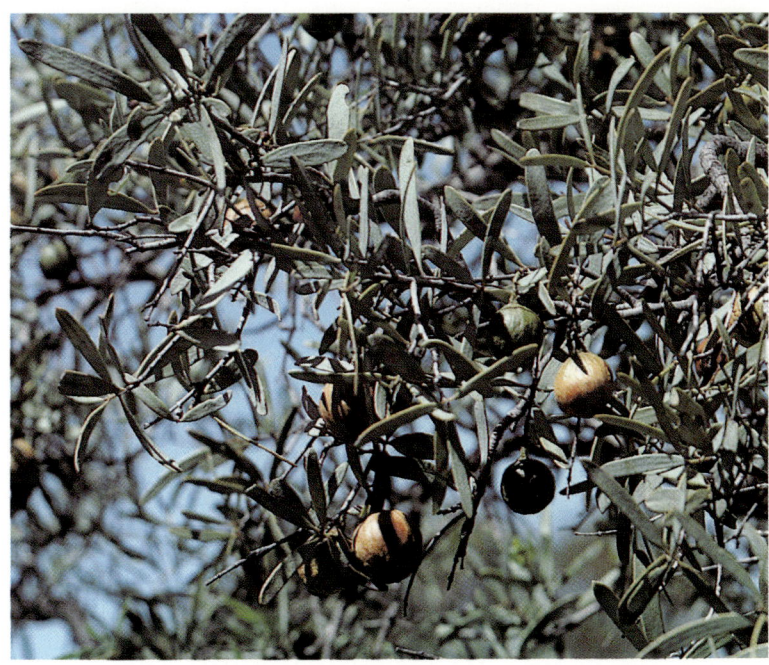

wird unter anderem seine stark desinfizierende Wirkung. Heilsam ist es auch bei Kopfschmerzen, bei Fieber und nahezu allen Hautproblemen. Es gehört zu den wirksamsten Hautölen und ist das klassische Öl bei trockener Haut (als warme Kompresse). Schon vor tausend Jahren wurde die Verwendung einer Emulsion von Herzholz und Rosenwasser für äußerliche Anwendung beschrieben. In Indien wird Sandelholz auch vielen Nahrungsmitteln, Softdrinks und alkoholischen Getränken beigemischt.

Das Öl mischt sich gut mit Rose, Tuberose, Nelke, Lavendel, schwarzem Pfeffer, Bergamotte, Rosenholz, Geranie, Labdanum, Eichenmoos, Benzoe, Vetiver, Patchouli, Mimose, Cassie, Myrrhe und Jasmin.

EIGENSCHAFTEN Antiseptikum für das Urogenitalsystem, antidepressiv, aphrodisisch, krampflösend, antiphlogistisch, adstringierend, karminativ, harntreibend, schleimlösend, sedativ, tonisierend, zellregenerierend, mindert den Blutandrang bei venösen Stauungen, gut hautverträglich.

ANWENDUNGSBEREICHE Akne, Bronchitis, Schnupfen, Husten, Halsentzündungen, Blasenentzündung, Depression, Schluckauf, Schlaflosigkeit, Tuberkulose, Erbrechen, Kreislaufstörungen, Krampfadern, Hämorrhoiden, Durchfall, Hexenschuß, Menstruationsprobleme, Impotenz, Hautpflege.

NEBENWIRKUNGEN Bei normaler Dosierung keine bekannt.

TEA-TREE
Melaleuca alternifolia

Der englische Name für den Teebaum, *tea-tree*, geht auf Captain James Cook, den englischen Entdecker des 18. Jahrhunderts, zurück. Die Mannschaften seiner Schiffe brühten aus den Blättern einer Art von *leptospermum* einen Tee-Ersatz, den sie würzig und erfrischend fanden.

In Australien setzen die Aborigines (Ureinwohner) Tea-Tree-Öl schon seit Jahrtausenden für vielfältige Beschwerden ein. Es genießt bei ihnen einen ähnlichen Ruf als Allheilmittel wie bei uns Lavendel- und Rosenöl. Seine höchst eindrucksvollen antiviralen, antibakteriellen und fungiziden Fähigkeiten haben es im Zweiten Weltkrieg so berühmt gemacht, daß es im Notfallgepäck jedes australischen Soldaten zu finden war. Auch die westliche Medizin hat inzwischen die Bedeutung von Tea-Tree-Öl erkannt.

Man gewinnt ätherisches Tea-Tree-Öl aus Blättern und Zweigen von *melaleuca alternifolia*, einer baumartigen Pflanze, die nur in Australien beheimatet ist. Sein Geruch ist kampferähnlich und stechend. Die meisten Menschen empfinden ihn am Anfang als unangenehm, gewöhnen sich aber schnell daran und finden ihn später sogar häufig balsamisch und ausgleichend. Verbessern läßt er sich durch Zusatz von geringen Mengen Rosenöl und Lavendel. Zur Tea-Tree-Gruppe gehören auch Cajeput, Manuka und Niaouli (siehe dort).

EIGENSCHAFTEN Viruzid, bakterizid und fungizid, desodorierend, regt das Immunsystem an.

ANWENDUNGSBEREICHE Magenverstimmung, Gastroenteritis, Erkältung, Katarrh, Halsschmerzen, Grippe, Bronchitis, Sinusitis, Asthma, Blasenentzündung, bakterielle Infektionen, Candida, Parasiten, Mundgeruch, infizierte Wunden, Herpes, Insektenstiche, Warzen, Hühneraugen, Krämpfe, Zahnfleischentzündung, Mundfäule, Sonnenbrand, Akne, Ekzeme, Schuppenflechte, Abszesse.

NEBENWIRKUNGEN Tea-Tree-Öl weist eine ausgesprochen geringe Toxizität auf. Nur bei hoher Dosierung können Hautirritationen auftreten. Sie klingen jedoch sehr schnell ab und können durch Behandlung mit fettem Öl unter Zusatz einiger Tropfen Lavendel oder Kamille beseitigt werden.

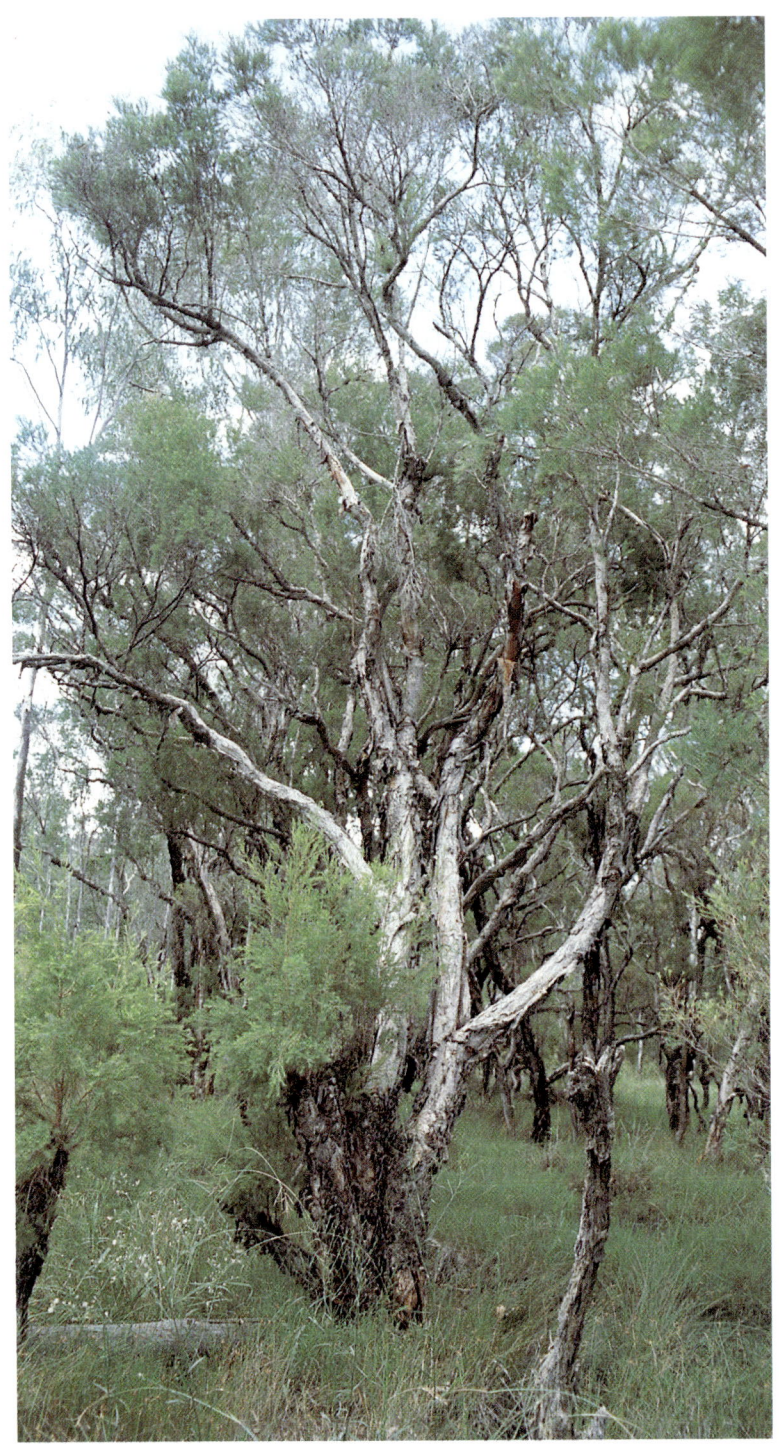

Die Geschichte der Thursday Plantation

Im Jahr 1976 befand sich der australische Sozialanthropologe und Weltenbummler Christopher Dean gerade auf einer Trekkingtour durch Afrika, als er sich eine schlimme Infektion am Fuß zuzog. Nachdem er fünf Monate lang alle möglichen Ärzte und Apotheker konsultiert hatte und keine Besserung eingetreten war, traf er am Ende seiner Weltreise in London seinen Bruder Michael. Dieser empfahl ihm ein seltsames Öl, das er von seinem Vater aus New South Wales bekommen hatte. Bereits nach den ersten Anwendungen gingen Schwellung und Rötung zurück, und nach wenigen Tagen war der Fuß geheilt. Christopher wurde klar, daß dieses australische Teebaumöl ein ganz außergewöhnliches Produkt sein mußte. Ohne einen Penny in der Tasche beschloß er, mit seiner Frau und seinem sechs Monate alten Baby so schnell wie möglich nach Australien zurückzukehren und seinem Vater beim Aufbau der ersten Teebaumplantage zu helfen.

Dieser hatte in jahrelangen Testreihen die verschiedensten Teebaumqualitäten untersucht und dann begonnen, auf einer Plantage im Bungawalbyn-Becken von New South Wales die qualitativ hochwertigsten Teebäume der Gattung *melaleuca alternifolia* zu rekultivieren. Trotz aller Schwierigkeiten mit Regierung und Umweltbehörden glaubte er leidenschaftlich an die heilende Kraft des Tea-Tree-Öls. Als er schwer krank wurde, lag es an Christopher, das Werk seines Vaters, die «Thursday Plantation», fortzusetzen. Inmitten des Sumpfgebietes, ohne Elektrizität, Telefon und Hilfe von außerhalb, lebten die Deans in einer selbstgebauten Hütte, die in der Regenzeit regelmäßig überflutet wurde. Das Leben war hart in der Wildnis, die Arbeit schwankte zwischen Triumph und Tragödie. Ihre ersten paar Flaschen Teebaumöl verkauften Christopher und seine Frau auf lokalen Märkten an alternative Siedler. Das überwältigende Echo der Menschen, die das Öl verwendeten, bestärkte Christopher in seinem Vorhaben, eine australische Tea-Tree-Öl-Industrie aufzubauen.

Schon bald wurde die «Australian Tea Tree Industry Association» gegründet, und die Regierung unterstützte Christopher in Sachen Forschung und Finanzierung bestimmter Projekte. Innerhalb weniger Jahre wurden in dem Sumpfgebiet weit über zehn Millionen Bäume gepflanzt. Wissenschaftliche Studien in Zusammenarbeit mit bedeutenden Universitäten belegten die einzigartigen Anwendungsmöglichkeiten von Tea-Tree-Öl. Bereits 1986 waren die «Thursday Plantation Laboratories» Zentrum der Teebaumöl-Forschung. Immer mehr Menschen entdeckten dieses Geschenk der Natur, und heute beliefert die «Thursday Plantation» mit ihren Produkten weltweit über 25 Länder.

THYMIAN
Thymus vulgaris

Thymian ist sowohl Gewürz wie auch Bestandteil von Heiltees. Seine Geschichte ist mehr als viertausend Jahre alt, denn schon im alten Ägypten wurde er zur Einbalsamierung der Toten verwendet. Im alten Griechenland galt er als Mutmacher; in den Krieg ziehende Soldaten wurden mit Thymian bekränzt, um sie angriffslustiger zu machen.

Es gibt zahlreiche Thymianarten, die sich auch in ihrer chemischen Zusammensetzung unterscheiden. Das ätherische Thymianöl wird durch Wasserdampfdestillation der oberen Abschnitte des blühenden Krautes gewonnen. Herkunftsländer sind Marokko, Spanien, Frankreich und Griechenland. Kleine Mengen werden inzwischen auch in England und in Deutschland produziert.

Im Mittelmeerraum findet man Thymian auf einer gewissen Höhe in großen Mengen wildwachsend. Er trägt kleine rosa oder weiße Blüten, und sein Duft ist außerordentlich stark. Um gut zu gedeihen, braucht Thymian Wärme und Licht. An die Bodenbeschaffenheit oder Feuchtigkeit stellt er keine besonderen Ansprüche; er liebt es eher etwas trocken.

Die Anbauhöhe ist beim Thymian chemotypenbestimmend (siehe Grafik). So hat der auf Meereshöhe und bis auf 200 m gewachsene Thymianstrauch einen hohen Carvacrolgehalt und der auf 1500 m Höhe gedeihende einen hohen Linaloolgehalt. Daraus ergeben sich unterschiedliche Einsatzgebiete in der Aromatherapie. Der Gebrauch von Thymian erfordert die Kenntnis des Therapeuten.

Die Thymiane des Alkohol-Chemotyps (Linalool, Geraniol), die in einer Höhe von 1200 bis 1500 m wachsen und als «milde» oder von den Destillateuren als «gelbe» Thymiane bezeichnet werden, sind nicht aggressiv, und der Kontakt mit dem Destillierkessel (aus Eisen) führt nicht zur Oxidation und Farbveränderung des Öls.

Bei den Thymianen des Phenol-Chemotyps (Thymol), die auch «starke» oder von den Destillateuren wegen des Thymols «rote» Thymiane genannt werden, oxidiert das ätzende, gelbe ätherische Öl durch das eisenhaltige Metall des Destillierkessels und färbt sich rot.

Thymian des Carvacrol-Chemotyps, auch «schwarzer» Thymian genannt, ist noch ätzender und läßt das ursprünglich gelbe ätherische Öl bis zu schwarz oxidieren. Das Phänomen der Oxidation wird durch Destillierkessel aus rostfreiem Stahl beseitigt.

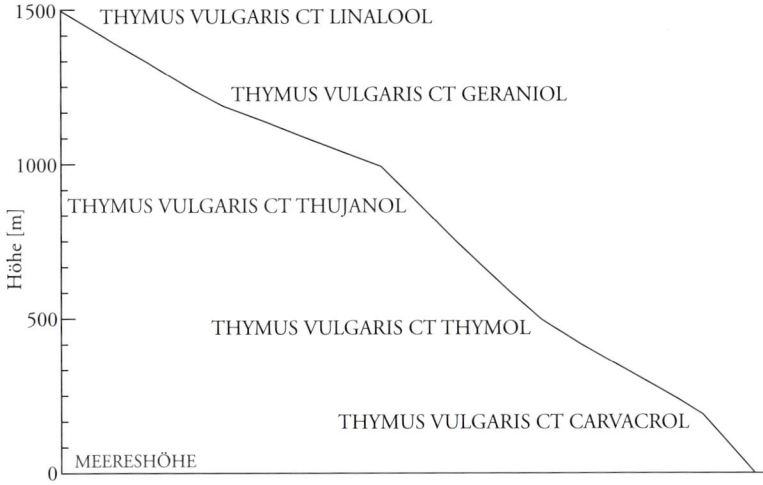

1500 — THYMUS VULGARIS CT LINALOOL

THYMUS VULGARIS CT GERANIOL

1000 —

THYMUS VULGARIS CT THUJANOL

Höhe [m]

500 — THYMUS VULGARIS CT THYMOL

THYMUS VULGARIS CT CARVACROL

0 — MEERESHÖHE

THYMIAN DES LINALOOL-CHEMOTYPS

EIGENSCHAFTEN Tonisierend, stärkt die Immunabwehr, anregend für das Nervensystem, krampflösend, aphrodisisch.

ANWENDUNGSBEREICHE Bronchitis, Gastritis, durch Pilzerreger und Viren hervorgerufene Enterocolitis, durch Pilzerreger verursachte Scheiden- und Blasenentzündung, virale Prostataentzündung, nervöse Erschöpfung, Muskelrheumatismus, Schuppenflechte und Warzen.

NEBENWIRKUNGEN Bei normaler Dosierung keine bekannt.

THYMIAN DES GERANIOL-CHEMOTYPS

EIGENSCHAFTEN Gegen Mikroben, Bakterien, Viren und Pilzerreger, allgemein anregend, insbesondere für Gehirn, Herz, Gebärmutter (z. B. während der Geburt), antisklerotisch.

ANWENDUNGSBEREICHE Physische und geistige Erschöpfung, Depressionen, Entzündung der Mund- und Nasenschleimhaut, Bronchitis, Otitis, Sinusitis, durch Kolibakterien hervorgerufene Enterocolitis, Herzschwäche, Harnleiter-, Blasen-, Scheiden-, Gebärmutterhals- und Eileiterentzündung, Gürtelrose, Ekzeme, Wunden, Mykosen.

NEBENWIRKUNGEN Bei normaler Dosierung keine bekannt.

Thymian des Thujanol-Chemotyps

EIGENSCHAFTEN Gegen Bakterien und Viren, stimuliert die Immunabwehr, anregend für Kreislauf, Gallenblase und Verdauung, nervenstärkend, hilfreich bei Diabetes.

ANWENDUNGSBEREICHE Asthma, Grippe, Otitis, Bronchitis, Sinusitis, Mandelentzündung, Verdauungsbeschwerden, Blähungen, Leberinsuffizienz, Diabetes, Blasen-, Scheiden-, Gebärmutterhals- und Prostataentzündung, Arthrosen, Hautentzündungen, ungenügende Harnausscheidung, Sehnenentzündung, Nervenschwäche.

NEBENWIRKUNGEN Bei normaler Dosierung keine bekannt.

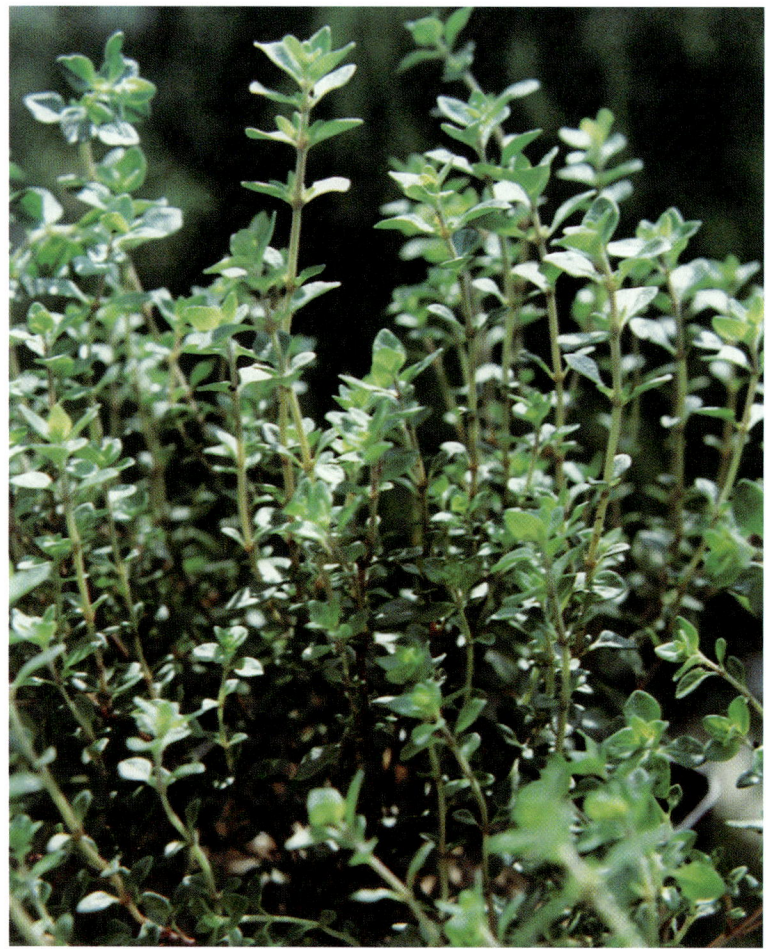

Thymian des Thymol-Chemotyps

EIGENSCHAFTEN Gegen Mikroben, Bakterien, Viren und Pilzerreger, kreislauffördernd, verdauungsfördernd, hustenstillend, schleimlösend, harntreibend, entgiftend, regt die Galle an, blutdrucksteigernd.

ANWENDUNGSBEREICHE Infektionen im Hals-Nasen-Ohren-Bereich, im Magen-Darm-Trakt und im Urogenitalsystem, Erschöpfung, Depressionen, Fettleibigkeit, niedriger Blutdruck, Gelenk- und Muskelrheumatismus, Mykosen.

NEBENWIRKUNGEN Reizt bei äußerlicher Anwendung Haut und Schleimhäute. Das ätherische Öl nur in 5- bis 10prozentiger Verdünnung in pflanzlichem Öl anwenden.

Thymian des Carvacrol-Chemotyps

EIGENSCHAFTEN Sehr wirksam gegen Bakterien, Mikroben, Viren, Pilzerreger und Parasiten, kreislaufanregend, erhöht den Blutdruck, schmerzstillend.

ANWENDUNGSBEREICHE Infektionen im Hals-Nasen-Ohren-Bereich und im Verdauungstrakt, Erschöpfung, Rheuma, Arthritis, Darmparasiten, Mykosen.

NEBENWIRKUNGEN Reizt bei äußerlicher Anwendung Haut und Schleimhäute. Das ätherische Öl nur in 5- bis 10prozentiger Verdünnung in pflanzlichem Öl anwenden.

VETIVER
Vetiveria zizanoides

Vetiveröl wird durch Wasserdampfdestillation aus den Wurzeln des Vetivergrases gewonnen. Erntegebiete sind Indien, Sri Lanka, Indonesien, La Réunion, die Karibik und Südamerika. Vetivergras hat eine hohe Widerstandskraft gegen Naturkatastrophen. Es kann sowohl sintflutartige Regenfälle wie Dürreperioden ohne weiteres überstehen.

Das ätherische Öl riecht leicht erdig, modrig und erinnert etwas an feuchten Moor- oder Waldboden. Sein Duft ist gewöhnungsbedürftig. In der Parfümindustrie hat Vetiveröl einen hohen Stellenwert als Fixateur. Es mischt sich gut mit Sandelholz, Eisenkraut, Ylang-Ylang, allen Citrusölen, Jasmin und Rose.

EIGENSCHAFTEN Stärkend und anregend für den Kreislauf und das Drüsensystem, allgemein beruhigend, regenerierend für die Haut, stärkt die Immunabwehr, menstruationsfördernd, tötet Keime in der Luft, insektenvertreibend.

ANWENDUNGSBEREICHE Geistige Erschöpfung, Kreislaufschwäche, Herzkranzgefäßentzündung, Rheuma, Arthrose, Arthritis, Hautpflege, Desinfektion von Räumen.

NEBENWIRKUNGEN Vetiveröl nur in sehr geringen Mengen verwenden. Meist genügt es schon, einen Glasstab in das dickflüssige Öl zu tauchen und ihn im Wasser der Duftlampe oder im Massageöl abzustreifen. Vetiveröl darf bei Babys und schwangeren Frauen nicht angewendet werden.

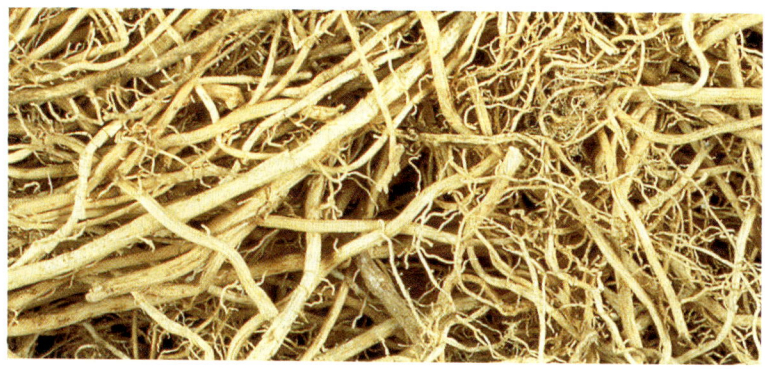

WACHOLDER
Juniperus communis

In den Balkanländern wird Wacholderbeeröl als eine Art Allheilmittel betrachtet. Von der verzerrten Gestalt und dem harten, knochenartig gekrümmten Holz des Wacholderbusches schließt man auf eine therapeutische Verbindung zu Gelenkbeschwerden, Arthritis und Rheumatismus. Die alten Ägypter benutzten das Öl zum Einbalsamieren der Toten. Die Tibeter verwenden Wacholder für medizinische und vor allem religiöse Zwecke. In französischen und deutschen Hospitälern wurde früher Wacholder verbrannt, um Infektionen zu verhüten. Die esoterische Medizin empfiehlt Wacholder als gutes Mittel gegen Alterskrankheit.

Ätherisches Wacholderöl wird durch Wasserdampfdestillation aus den angetrockneten Beeren oder aus den Zweigen gewonnen. Herkunftsländer sind Bulgarien, Frankreich, Italien, Kanada und die USA.

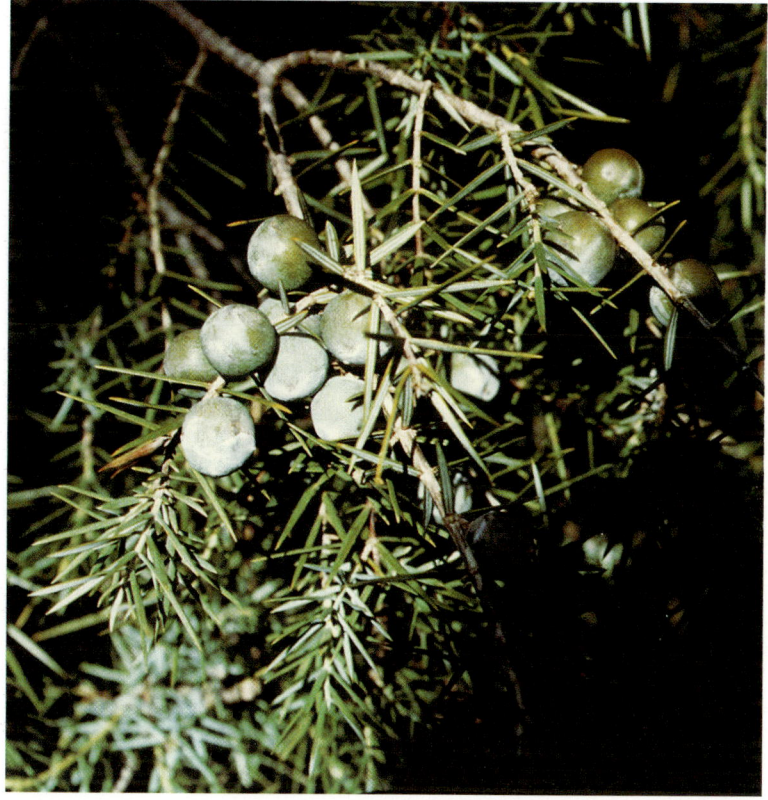

ÖL AUS WACHOLDERBEEREN

EIGENSCHAFTEN Anregend für den Stoffwechsel, harntreibend, entschlackend, blutreinigend, fördert Wundheilung und Vernarbung, stärkend bei Rheuma und Arthritis, begünstigt die Ausscheidung von Harnsäure, schweißtreibend, antiseptisch, energiesteigernd.

ANWENDUNGSBEREICHE Akne, Dermatitis, Verdauungsbeschwerden, ungenügende Harnausscheidung, Gicht, Ischias, Rheuma, Arthritis, Cellulite, Fettleibigkeit, Hämorrhoiden, Blasenkatarrh.

NEBENWIRKUNGEN Während der Schwangerschaft nicht innerlich anwenden. Eine zu hohe Dosierung kann zu Nierenentzündung und Harnverhaltung führen. Bei innerlicher Awendung täglich mindestens zwei bis drei Liter Flüssigkeit trinken.

ÖL AUS WACHOLDERZWEIGEN

EIGENSCHAFTEN Allgemein anregend, antirheumatisch, harntreibend, antiseptisch, schleim- und hustenlösend, hautreizend.

ANWENDUNGSBEREICHE Rheuma, Arthritis, Bronchitis, Rhinitis.

NEBENWIRKUNGEN Siehe Wacholderbeeröl.

WEIHRAUCH
Boswellia carteri

Weihrauchöl wird aus dem getrockneten Wundharz des Weihrauch-strauches durch Wasserdampfdestillation gewonnen. Der Strauch ist um das Rote Meer heimisch und wächst wild in ganz Nordostafrika. Das Harz (bzw. der Gummi) wird in Somalia, Äthiopien, China und Südarabien produziert. Destilliert wird es meistens in Europa oder Indien.

Die Geschichte des Weihrauchs ist seit mindestens fünftausend Jahren dokumentiert, denn nicht nur in Tempeln spielte er, wie schon sein Namen sagt, eine weihevolle Rolle, sondern auch bei der Austreibung von Krankheiten durch desinfizierendes Räuchern. Bei der Einbalsamierung trug Weihrauch wesentlich zur mumifizierenden Wirkung bei. In der Antike waren Weihrauch und Myrrhe ebenso kostbar wie Gold. Ägypter, Babylonier, Perser, Juden und Römer brachten Rauchopfer dar. Inmitten der überall vorhandenen üblen Gerüche galt Wohlgeruch als Zeichen des Göttlichen. In China und Ägypten wurden Gesichtsmasken aus Weihrauchpulver oder Weihrauchöl als Hautverjüngungsmittel verwendet.

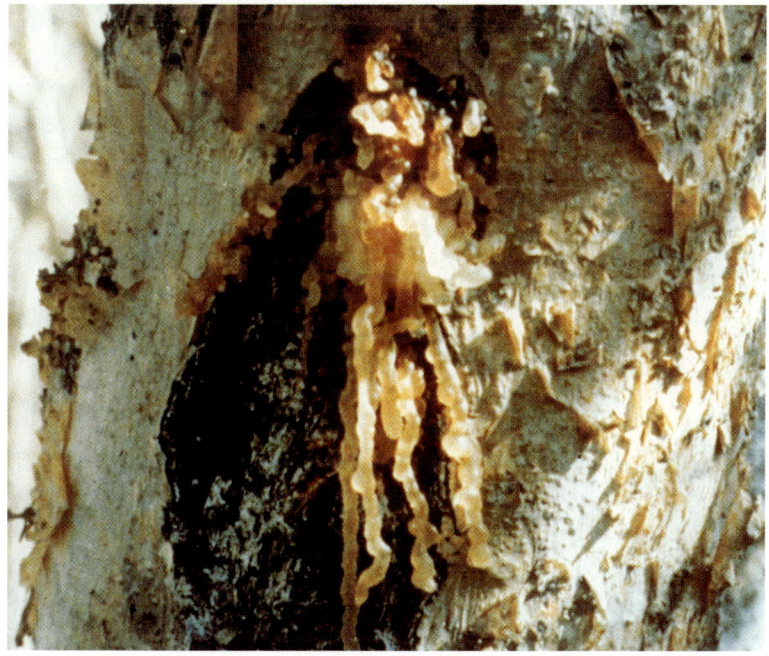

Myrrhe und Weihrauch erfreuten sich so großer Nachfrage, daß die Herkunftsländer und die Königreiche entlang der Transportroute, der sogenannten «Weihrauchstraße», sagenhafte Reichtümer ansammeln konnten. Jede Stadt an der Karawanenroute verlangte eine Abgabe. Wich die Karawane vom Weg ab, um den Wegzoll zu sparen, so drohte die Todesstrafe.

Im Christentum ist der Weihrauch erst im vierten Jahrhundert in den Ritus der Kirche aufgenommen worden, denn zuvor lehnte man ihn als heidnisches Relikt ab. Der Rauch und das Öl werden auch heute von Mystikern besonders gern zum Einstieg in die Meditation genutzt.

Weihrauch macht «high». Er enthält ähnliche Substanzen wie Cannabis, nämlich Tetrahydrocannabinol. Vielleicht wußten die Kirchenfürsten das schon immer und haben Weihrauch in der Kirche bewußt zur Manipulation der Gläubigen eingesetzt. Die farbigen Kirchenfenster in Verbindung mit chronischer Unterernährung und den Auswirkungen der Fastenzeiten (niedriger Blutzuckerspiegel) konnten zusammen mit Weihrauch und Myrrhe zu Halluzinationen führen, so daß die auf die Kirchenwand gemalten Bilder sich zu bewegen schienen.

Weihrauch mischt sich gut mit Sandelholz, Pinie, Vetiver, Geranie, Lavendel, Mimose, Neroli, Orange, Bergamotte, Kampfer, Basilikum, Pfeffer, Zimt und Rose. Es verwandelt die Süße von Citrusölen in eine herbe, geheimnisvolle Note.

EIGENSCHAFTEN Antiseptisch, adstringierend, karminativ, epithelisierend, entzündungshemmend, verdauungsfördernd, diuretisch, sedativ, tonisierend, uteruswirksam, expektorierend, wärmend, euphorisierend, führt zu höherem Bewußtsein, hat einen starken besänftigenden Effekt auf Seele und Gefühle.

ANWENDUNGSBEREICHE Asthma, Bronchitis, Karbunkel, Schnupfen, Husten, Verdauungsstörungen, Blutungen, Laryngitis, Skrofulose, Geschwüre, Wunden und Verletzungen, Hautpflege (gegen Falten), Meditation.

NEBENWIRKUNGEN Die innerliche Einnahme sollte sich auf wenige Tropfen pro Tag beschränken. Äußerlich sollte unverdünntes Weihrauchöl nur ausnahmsweise angewendet werden.

YLANG-YLANG
Cananga odorata

Ylang-Ylang («Blume der Blumen») wird auf den Philippinen, Java, Sumatra, Madagaskar und den Komoren in großem Stil angebaut und verarbeitet. Die Eigenschaften des ätherischen Ylang-Ylang-Öls verändern sich mit der Dauer der Destillation. Die erste Destillationsphase ergibt die Qualität Ylang-Ylang extra; diese Variante wird besonders von den Parfümeuren geschätzt. Es folgen dann die Stufen 2 und 3 und schließlich, nach einer Destillationszeit von rund 24 Stunden, die Stufe 4, Ylang-Ylang complet.

Ylang-Ylang-Öl wird als besonders gutes Fixativ gepriesen. Es ist ein typisches Aphrodisiakum mit der Eigenschaft, in zu hoher Konzentration das Gegenteil zu bewirken. Ylang-Ylang harmoniert mit den meisten Ölen, besonders gut mit Jasmin, Sandelholz, Zitrone, Orange, Neroli und Bergamotte.

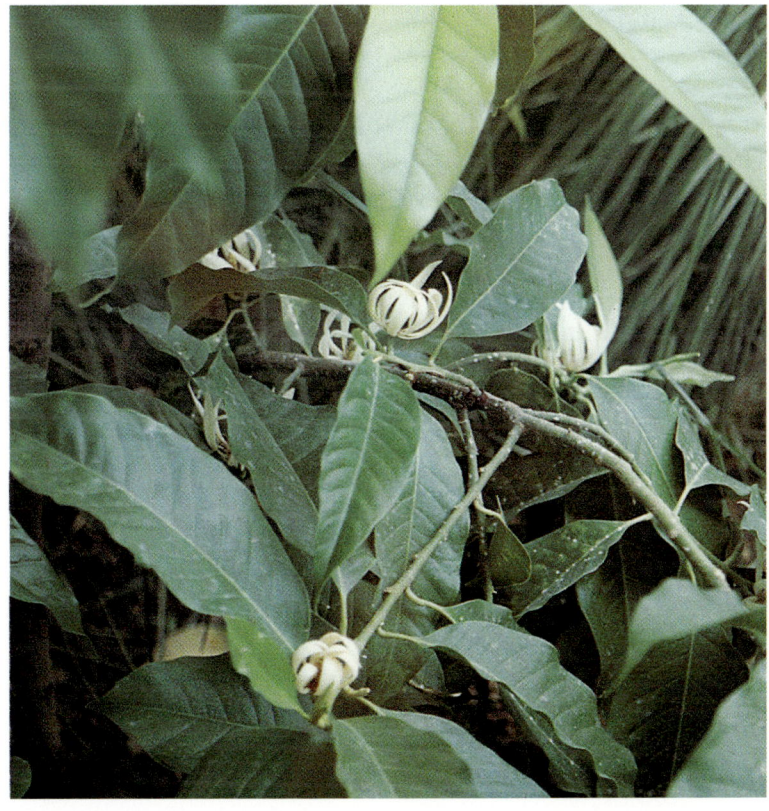

YLANG-YLANG 1 ODER EXTRA

EIGENSCHAFTEN Antidepressiv, ausgleichend, krampflösend, entzündungshemmend, regulierend und anregend für das Herz, blutdrucksenkend, dämpft die Erregbarkeit der Reflexe, sexuelles Stimulans.

ANWENDUNGSBEREICHE Herzschwäche, Bluthochdruck, Infektionen der Atemwege und der Genitalien, sexuelle Unlust, Frigidität, Impotenz, Haut- und Haarpflege.

NEBENWIRKUNGEN Bei normaler Dosierung keine bekannt.

YLANG-YLANG 4 ODER COMPLET

EIGENSCHAFTEN Krampflösend, entzündungshemmend, ausgleichend, beruhigend, regulierend und anregend für das Herz, blutdrucksenkend, antiseptisch, antidepressiv, euphorisierend, aphrodisisch.

ANWENDUNGSBEREICHE Depression, Unsicherheit, Infektionen der Atemwege und der Genitalien, Darminfektionen, physische und geistige Erschöpfung, sexuelle Unlust, Frigidität, Impotenz, Hautpflege (gegen Falten), Haarausfall.

NEBENWIRKUNGEN Kann in hoher Konzentration Kopfschmerzen und Übelkeit verursachen. Bei empfindlicher Haut sind Reizungen möglich.

ZEDER
Cedrus

Aus dem Holz von vier Zedernarten (Libanon-Zeder, Atlas-Zeder, Himalaja-Zeder und Zypern-Zeder) wird ätherisches Zedernholzöl destilliert. Herkunftsländer sind Marokko und Frankreich.

Zeder mischt sich gut mit Eisenkraut, Geranie, Kiefer und Pfefferminz. Eine gute Mischung für die Haut ist die Kombination von Rosenholz und Zeder.

EIGENSCHAFTEN Antiseptisch für Atem- und Harnwege, desinfizierend für die Haut, ausgleichend für das Nervensystem, aphrodisisch, wundheilend, insektenvertreibend.

ANWENDUNGSBEREICHE Asthma, Bronchitis, Erkältungskrankheiten, Blasen-, Harnwegs- und Scheidenentzündung, sexuelle Unlust, trockene Ekzeme, Hautjucken, Dermatitis, Haarpflege.

NEBENWIRKUNGEN Bei der innerlichen Anwendung ist bei Kindern und schwangeren Frauen Vorsicht geboten.

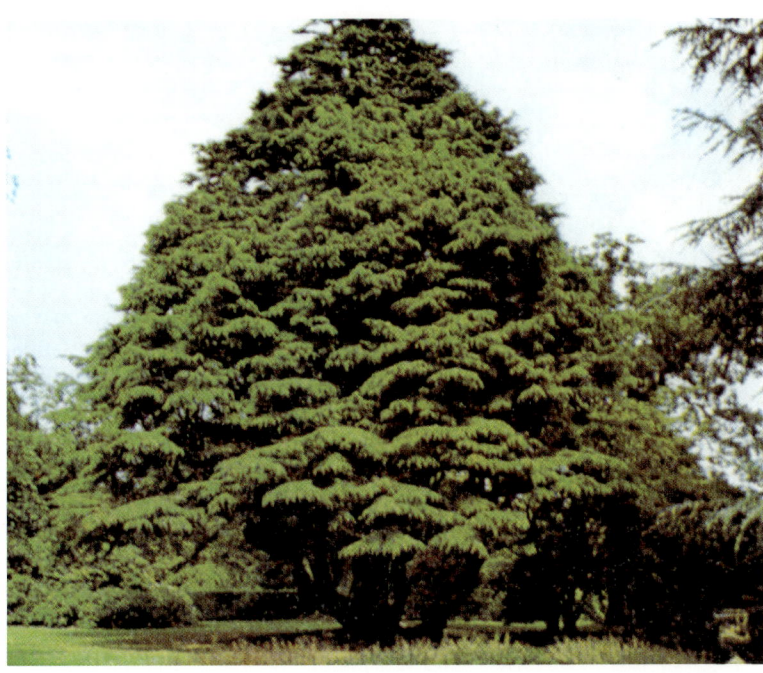

Zimt
Cinnamomum

Der Zimtbaum wird in Indien, auf Sri Lanka, den Seychellen, La Réunion, Madagaskar und in China angebaut. Ätherisches Zimtöl gewinnt man durch Wasserdampfdestillation entweder aus den Blättern oder aus der Rinde. Das ätherische Öl aus den Blättern ist milder, das aus der Rinde gewonnene Öl hat einen hohen Eugenolgehalt und ähnelt dadurch dem ätherischen Öl der Gewürznelke.

EIGENSCHAFTEN Gegen Bakterien, Viren und Parasiten, regt Herz, Atmung und Kreislauf an, appetitanregend, aphrodisisch, fördert die Immunabwehr.

ANWENDUNGSBEREICHE Stomatitis, Zahnneuralgien, Enterocolitis, Blasen- und Scheidenentzündung, Darmentzündung, Verdauungskrämpfe, Hautparasiten, Hühneraugen, Bronchitis, physische Erschöpfung, sexuelle Unlust.

NEBENWIRKUNGEN Zimtöl muß immer stark verdünnt werden, weil es auf der Haut ätzend ist.

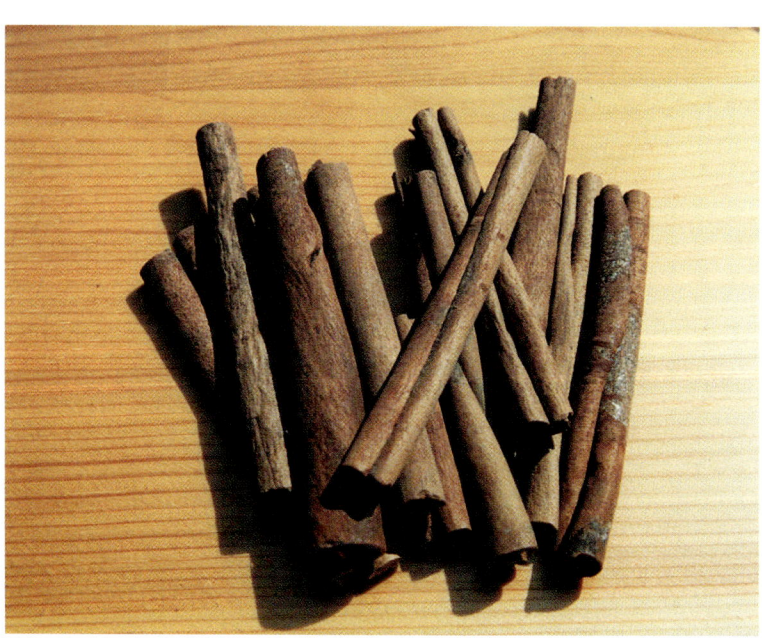

ZITRONE
Citrus limonum

Ätherisches Zitronenöl wird durch Kaltpressung aus den Fruchtschalen von *citrus limonum* gewonnen. Zitronenöl kommt vorwiegend aus Italien, zum Teil aber auch aus Argentinien, Kalifornien, Florida und Zypern.

EIGENSCHAFTEN Antiseptisch, viruzid, fiebersenkend, reinigend, adstringierend, blutreinigend, desodorierend, kräftigend, regt Lymphsystem, Leber und Galle an, kreislaufanregend, reguliert den Flüssigkeitshaushalt, verdauungsfördernd, blutdrucksenkend, stimmungsaufhellend, leukozytenbildend, stabilisiert das Nervensystem.

ANWENDUNGSBEREICHE Verdauungstörungen, Stauungen im Lymphsystem und in der Gallenblase, Leberprobleme, Sekretionen, Infektionskrankheiten, Erkältung, Rekonvaleszenz, Angst, Depressionen, Bluthochdruck, Herpes, geschwächtes Immunsystem, Krampfadern, Cellulite, Fettleibigkeit, Juckreiz, Hautpflege (speziell gegen fettige Haut).

NEBENWIRKUNGEN Kann bei empfindlicher Haut zu Reizungen führen, darum Test auf der Innenseite des Unterarms machen.

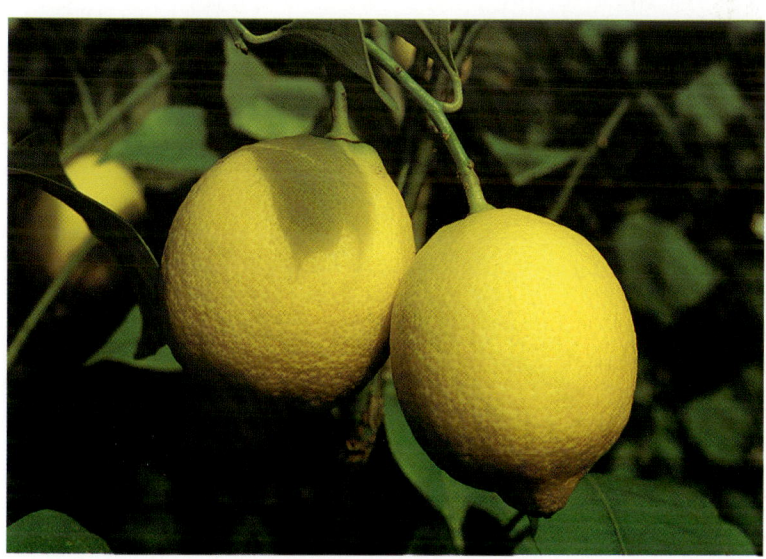

ZYPRESSE
Cupressus sempervirens

Die Zypresse prägt die Landschaft der Mittelmeerländer. Das ätherische Öl wird durch Wasserdampfdestillation aus den Blättern und Zapfen der Zypresse gewonnen. Sein Geruch ist würzig und erinnert an Nüsse und Holz.

EIGENSCHAFTEN Antiseptisch, blutstillend, adstringierend, gefäßverengend, entschlackend, desodorierend, krampflösend, aphrodisisch, wirksames Hustenmittel, stärkt die Venen.

ANWENDUNGSBEREICHE Asthma, Wunden, Furunkel, Krampfadern, Hämorrhoiden, Asthenie, Grippe, Bronchialhusten, Wechseljahrbeschwerden.

NEBENWIRKUNGEN Bei normaler Dosierung keine bekannt.

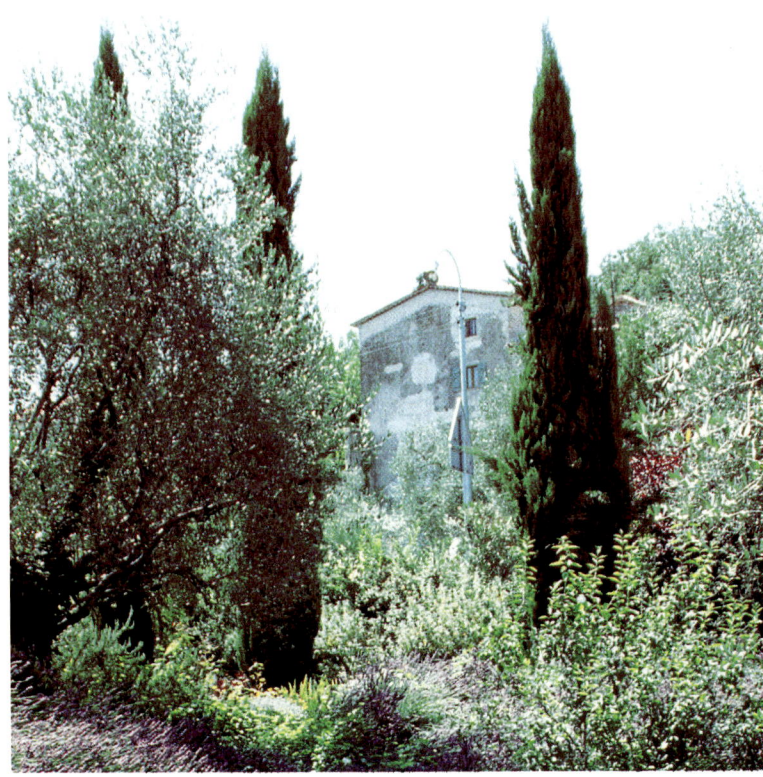

HYDROLATE, TRÄGERÖLE, QUALITÄT ÄTHERISCHER ÖLE

Hydrolate oder Pflanzenwässer

Aromatische Hydrolate aus Blüten, Blättern, Wurzeln und Harzen werden durch Wasserdampfdestillation hergestellt, meist fallen sie aber als Nebenprodukt bei der Gewinnung ätherischer Öle an. Die Hydrolate werden nach Abzug der ätherischen Öle aus der sogenannten Florentinerflasche entnommen.

Hydrolate enthalten nur eine kleine Menge ätherisches Öl, jedoch alle wasserlöslichen Bestandteile der jeweiligen Pflanzen. Die stärksten Hydrolate erhält man durch Kohobation, einen Prozeß der wiederholten Destillation.

Pflanzenwässer zeichnen sich im allgemeinen durch sehr gute Hautverträglichkeit aus. Sie haben einen kühlenden, adstringierenden, entzündungshemmenden Effekt und wurden seit jeher zur Hautpflege, zur Desinfektion und zu Heilzwecken verwendet.

Hydrolate sind vielseitig anwendbar: als Gesichts- und Rasierwasser, in Cremes und Lotionen, für Kompressen, zur Erfrischung, zum Inhalieren, in der Babypflege sowie als mildes Mittel für die innerliche Anwendung. In der Aromaküche können viele Speisen und Getränke mit Hydrolaten aromatisiert werden.

Am weitesten verbreitet sind die Hydrolate von Rose, Neroli, Hamamelis, Kamille, Lavendel, Pfefferminze, Rosmarin, Melisse, Tea-Tree, Salbei und Zypresse. Selbstverständlich ist bei Hydrolaten genauso wie bei den ätherischen Ölen auf eine gute Qualität zu achten.

Hamamelishydrolat eignet sich gut als Rasierwasser. Es hat eine blutstillende und wundheilende Wirkung und bewährt sich auch bei unreiner Haut.

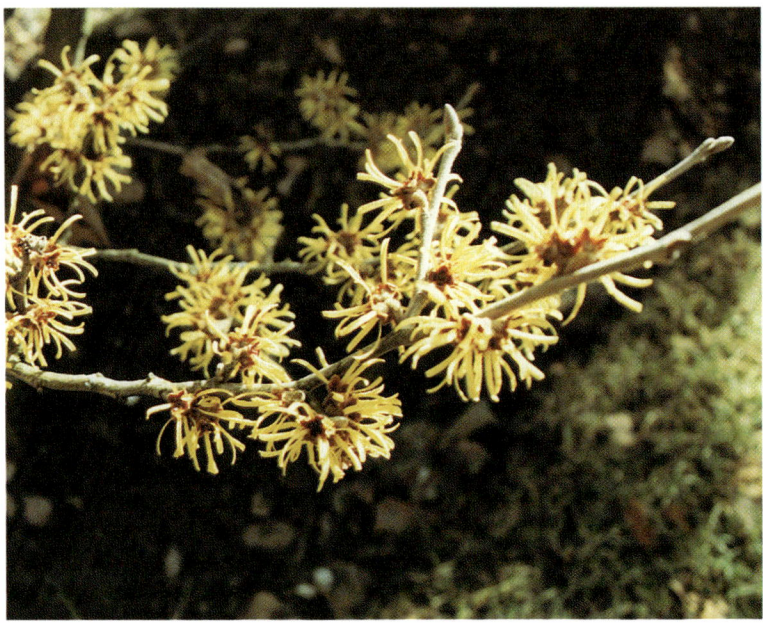

Blühender Hamameliszweig.

Kamillenhydrolat wirkt beruhigend und leicht wundheilend. Es eignet sich als Gesichtswasser, als Zusatz zum Haarshampoo, für Kompressen und Gesichtspackungen.

Lavendelhydrolat wirkt beruhigend, wundheilend und desodorierend, und es vertreibt Insekten.

Melissenhydrolat beruhigt gereizte Haut und bewährt sich als Gesichtswasser bei empfindlicher Haut. Es eignet sich gut für Kompressen, als Rasierwasser und als Zusatz für Erfrischungsgetränke. Gegen Herpes wirkt Melissenhydrolat stärker als das ätherische Melissenöl.

Myrtenhydrolat ist besonders geeignet für die Gesichtspflege, auch für die Augenpartie, es wirkt erfrischend, reguliert die Talgproduktion und ist wohltuend für müde und unreine Haut.

Nerolihydrolat oder **Orangenblütenwasser** wirkt erfrischend und adstringierend. Es eignet sich als Gesichtswasser und als Grundlage für Eau de Cologne sowie zum Parfümieren von Getränken und Gerichten in der Aromaküche.

Pfefferminzhydrolat wirkt reinigend und tonisierend bei müder und unreiner Haut. Es eignet sich als Mundwasser, für Kompressen bei Kopfschmerzen, zur allgemeinen Erfrischung und zum Aromatisieren von Getränken und Speisen.

Rosenhydrolat ist besonders wohltuend für müde und gereizte Augen, als Gesichtswasser, als Beimischung zur Körperlotion und zur Erfrischung, und es ist natürlich wichtiger Bestandteil bei der Marzipanherstellung.

Rosmarinhydrolat eignet sich zur Gesichtspflege, besonders gut für jugendliche Haut. Es wirkt belebend für müde, unreine und fette Haut und stärkt den Haarboden (Kopfmassage).

Salbeihydrolat wirkt reinigend und ausgleichend bei unreiner und sensibler Haut oder ganz allgemein bei Problemhaut, und es eignet sich für Gesichtsdampfbäder, Kompressen und als Rasierwasser.

Tea-Tree-Hydrolat ist beruhigend, ausgleichend, reinigend und tonisierend speziell für unreine und sensible Haut. Es eignet sich für Kompressen und als Rasierwasser, und es wirkt gegen Herpes.

Zypressenhydrolat wirkt tonisierend bei müder und unreiner Haut. Es eignet sich zur Gesichtspflege und als Rasierwasser (wirkt stärkend und zusammenziehend) sowie als Zusatz zum Haarshampoo.

Trägeröle zum Verdünnen von ätherischen Ölen

In der Aromatherapie verwendet man sogenannte «fette Öle» zum Mischen mit ätherischen Ölen für die Massage und die Einnahme. Es handelt sich dabei um Verbindungen (Ester) von weitgehend ungesättigten Fettsäuren mit einem speziellen Alkohol (Glycerin). Sie werden aus ganzen Pflanzen, aus deren Früchten oder aus den Samen durch Kaltpressung gewonnen. Folgende Trägeröle werden in der Therapie eingesetzt: Aloe-Vera-Öl, Avocadoöl, Haselnußöl, Jojobaöl, Kokosöl, Macadamianußöl, Mandelöl, Nachtkerzen- und Borretschöl, Olivenöl, Sesamöl, Sonnenblumenöl und Weizenkeimöl.

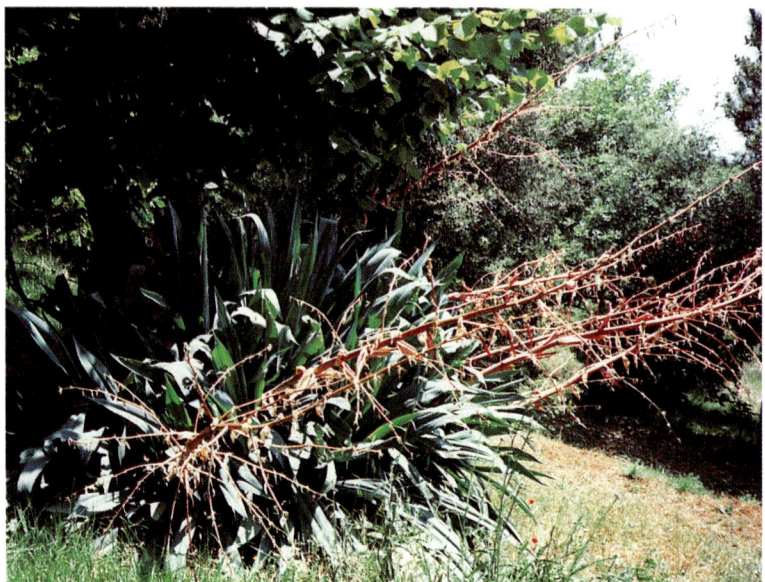

Die Aloe-Vera-Pflanze ist orientalischen Ursprungs, wird aber heute verbreitet in den wärmeren Gegenden Südeuropas, der USA und Südamerikas angebaut.

Aloe-Vera-Öl ist eigentlich ein Mazerat. Aus den dicken, fleischigen Blättern der Pflanze gewinnt man eine gallertartige Flüssigkeit. Diesen Auszug, der viele Enzyme, Vitamine und Mineralien enthält, fügt man einem fetten Öl bei. Aloe-Vera-Öl aktiviert die Haut, regt deren Feuchtigkeitszirkulation an und wirkt durchblutungsfördernd. Es ist ein ideales Basisöl für trockene, entzündete und müde Haut.

Avocadoöl hat einen starken Eigenduft und ist zum Mischen mit anderen Trägerölen geeignet. Es ist vitaminreich, nährend und enthält einen leichten Sonnenschutzfaktor. Es wird vor allem für die Hautpflege genutzt.

Haselnußöl duftet intensiv nußig und ist gut für trockene und strapazierte Haut. Für ein Massageöl beträgt der Anteil des Nußöls etwa 10 %.

Jojobaöl ist eigentlich kein richtiges Öl, sondern aufgrund seiner chemischen Struktur ein öliges Wachs. Es wird durch Kaltpressung aus den olivengroßen Samen des Jojobastrauches gewonnen. In den Wüsten von Arizona und Mexiko verwenden es die Indianer schon seit

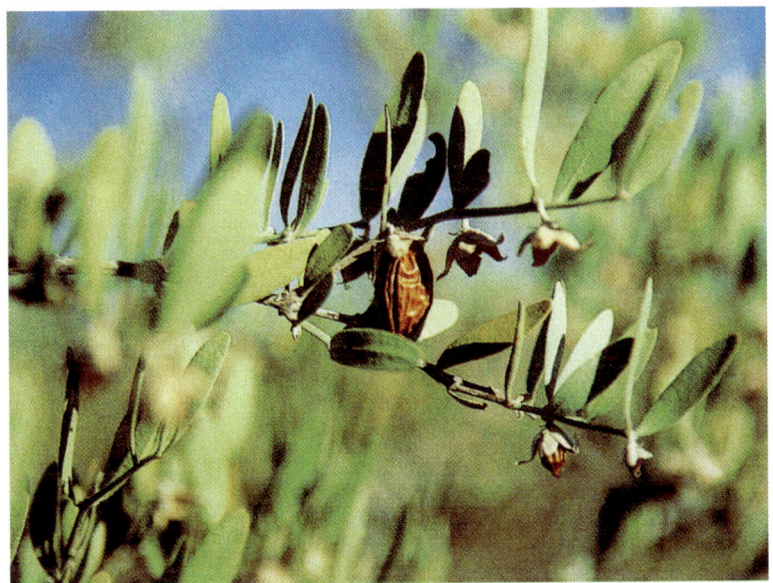

Die Kenntnis der medizinischen Wirkung des Jojobaöls verdanken wir den in den Ursprungsgebieten ansässigen Indianern.

vielen Jahrhunderten als Heilmittel, doch erst 1933 entdeckten Forscher der Universität Arizona, daß Jojobaöl anders beschaffen ist als sonstige Pflanzenöle.

Der Jojobastrauch ist äußerst anspruchslos und gedeiht auch noch dort, wo andere Pflanzen schon lange keinen Lebensraum mehr haben. Er widersteht Pilzkrankheiten und vertreibt Fraßfeinde. Um in der trockenen Wüste mit ihren extremen Temperaturen zu überleben, bildet er weitverzweigte Pfahlwurzeln, die mehr als vier Meter tief in den Boden dringen, um so das lebensnotwendige Wasser aus der Tiefe zu saugen. Als Schutz gegen Verdunstung und Austrocknung der Blätter bildet der Strauch eine Wachsschicht, wodurch sich der Flüssigkeitsverlust minimiert.

Jojobaöl enthält viele Mineralstoffe und Vitamine, ist antiallergen und eignet sich zur Pflege aller Hauttypen. Das Öl zieht sehr schnell in die Haut ein und bietet so einen Schutz vor Umwelteinflüssen. Es reguliert den Feuchtigkeitshaushalt und bewahrt den Säureschutzmantel der Haut. Für die Aromatherapeuten ist es inzwischen das beliebteste Trägeröl für ätherische Öle. Eine hervorragende Eigenschaft ist seine gute Oxidationsstabilität, es wird also nicht ranzig. Auch Bakterien bietet es keinen Nährboden.

Kokosöl ist in Südostasien ein klassisches Schönheitsöl. Dort werden häufig Ylang-Ylang-Blüten in Kokosöl mazeriert, das dann zur Pflege der Haut und des Haars verwendet wird.

Macadamianußöl wird aus der in der Südsee und in Australien beheimateten Nuß gepreßt. Macadamianußöl hat einen sehr hohen Anteil an Palmitoleinsäure – ein Stoff, der sich in unserer Haut befindet. Das Öl zieht vollständig in die Haut ein, macht sie samtig weich und verleiht ihr Glanz. Es ist für alle Hauttypen geeignet.

Mandelöl pflegt und nährt die Haut. Es eignet sich für alle Hauttypen und für jedes Lebensalter, vom Baby bis zur Oma. Das Öl hat eine klare blaßgelbe Farbe und riecht leicht nussig.

Nachtkerzenöl und **Borretschöl** sind seltene Öle. Sie enthalten hohe Anteile von Gammalinolensäure, die sehr wirksam ist bei trockenen, juckenden Hauterkrankungen. Da beides hoch ungesättigte Öle sind, werden sie schnell ranzig und müssen kühl aufbewahrt werden.

Olivenöl, von dem man immer «Extravergine»-Qualität (erste Pressung) verwendet, hat einen intensiven Eigengeruch, der für viele Menschen unangenehm ist. Darum wird es häufig mit einem weiteren, neutral riechenden Trägeröl vermischt. Olivenöl hat desinfizierende und wundheilende Wirkung. Es ist beliebt für Einreibungen bei rheumatischen Beschwerden. In den Mittelmeerländern benutzt man es vor allem in der Küche, es ist aber auch als Heilmittel anerkannt.

Sesamöl kann aufgrund seines neutralen Geruchs mit den meisten ätherischen Ölen gemischt werden. Im reinen, kaltgepreßten Öl befinden sich natürliche Antioxidanzien, und es hat einen leichten Sonnenschutzfaktor. Sesamöl bindet Duftstoffe, vor allem Blütendüfte, gut.

Sonnenblumenöl, ein Öl mit geringem Eigengeschmack, wird durch Kaltpressung aus den Samen hergestellt. Es hat einen hohen Gehalt an ungesättigten Fettsäuren. Sonnenblumenöl wirkt regenerierend und stärkend für die Haut; es eignet sich für alle Hauttypen.

Weizenkeimöl besitzt einen hohen Anteil an essentiellen Aminosäuren sowie die Vitamine A, B und E. Dank seines Vitamin-E-Gehalts ist es

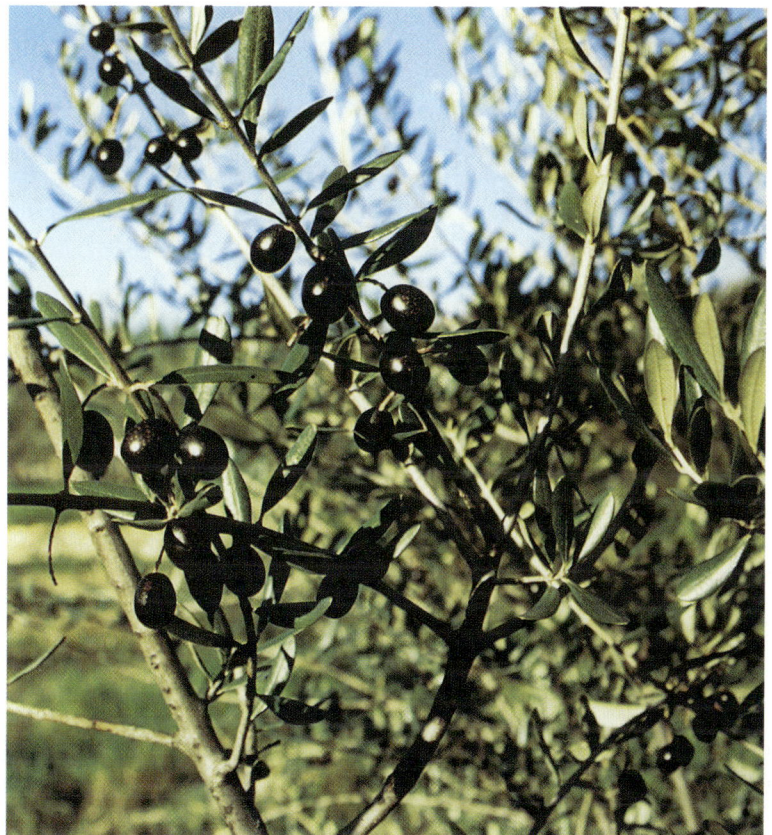

Olivenbäume sind im ganzen Mittelmeerraum heimisch.

ein geeignetes Öl bei Hautproblemen. Weizenkeimöl wirkt gewebe-regenerierend und verbessert gleichzeitig die Hautelastizität. Es ist des-halb speziell für trockene und ältere Haut geeignet. Leider hat es einen ziemlich starken Eigengeruch und wird darum Trägerölen nur in ge-ringen Mengen beigemischt. Durch das Mischen mit anderen Träger-ölen verzögert sich auch das Ranzigwerden des Öls.

Eine weitere Trägersubstanz für ätherische Öle ist **Alkohol**, wobei sich hierfür nur Ethylalkohol (Ethanol) eignet. Die Aromatherapie schlägt Mischungen mit Alkohol in der Regel nur für innerliche Anwendun-gen vor. Äußerlich angewendet können alkoholische Lösungen von ätherischen Ölen zu Reizungen führen und die Haut austrocknen. Außerdem verdunstet Alkohol zu schnell, und dabei können ätherische Öle mitgerissen werden.

Die Qualität ätherischer Öle und worauf man besonders achten muß

In der Aromatherapie werden nur «natürliche» Öle eingesetzt – was aber heißt natürlich? Schon früh wurden teure Öle verfälscht. So wurde etwa natürliches Rosenöl mit Geraniumöl oder Palmarosaöl gestreckt. Dies sind zwar natürliche Öle, aber eine Mischung von preiswerten Ölen mit teurem Rosenöl, als natürliches Rosenöl verkauft, ist – wenn auch nicht gesundheitsschädlich – ein wirtschaftlicher Betrug.

Mit Hilfe der Ultraspurenanalytik (Gaschromatographie, Massenspektrometrie usw.) ist man heute in der Lage, auch die kompliziertesten Öle rein synthetisch nachzustellen. Selbst erfahrene Parfümeure können sie im Duft nicht mehr von natürlichen Ölen unterscheiden. In der Parfümerie werden synthetische Öle vielfältig eingesetzt. Der Parfümeur verfügt also für seine Kreationen neben den natürlichen Duftstoffen über eine Riesenpalette von nachempfundenen naturidentischen Duftstoffen.

«Naturidentisches Öl» ist eine geschickte Formulierung für ein synthetisch hergestelltes Öl. Rein chemisch betrachtet kann es mit einem natürlichen nahezu identisch sein. Allerdings lassen sich synthetische Öle nur in einer Reinheit von 98 % herstellen, was schon einen sehr hohen Reinheitsgrad bedeutet, aber es sind doch meist noch 2 % zum Teil unbekannte Beimengungen enthalten. Diese Stoffe können toxisch, ätzend oder allergieauslösend sein und somit die Therapiewirkung beeinflussen. Für die Aromatherapie und die Kosmetik sind synthetische Öle daher nicht zu gebrauchen, weil sie nicht sauber genug sind, um über die Haut oder innerlich eingesetzt zu werden.

Aber auch Pflanzen können während des Wachstums Verunreinigungen aufbauen. Pflanzenschutzmittel wie Biozide oder Pestizide – also synthetische Stoffe, die eine Pflanze während ihres Wachstums vor Krankheiten und tierischem Schädlingsbefall schützen sollen – müssen für die behandelte Pflanze verträglich sein, Schädlinge wie Unkräuter oder Fraßfeinde aber vernichten. Zu den Bioziden zählen auch Wuchsstoffe, Wachstumsregulatoren, Lock- und Abwehrstoffe, Sterilantien und einige andere mehr. Alle diese Stoffe mögen für das ungehinderte Wachstum der Pflanzen von Bedeutung sein, sie dürfen aber auf keinen Fall in die ätherischen Öle gelangen. Die Pflanze selbst produziert die ätherischen Öle ja auch vorwiegend als Abwehrmittel gegen Pilze, Bakterien und andere Krankheitserreger sowie gegen Fraßfeinde.

Wie aber findet man nun qualitativ einwandfreie ätherische Öle, die für die Aromatherapie geeignet sind? – Reformhäuser, Bioläden, Apotheken und Spezialgeschäfte bieten in der Regel ausschließlich hochwertige ätherische Öle an. Dort erhält man auch Informationen über Herstellungsverfahren und Anwendungsmöglichkeiten. Wer hingegen synthetische ätherische Öle verkauft, hat sicher wenig Interesse, umfassend zu informieren.

Inzwischen ist es gelungen, viele Produzenten davon zu überzeugen, ätherische Öle nur von Pflanzen aus kontrolliert biologischem Anbau herzustellen. Dies bedeutet ein Höchstmaß an Qualitätsgarantie. Eine Spurenanalyse bestätigt die Reinheit der Öle. Die Kenntlichmachung auf der Flasche sollte über folgende Punkte Auskunft geben: Pflanzenart (auch mit lateinischer Bezeichnung), Anbauort, Herstellungsland und Art der Herstellung (Kaltpressung, Wasserdampfdestillation oder Extraktion).

Können ätherische Öle giftig sein?

«Alles ist Gift, und nichts ist ohne Gift, allein die Dosis macht, daß ein Ding kein Gift sei.»   *Paracelsus*

Die stärksten Gifte kommen in der Natur vor. Natürliche Stoffe sind also durchaus nicht immer ungefährlich und ungiftig. Die besten Substanzen können schädlich sein, wenn sie in zu großer Menge und zum falschen Zeitpunkt eingesetzt werden.

Die Aromatherapie ist bei richtiger Anwendung eine wirkungsvolle Therapie, die keine Gefahr darstellt. Der Aromatherapeut muß jedoch die Dosierung sehr fein bemessen, damit der für den Heilungsprozeß richtige Wirkungsgrad erreicht wird. Manche ätherischen Öle haben bei längerem Gebrauch oder zu hoher Dosierung eine gewisse Toxizität (Giftwirkung), vor allem Öle, die als Hauptbestandteile Ketone enthalten (z. B. Kampher, Thyjon, Pulegon, Pinocamphon, Atlanton, Methon, Verbenon, Cavacrol, Thymol, Eugenol), die bei empfindlichen Personen nervöse Störungen, Krämpfe und bei dafür Veranlagten epileptische Anfälle auslösen können. Bisher bekannte Zwischenfälle sind aber immer durch zu hohe Dosen oder zu lange Behandlungsdauer verursacht worden. Es ist daher wichtig, sich an die empfohlenen Dosierungen zu halten und die Wirkung aufmerksam zu beobachten, dann steckt in der Therapie mit ätherischen Ölen keine Gefahr.

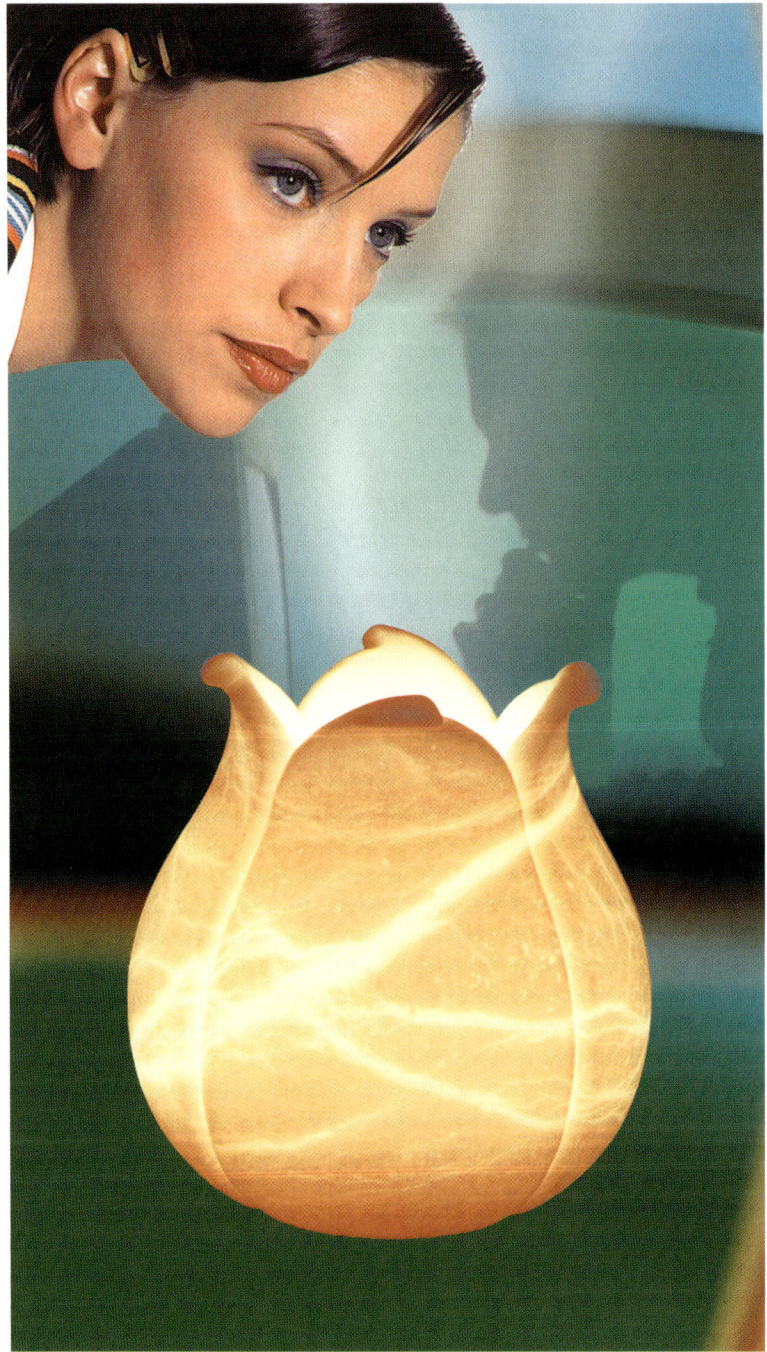

Alabaster-Duftlampe mit elektrischem Anschluß. Die Glühbirne erhitzt das Wasser, das sich in einer Schale darüber befindet.

Die drei Wege der Aromatherapie

Seit dem Ende des 18. bis ins 20. Jahrhundert erforschten die Chemiker die aktiven Bestandteile von Heilpflanzen und identifizierten und isolierten einzelne Wirkstoffe, z. B. Chinin, Koffein, Morphium, Aspirin und vieles mehr. Dies führte weg von der Verwendung natürlicher Heilpflanzen und ätherischer Öle zu medizinischen Zwecken. In der Aromatherapie macht aber gerade die Komplexität in der Pflanze und später im ätherischen Öl die Heilkraft aus. Die Einzelbestandteile eines Öls oder einer Pflanze sagen noch nichts über die therapeutische Wirkung aus; hier hängt es von der Fachkenntnis des Therapeuten ab, wie er die ätherischen Öle mischt und einsetzt. Das ätherische Öl ist durch den Vorgang der Destillation ein anderes Produkt als die Heilpflanze. So entsteht z. B. erst durch die Destillation der Kamille das stark entzündungshemmende Chamazulen, das in der lebenden Pflanze nicht vorkommt.

Man unterscheidet drei Arten der Aufnahme ätherischer Öle: durch den Mund, durch die Nase und über die Haut.

1. Aufnahme durch den Mund (oral)

Die orale Anwendung erfordert am meisten Aufmerksamkeit von seiten des Therapeuten. Vor allem muß er sich über die Toxizität der einzelnen ätherischen Öle und ihre Dosierung genau ins Bild setzen.

Verdünnte oder unverdünnte Einnahme Manche Menschen können ein bis drei Tropfen Pfefferminz- oder Tea-Tree-Öl direkt in den Mund nehmen und, mit Speichel vermischt, ohne weiteres hinunterschlucken. Für die meisten ist der Geschmack aber viel zu scharf. Darum empfiehlt es sich, etwa bei Halsentzündungen, ein bis zwei Tropfen ätherisches Öl mit einem Teelöffel Honig gründlich zu verrühren und die Mischung langsam im Mund zergehen zu lassen. Ätherische Öle können ebenfalls auf Würfelzucker oder in Form von Kapseln aus der Apotheke eingenommen werden. Beide vorgenannten Öle haben eine stark desinfizierende Wirkung, Tea-Tree zudem eine antivirale.

Wegen des eher strengen Geschmacks der meisten ätherischen Öle ist eine Verdünnung angenehmer. Hierfür eignen sich Alkohol in Trinkstärke, Mandelöl, Olivenöl, Haselnußöl. Sehr häufig wird auch eine Kräutertee-Imitation empfohlen: Man gibt einige Tropfen ätherisches Öl in eine Tasse, dazu etwas Honig oder Sahne, vermischt gut und füllt mit Tee oder heißem Wasser auf.

Ätherische Öle als Würze Ätherische Öle eignen sich hervorragend als Würze in der Küche (siehe «Aromatherapie im Kochtopf», Seite 195). Citrusöle beispielsweise sind eine ideale Beigabe zu Salatsaucen und Müsli.

2. Aufnahme durch die Nase (nasal)

Über die Nase geht der Duft direkt ins Gehirn, ins limbische System, oder über das Volmeronasalorgan direkt in die Psyche. Nur das Volmeronasalorgan leitet die menschlichen Sexuallockstoffe (Pheromone) weiter. Versuche in Kalifornien haben ergeben, daß der Mensch nicht, wie früher angenommen, auf tierische Sekrete wie Ambra, Zibet und Moschus reagiert, sondern nur auf die Pheromone seiner eigenen Gattung (Quelle: Dr. David Berliner, San Francisco).

Inhalation Die Inhalation ist die einfachste und wirkungsvollste Behandlungsmethode bei Erkältungskrankheiten wie Schnupfen, Bronchitis und Nebenhöhlenentzündung. Man gibt ätherische Öle (Salbei, Kiefer, Lavendel, Kamille usw.) in ein Gefäß mit sehr heißem, aber nicht mehr kochendem Wasser, bedeckt Kopf und Gefäß mit einem Tuch und inhaliert den Dampf acht bis zehn Minuten lang (möglichst dreimal am Tag).

Die Taschentuchinhalation, also das Beträufeln eines Taschentuches mit ätherischen Ölen, bewährt sich besonders bei Erkältungskrankheiten (siehe Seite 157 f.), als Muntermacher bei Ermüdungserscheinungen oder bei Schlaflosigkeit.

Eine andere Variante kommt aus der Hobbythek: Ein 3×3 cm großes Stück aus einem Papiertaschentuch schneiden und mit einem oder zwei Tropfen ätherischem Öl benetzen. Dann das Papierstück so zusammenknüllen, daß die befeuchtete Seite nach innen liegt. Vor dem Einschlafen in jedes Nasenloch ein solches Papierknäuel stecken. Am nächsten Morgen wird man erstaunt feststellen, daß eine erhebliche Besserung eingetreten ist – man hat die ganze Nacht automatisch inhaliert.

Für kosmetische Zwecke bewährt sich die Gesichtssauna; sie pflegt die Haut und reinigt gleichzeitig die Atemwege. Ähnlich wie bei der Inhalation wirken Wärme, Feuchtigkeit und ätherische Öle gemeinsam auf die Haut. Es empfiehlt sich, sowohl bei der Inhalation wie bei der Gesichtssauna die Augen geschlossen zu halten.

Aerosolerzeuger (Diffusor) Hier werden die ätherischen Öle vorwiegend zu Heilzwecken verwendet. Die Wirkung ist ähnlich wie bei einem Waldspaziergang in einer gebirgigen Landschaft. Dort produzieren die Bäume und die aromatischen Pflanzen ihre ätherischen Öle mit Hilfe der Sonnenenergie, und der Wind verteilt die Düfte in alle Richtungen. Dadurch bildet sich ein natürliches Aerosol in Form von ionisiertem Sauerstoff. Die Atmosphäre wird gereinigt, man atmet leichter. Der Mensch fühlt sich nach so einem Spaziergang erfrischt, denn die elektrisch negativ geladene Luft wirkt keimtötend und gleichzeitig belebend auf den ganzen Organismus, besonders auf die Atmungsorgane.

Im Handel werden elektrisch betriebene Diffusoren angeboten, die ohne Erwärmung und ohne weitere Zusätze Aerosole produzieren. Ein guter Diffusor verteilt das ätherische Öl in sehr kleine Tröpfchen und vergrößert damit die Oberfläche um mehr als das Zehntausendfache. Die ionisierten Mikropartikel schweben mehrere Stunden in der Luft und revitalisieren sie durch ihre antiseptischen und desodorierenden Eigenschaften. Ätherische Öle haben dank ihrer Fettlöslichkeit die Fähigkeit, sich gleichmäßig durch die Haut zu verbreiten.

Duftlampe Die Duftlampe ist die populärste Art, ätherische Öle verdampfen zu lassen. Sie kann entweder elektrisch oder mit einem Teelicht als Wärmequelle betrieben werden. Wichtig ist, daß die Wasserschale genügend groß und tief ist. Teelichter brennen erstaunlich lan-

Folgende Doppelseite: Die Duftlampe ist für viele der Einstieg in die Aromatherapie. Das Angebot an geeigneten Modellen ist sehr vielseitig.

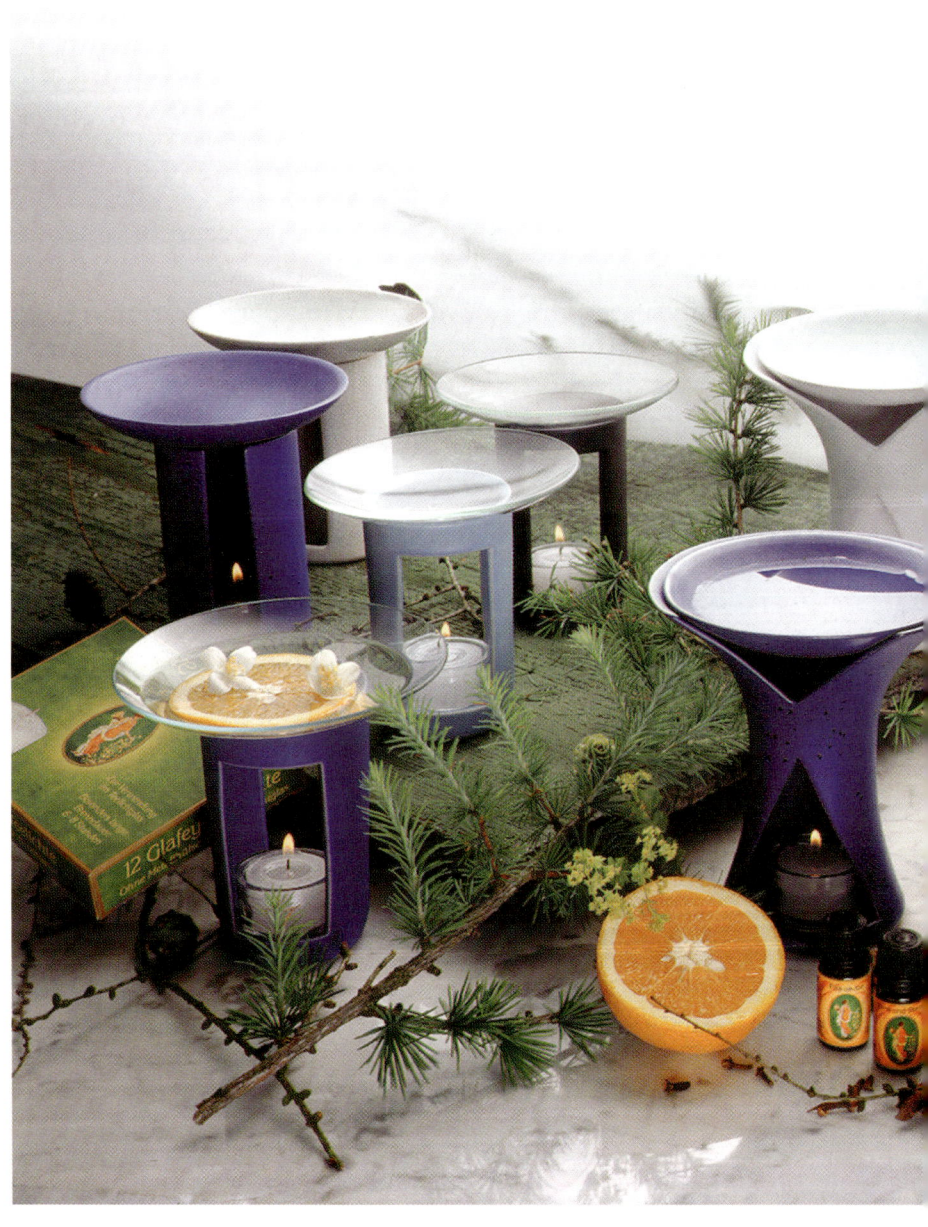

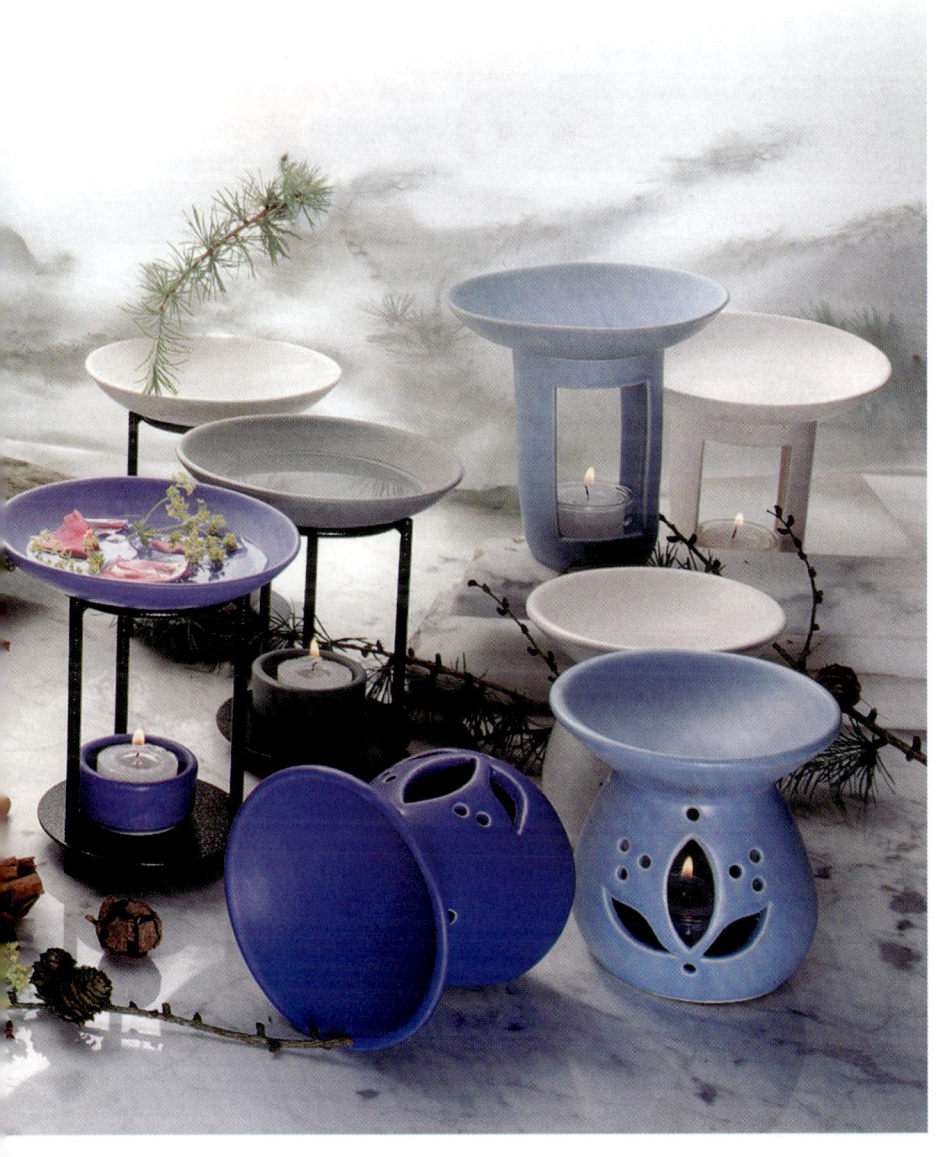

ge, man muß also mehrmals frisches Wasser nachfüllen. Der Abstand vom Teelicht zur Wasserschale darf nicht zu klein sein, damit das Wasser nie zu heiß wird. Verdampft das Wasser zu schnell, kann das ätherische Öl oxidieren. Dabei geht die gewünschte Wirkung verloren, und es kommt häufig zu Kopfschmerzen.

Je nach Raumgröße nimmt man sechs bis acht Tropfen ätherische Öle. Wünscht man eine anregende oder entspannende oder desinfizierende Komponente, so kann man die dafür geeigneten Öle nach Belieben mischen, allerdings nur solche Öle, die sich gut vertragen (siehe «Pflanzenprofile», Seite 39 ff.).

Nach Gebrauch muß die Duftlampe gründlich gereinigt werden – harzige Rückstände am besten mit Alkohol, Kalkrückstände mit Essig.

Aromastream/Aromaventilator Diese Geräte eignen sich für schnelle Raumbeduftung. Sie haben keine Wärmequelle – die ätherischen Öle werden auf eine Kartusche geträufelt und mit Hilfe eines eingebauten kleinen Ventilators mit der Raumluft verwirbelt. Schon nach wenigen Sekunden empfindet man den Duft im Raum.

Thermoduftstein Dieses praktische Gerät wird mit einer Elektrowärmeplatte mild beheizt. Da es also keine Brandgefahr durch eine Kerze birgt, ist es besonders geeignet für Kinder- und Krankenzimmer sowie für Altenheime. Die ätherischen Öle werden in die dafür vorgesehene Wasserschale gegeben.

Duftstein aus Terrakotta Dieser ist besonders geeignet zum Beduften von Badezimmer und WC, des Arbeitsplatzes und von Schränken. Man sollte aber möglichst immer die gleiche Duftmischung verwenden. Falls man sie verändern will, sollte man den Terrakottastein mindestens 5 Minuten bei 180 Grad ausbrennen.

Duftvliese sind geeignet, um den Wäscheschrank zu parfümieren und Insekten zu vertreiben. Im Auto halten sie, mit den richtigen Ölen beträufelt, frisch und munter.

3. Aufnahme über die Haut (perkutan)

Gleich ob man die ätherischen Öle innerlich oder äußerlich anwendet, sie diffundieren durch die Haut und dringen tief in das Gewebe und in das Atmungssystem ein. Bei klinischen Versuchen hat man festgestellt, daß ein verdünntes Lavendelöl, auf den Bauch leicht einmassiert, bereits nach zwanzig Minuten im Blut nachweisbar ist. Obwohl es unwahrscheinlich klingt, ist die Wirkung über die Haut schneller und direkter als bei der oralen Einnahme, wo die ätherischen Öle zum Teil erst im Magen und Darm verdaut werden und die Dosis erhöht werden muß.

Massage Bei der Massage dringen die ätherischen Öle, die fast immer mit einem Trägeröl vermischt sind, tief in das Gewebe ein und verstärken die Wirkung der Massage. Die Aroma-Massage ist sicher eine der ältesten Heilmethoden, denn schon im Altertum wurden Duftöle für Massagen verwendet.

Während der Massage kann der Masseur Spannungen, Stauungen und Schmerzregionen aufspüren und mit Hilfe der richtigen ätherischen Öle Linderung und Heilung bringen. Aromatherapie und Massage stärken sich in ihrer Wirkung gegenseitig, denn die Massage fördert das Eindringen der Öle in das Gewebe und lenkt sie an die Stellen, wo sie am meisten gebraucht werden.

In gewissen Fällen kann man ätherische Öle auch unverdünnt direkt auf die Haut aufbringen, etwa bei der Behandlung von Wunden, Ekzemen, Insektenstichen, Neuralgien und Rheumatismus. Es empfiehlt sich aber, vorher einen Allergietest auf der Innenseite des Unterarms zu machen.

In der chinesischen «An-Mo-Massage», in Europa als Akupressur bekannt, werden ebenfalls ätherische Öle verwendet.

Einreibung Hier unterscheidet man zwischen fitmachenden Morgeneinreibungen, entspannenden Abendeinreibungen sowie kreislaufanregenden, schmerzlindernden, aphrodisierenden, atmungsfördernden und verdauungsfördernden Einreibungen. (Anleitung siehe unter «Prof. Wabners Aromatische Hausapotheke», Seite 152 f.)

Aromatische Bäder Sogenannte Heilbäder nehmen in der Naturheilkunde einen wichtigen Platz ein, sei es als Vollbad oder als weniger aufwendiges Sitz-, Hand- oder Fußbad. Der Duft der ätherischen Öle steigt während des Badens angenehm in die Nase, und das Öl wird über das warme Wasser vom ganzen Körper gleichmäßig aufgenommen.

Die ätherischen Öle müssen immer gelöst und erst ganz zum Schluß in das Badewasser gegeben werden. Zum Emulgieren nimmt man etwas neutrales Bademittel, Honig, Pflanzenöl oder einen halben Becher süße Sahne; auch Meersalz hat sich bewährt. In diesen Dispersionsmitteln vermischt man die ätherischen Öle gründlich und verteilt sie, kurz bevor man in die Wanne steigt, gleichmäßig im Wasser. Ohne «Lösungsmittler» würden die ätherischen Öle, die ja nicht wasserlöslich sind, als einzelne Tropfen auf der Wasseroberfläche schwimmen und dort, wo sie auftreffen, beispielsweise auch auf den Augenschleimhäuten, unangenehme Reizungen hervorrufen.

Kosmetik In der Kosmetik macht man Gesichtspackungen, Kompressen und Masken mit Zusatz von ätherischen Ölen. Sie wirken reinigend, nährend, vitalisierend, fördern die Abstoßung der verhornten Zellen und regen die Blutzirkulation an. Sie können feuchtigkeitsspendend und entzündungshemmend, aber auch austrocknend sein, was durchaus gewünscht sein kann (z. B. bei der Behandlung von Pickeln und Warzen). Für die Hautpflege gibt es Cremes mit Zusatz von ätherischen Ölen.

PROF. WABNERS
AROMATISCHE HAUSAPOTHEKE

D ie folgenden Angaben stützen sich weitgehend auf die Bücher von Valerie Worwood, Shirley Price, Robert Tisserand, Dr. Nelly Grosjean, Dr. Daniel Pénoël, Patrick Collin sowie auf eigene Mischungen und Anwendungen. Selbstverständlich dürfen die hier beschriebenen Hausmittel und ihre Anwendung in ernsten Fällen nicht vom Arztbesuch abhalten. Sie sollen vielmehr helfen, die kleinen Beschwerden, die im Alltag auftreten, vor allem auch bei Kindern und Jugendlichen, zu lindern und den Heilungsprozeß einzuleiten.

Die angegebenen Dosierungen sind nur Vorschläge. Sie wurden am Menschen ausprobiert, meist am Autor selbst, sie sollten aber nicht als

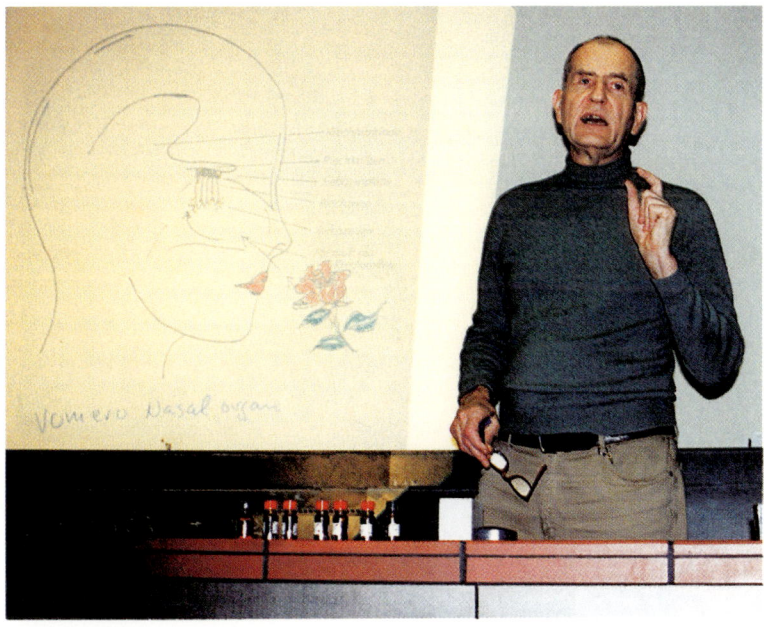

Professor Wabner während einer Vorlesung an der Technischen Universität München.

absolut zutreffend für die jeweilige Person genommen werden. Von ganz entscheidender Bedeutung ist hier das Ausprobieren. Auf jeden Fall sollte man immer auf die Bedürfnisse des Patienten eingehen. Wichtig ist die Frage: Gefällt das Öl, vor allem: Gefällt der Duft? Wenn nicht, wechselt man das Öl oder greift zu einer anderen Mischung. Besonders schwererträgliche Öle wie Tea-Tree können durch Lavendel oder, noch besser, durch Rose sehr viel anziehender gemacht werden.

Gehen Sie auf keinen Fall wesentlich über die angegebenen Rezepturen hinaus. Denken Sie immer daran, daß ätherische Öle starke Drogen sind, die auch Schmerzen bereiten können. Vor allem Augen und Schleimhäute sind vor scharfen Ölen wie Pfefferminz, Thymian, Rosmarin und Nelke zu schützen. Sollte doch einmal eines dieser Öle z. B. in die Augen gelangen, so waschen Sie sie zuerst mit einem fetten Öl – im Extremfall also mit Olivenöl oder notfalls mit geschmolzener Butter – aus (die ätherischen Öle sind ja bekanntlich fettlöslich, aber praktisch nicht wasserlöslich). Erst wenn die Öle auf diese Weise weitgehend aus den Augen bzw. von den Schleimhäuten entfernt sind, kann man wieder mit Wasser vorgehen. Bewahren Sie ätherische Öle auf jeden Fall unzugänglich für Kinder auf. Hat ein Kind ätherisches Öl getrunken, sofort Pflanzenspeiseöl nachtrinken lassen.

Die Hausapotheke sollte mindestens die folgenden zehn ätherischen Öle enthalten: Lavendel, Tea-Tree, Eukalyptus, Geranie, Deutsche (oder Blaue) Kamille, Nelke, Pfefferminz, Rosmarin, Thymian rot oder Winterthymian und Zitrone. Auch Rosenwasser sollte nicht fehlen. Als luxuriöser Zusatz ist Rosendestillat zu empfehlen. Als Trägeröl, in das man die ätherischen Öle hineinmischen kann, ist Jojobaöl am besten geeignet. Zweckdienlich sind aber auch die anderen fetten Öle wie Macadamiaöl, Mandelöl und sogar das Olivenöl, obwohl es einen meist kräftigen Eigengeschmack und -duft hat (siehe auch Seite 133 ff.). Klarer Schnaps oder Wundalkohol und ein Glas Honig sollten ebensowenig fehlen wie eine Tropfpipette zum genauen Abmessen der ätherischen Öle.

Für die praktischen Anwendungen siehe auch «Die drei Wege der Aromatherapie» (Seite 141 ff.) und «Erprobte Ratschläge» (Seite 220 ff.).

Kräuterkammer im Schloß der Gräfin Cosel in Stolpen bei Dresden.

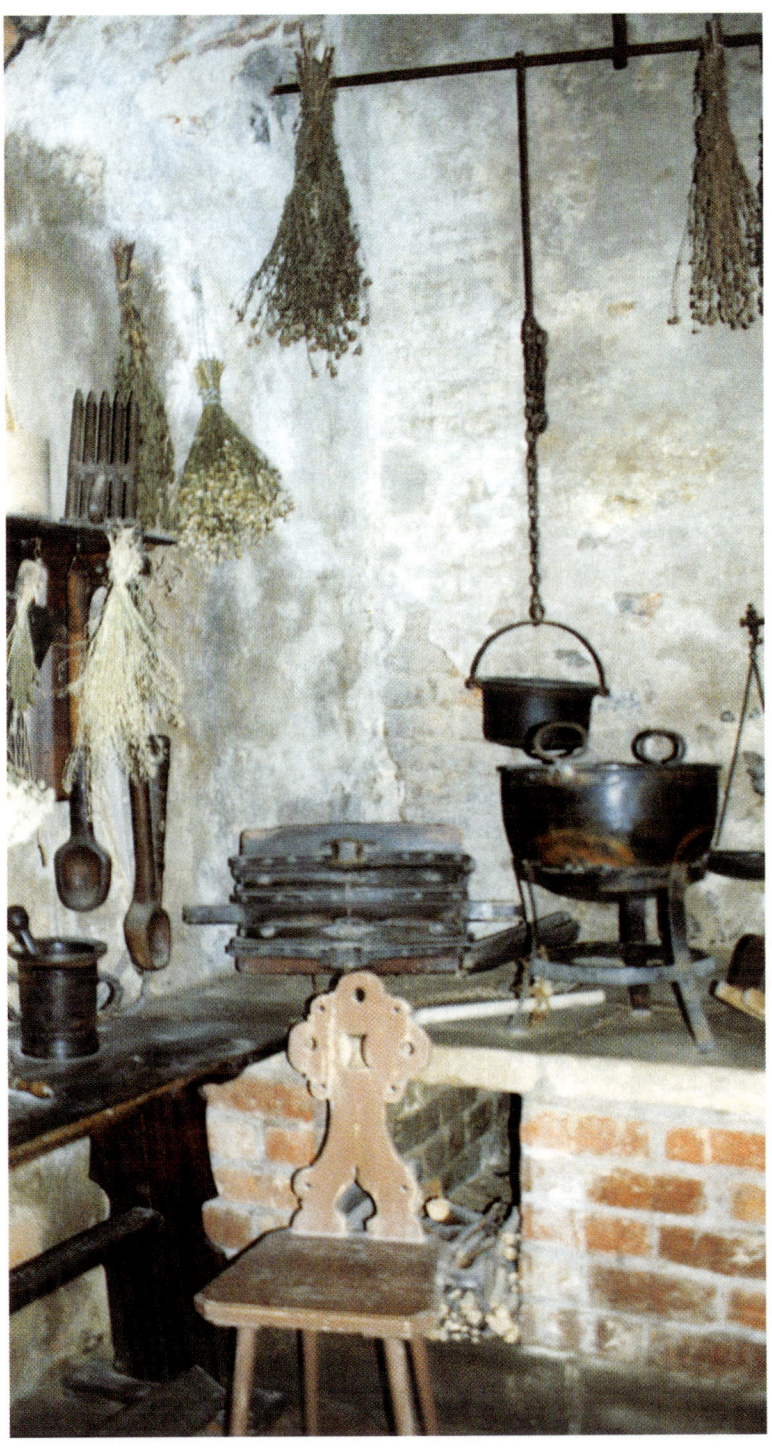

Aromatische Einreibungen
für Gesundheit und Wohlbefinden

Beste Tageszeit für
Vitalisierende Einreibungen: morgens zwischen 6 und 9 Uhr
Kreislaufanregende Einreibungen: vormittags gegen 10 Uhr und
am Nachmittagstiefpunkt zwischen 15 und 16 Uhr
Atmungsfördernde Einreibungen: morgens und abends
Verdauungsfördernde Einreibungen: nach den Hauptmahlzeiten
Entspannende Einreibungen: zwischen 18 und 24 Uhr
Aphrodisische Einreibungen: zur Bettzeit

Vitalisierende Einreibungen (morgens) Diese Einreibungen sollen den Körper wach machen und die körperliche und geistige Leistungsfähigkeit steigern. Man mischt je 3 Tropfen Rosmarin, Geranie, Zitrone, Kiefer, Sandelholz, Rosenholz und Zeder. Diese Mischung gibt man in 50 ml neutrale Körperlotion oder in Öl und verteilt sie nach der letzten kalten Dusche auf dem gesamten Körper (Brust, Nacken, Wirbelsäule, Arme, Beine, Fußsohlen und Solarplexus).

Kreislaufanregende Einreibungen (morgens und nachmittags) Diese Einreibungen sollen die Probleme mit schweren Beinen erleichtern und auch gegen Cellulite wirken. Man reibt mit 10 bis 15 Tropfen eines kreislaufanregenden Gemischs aus je 1 Tropfen Zitrone, Zypresse und Lavendel oder aus Salbei, Birke oder Wacholder und Pfefferminz (verdünnt in einem Eßlöffel Öl) die Füße, die Waden, die Oberschenkel und das Gesäß ein, wobei man von den Füßen aufwärts bis zur Hüfte vorgeht.

Atmungsfördernde Einreibungen (morgens und abends) sollen Atmungsprobleme bei Infektionen erleichtern und Erkältungen möglichst verhüten. Man mischt auf 50 ml Trägeröl je 3 bis 5 Tropfen Eukalyptus und Kiefer oder Eukalyptus, Lavendel und Kamille oder Oregano, Majoran, Eisenkraut, Basilikum und Lavendel oder Lavendel, Kiefer, Eukalyptus, Thymian, Rosmarin und Cajeput und reibt sich damit täglich Brust, Rücken und Solarplexus ein.

Verdauungsfördernde Einreibungen (nach den Hauptmahlzeiten) sollen die Verdauung anregen und Probleme mit Blähungen, Luftschlucken und Gasansammlung in den Gedärmen beseitigen. Die wichtigsten ätherischen Öle sind: an erster Stelle Kümmel als das Wundermittel bei Luftschlucken, aber auch Gemische aus je 3 Tropfen Kümmel und Muskatnuß oder aus je 3 Tropfen Kümmel, Muskatnuß und Koriander und 1 Tropfen Pfefferminz. Die jeweilige Mischung mit einem Teelöffel Trägeröl verdünnen und nach den Mahlzeiten im Uhrzeigersinn auf Bauch, Unterleib und Solarplexus einreiben.

Entspannende Einreibungen (abends oder nach besonderen Anstrengungen) Diese Einreibungen entspannen Körper und Nerven und sollen zu einem erholsamen Schlaf führen. Gemischt werden (jeweils in 20 ml Trägeröl): je 6 Tropfen Lavendel und Majoran oder 5 Tropfen Lavendel, 5 Tropfen Kamille und 3 Tropfen Rosenholz oder je 2 Tropfen Lavendel, Majoran, Rosenholz, Petitgrain und Lemongrass. Die Mischung nach einer warmen Dusche oder einem Bad sanft auf Brust, Rücken, Nacken, Solarplexus, Wirbelsäule, Fußsohlen, Arme und Beine einreiben. Wenn man sich jetzt auch noch von allen Alltagsproblemen löst, steht einer kompletten Entspannung nichts mehr im Wege.

Aphrodisische Einreibungen (zur Bettzeit) Im allgemeinen schwindet die sexuelle Potenz, wenn die Lebensenergie nachläßt, was auch nach Infektionskrankheiten der Fall sein kann. Aphrodisische Einreibungen regen das gesamte Drüsensystem an. Mit Hilfe der ätherischen Öle bekommt es neue Energie, die sexuelle Kraft steigt. Mischungen: für die Damen je 3 Tropfen Sandelholz, Ylang-Ylang und Rose oder Rosenholz, für die Herren Patchouli, Ylang-Ylang und Rose oder Rosenholz, jeweils in 30 ml Trägeröl. Aber auch eine Mischung aus je 1 Tropfen Rosmarin, Bohnenkraut, Nelke, Thymian, Kiefer, Zimt, Koriander, Ylang-Ylang und Muskatnuß auf 30 ml Trägeröl kann Wunder wirken. Eine weitere gute Mischung ist Zimt, Koriander, Rosmarin, Nelke, Ingwer und Majoran (je 2 Tropfen in 30 ml Trägeröl). Die Einreibung erfolgt auf den gesamten Körper (Brust, Nacken, Wirbelsäule, Arme, Beine, Fußsohlen und Solarplexus).

Anwendungen von A bis Z

Abszess Eine Kompresse mit je 2 Tropfen Lavendel, Tea-Tree und Kamille zweimal täglich auf das geschwollene Gebiet auflegen.
Weitere geeignete Öle: Eukalyptus, roter Thymian, Zitrone.

Allergie Hierfür hält die Phytotherapie ein sehr wichtiges und interessantes Medikament bereit: den chinesischen Tee Ma Huang (*herba ephedra sinica*, das Meerträubchen). Der Tee sollte jedoch keinesfalls am späten Nachmittag oder abends getrunken werden, weil er stark munter macht. Bei Bluthochdruck ist er verboten.

Allergische Symptome können gemildert werden durch die Anwendung folgender Öle in Haut- und Körperölmischungen: Deutsche Kamille, Jasmin, Neroli, Rosendestillat. Natürlich kann man mit diesen Ölen auch ein duftendes medizinisches Bad bereiten.
Siehe auch: «Heuschnupfen».

Aufgesprungene Lippen Tragen Sie folgende Mischung auf: 2 Tropfen Geranie und 2 Tropfen Kamille, gut gemischt und verdünnt in einem Teelöffel fettem Öl. Man kann auch folgendes Öl einsetzen: 10 Tropfen Geranie, 10 Tropfen Kamille, 5 Tropfen Zitrone, 5 Tropfen Lavendel, verdünnt in 30 ml fettem Öl.
Weitere geeignete Öle: Eukalyptus und vor allem Rose.

Bauchschmerzen Wenn die Schmerzen andauern und an Intensität zunehmen, muß auf jeden Fall ein Arzt beigezogen werden, denn es könnte eine Blinddarmentzündung oder ein anderes ernstes Problem dahinterstecken.
Oberer Bauch: 3 Tropfen Pfefferminz, 2 Tropfen Nelke, in einem Teelöffel fettem Öl verdünnt. Diese Mischung über dem schmerzhaften Gebiet im Uhrzeigersinn auftragen und vorsichtig massieren.
Weitere Öle: Eukalyptus und Kamille.
Unterer Bauch: 2 Tropfen Thymian und 3 Tropfen Eukalyptus, verdünnt in einem Teelöffel fettem Öl. Diese Mischung im Uhrzeigersinn auftragen und einmassieren.
Weitere Öle: Geranie, Pfefferminz, Rosmarin.
Innere Anwendung: Siehe «Magenprobleme».

Bindegewebsentzündung (nach ärztlicher Diagnose) Hilfreich ist eine Massage des entzündeten Gebiets mit 2 Tropfen Rosmarin, 2 Tropfen

Lavendel, 1 Tropfen Pfefferminz und 1 Tropfen Nelke, verdünnt in einem Teelöffel fettem Öl. Von dieser Mischung kann man auch 4 Tropfen in ein heißes Bad geben. Allerdings sollten die ätherischen Öle dann nicht mit fettem Öl verdünnt, sondern mit Sahne oder Honig vermischt werden.
Weitere Öle: Kamille und Thymian.

Erprobt ist auch folgende Formel: je 3 Tropfen Nelke, Kamille und Thymian, verdünnt in einem Teelöffel fettem Öl. Vor allem bei entzündungsbedingten Schulterschmerzen hat sich eine tägliche Massage mit diesem Öl bewährt.

Bindehautentzündung Hier wird von alters her Rosenwasser eingesetzt. Ich selbst tropfe nur 2 bis 3 Tropfen davon in das entzündete Auge. Die Heilung geht sehr rasch vonstatten. Man kann das Rosenwasser auch mit 1 Tropfen Kamille (auf 100 ml Rosenwasser) anreichern. Nach gutem Mischen läßt man diese Lösung etwa 7 bis 8 Stunden stehen. Sollte sie trüb geworden sein, filtern Sie sie durch einen Kaffeefilter und benutzen diesen zusätzlich als Kompresse für die (geschlossenen) Augenlider.

Falls das Kamillenöl zu allergischen Reaktionen führt, sollte man Kamillentee und Rosenwasser zu gleichen Teilen oder reinen Kamillentee verwenden.

Blasen 1 Tropfen Lavendel und 1 Tropfen Kamille unverdünnt direkt auf die Blase geben und vorsichtig einreiben.
Weitere geeignete Öle: Tea-Tree und Zitrone.

Blasen von Verbrennungen und Verbrühungen Nicht ausstechen! 1 Tropfen Lavendelöl unverdünnt direkt auf die Blase geben und vorsichtig einreiben. Dann ein Stückchen Eis etwa 10 Minuten auf die Blase drücken und sie anschließend mit einem trockenen, sauberen Stück Stoff bedecken. Diese Prozedur öfter am Tag wiederholen.
Weitere Öle: Tea-Tree, Eukalyptus.

Blaues Auge Je 1 Tropfen Geranie und Kamille mit einem Teelöffel Rosenwasser gut mischen. Dazu 1 Teelöffel eiskaltes Wasser geben. Nun einen Baumwoll- oder Leinenlappen mit der Mischung tränken und auf das geschlossene Auge und das umliegende Gebiet legen.
Weitere geeignete Öle: Lavendel und Rose.

Bluterguß siehe Quetschung

Blutung Bei Blutung einer offenen Wunde setzen Sie eine Kompresse mit folgenden Ölen ein: 1 Tropfen Geranie, 1 Tropfen Zitrone, 1 Tropfen Kamille.
Weitere Öle: Rose, Cistrose, Pfefferminz, Immortelle.

Depressionen, Mutlosigkeit Ein uraltes Mittel gegen depressive Zustände ist Thymian. Bei uns hat sich eine Mischung von Thymian und Rose im Verhältnis 1:1 bewährt. Hiermit können Sie die Taschentuchinhalation vornehmen. Eine weitere Mischung setzt sich zusammen aus 1 Tropfen Thymian, 1 Tropfen Kamille, 5 Tropfen Lavendel und 5 Tropfen Rose. Davon werden 1 bis 2 Tropfen zur Inhalation mit dem Taschentuch benötigt. In einem Teelöffel fettem Öl verdünnt eignet sich diese Mischung sehr gut zum Einreiben von Nacken, Stirn und Schläfen. Eine Massage des Bauchs, vor allem in der Gegend des Zwerchfells, ist ebenfalls sehr hilfreich. Massieren Sie mit der angegebenen Mischung siebenmal im Uhrzeigersinn und anschließend siebenmal in der Gegenrichtung, wenn möglich über einen längeren Zeitraum.

Dicke Backe 1 Tropfen Kamille auf einen Streifen Leinen oder Baumwolle geben und direkt auf die Schwellung legen. Zusätzlich kann man die Backe und das umliegende Gebiet mit folgendem Öl einreiben: 3 Tropfen Lavendel und 2 Tropfen Tea-Tree, verdünnt in einem Teelöffel fettem Öl.
Weitere Öle: Zitrone und Geranie.

Durchfall (Diarrhö) Durchfall kann allerlei Ursachen haben: Nahrung, Nervenprobleme, Viren. In allen Fällen trinken Sie große Mengen reines Wasser. Man kann sich das Getränk auch angenehmer machen, indem man 1 Tropfen des entsprechenden ätherischen Öls mit 1 Teelöffel Honig mischt und in einem Glas warmem Wasser verdünnt. Diese Mischung sollte man langsam trinken. Bei essensbedingtem Durchfall paßt Pfefferminz, bei nervenbedingtem ebenfalls, und bei durch Viren ausgelöstem Durchfall empfiehlt sich Eukalyptus.
Als Massageöl bei nahrungsbedingtem Durchfall mischt man 2 Tropfen Kamille, 3 Tropfen Pfefferminz und 1 Tropfen Eukalyptus in einem Teelöffel fettem Öl. Thymian und Tea-Tree sind für diese

Anwendung ebenfalls geeignet. Massieren Sie über den gesamten Bauch.

Nervöser Durchfall wird behandelt mit 1 Tropfen Kamille, 2 Tropfen Eukalyptus, 3 Tropfen Lavendel, verdünnt in einem Teelöffel fettem Öl. Zusätzlich können auch noch Pfefferminz, Zitrone und Geranie beigemischt werden. Mit dieser Mischung den gesamten Bauch massieren.

Bei Durchfall, der durch eine Virusinfektion ausgelöst wurde, wird folgendes Massageöl empfohlen: 3 Tropfen Thymian, 2 Tropfen Lavendel, 1 Tropfen Tea-Tree, verdünnt in einem Teelöffel fettem Öl. Behandlung wie oben. Zusätzlich können folgende Öle eingesetzt werden: roter Thymian, Zitrone, Eukalyptus.

Eingerissene Haut Stellen Sie folgende Mischung her, die Sie in die gereizte Stelle einmassieren: 10 Tropfen Geranie, 10 Tropfen Kamille, 5 Tropfen Zitrone, 5 Tropfen Lavendel, verdünnt in 30 ml fettem Öl. *Weiteres Öl:* Rosendestillat.

Erbrechen Geben Sie in ein Taschentuch eine Mischung aus 1 Tropfen Pfefferminz, 3 Tropfen Lavendel und 1 Tropfen Rosenöl und inhalieren Sie damit. Zum Einnehmen 2 Tropfen Pfefferminz, 1 Tropfen Lavendel und 1 Tropfen Rose in einem Teelöffel Honig verrühren und mit einer Tasse warmem Wasser auffüllen, gut verrühren und langsam trinken. Als äußerliche Anwendung den Bauch im Uhrzeigersinn mit einer Mischung von 3 Tropfen Pfefferminz, 1 Tropfen Rose und 5 Tropfen Lavendel, verdünnt in einem Teelöffel fettem Öl, massieren.

Erfrierungen Massieren Sie zunächst bis zu 5 Tropfen reines, unverdünntes Geranienöl, eventuell abwechselnd mit Lavendelöl, in die betroffenen Stellen. Wenn die Person sich erwärmt hat, kann man das Gebiet mit folgender Mischung massieren: 4 Tropfen Geranie und 2 Tropfen Nelke, verdünnt in einem Teelöffel fettem Öl.

Erkältung Hier sind grundsätzlich alle zehn Öle der Hausapotheke brauchbar. Für ein heißes Bad, in dem man auch tief inhalieren kann, wird folgende Mischung vorgeschlagen: 2 Tropfen Thymian, 2 Tropfen Tea-Tree, 1 Tropfen Eukalyptus und 3 Tropfen Zitrone. Für die Dampfinhalation über Nase und Mund empfiehlt sich eine Mischung von je 1 Tropfen Thymian, Tea-Tree, Lavendel und Nelke.

Außerdem kann man ein Taschentuch mit je 1 Tropfen rotem Thymian, Eukalyptus, Nelke und Pfefferminz mit sich tragen und daraus so häufig wie möglich inhalieren. Brust, Nacken, Stirn, Nase und Wangen mit folgender Mischung massieren: 1 Tropfen Zitrone, 3 Tropfen Eukalyptus, 3 Tropfen Rosmarin, verdünnt in einem Teelöffel fettem Öl.

Siehe auch: «Fieber», «Grippe», «Halsentzündung», «Heilpflanzenöl», «Husten».

Fieber Hilfreich ist ein warmes oder kühles Bad mit 2 Tropfen Eukalyptus, 3 Tropfen Pfefferminz und 5 Tropfen Lavendel oder eine Inhalation der gleichen Mischung mit heißem Dampf. Auch für Körperwaschungen kann diese Mischung verwendet werden.

Auf jeden Fall sollten im Raum Thymian und Lavendel (zusammen oder einzeln) versprüht werden. Eukalyptus und Rosendestillat sind ebenfalls geeignet.

Natürlich muß auch die Ursache des Fiebers abgeklärt werden.

Frostbeulen Geben Sie 1 Tropfen unverdünntes Geranienöl auf die betreffende Stelle. Wiederholen Sie dies ein- bis zweimal am Tag. Massieren Sie danach mit folgendem Öl: 5 Tropfen Geranie, 1 Tropfen Lavendel, 1 Tropfen Rosmarin, verdünnt in einem Teelöffel fettem Öl.

Weitere Öle: Tea-Tree und Kamille.

Siehe auch: «Erfrierungen».

Furunkel (Karbunkel) Baden Sie den Furunkel und seine Umgebung zweimal täglich in 2 Tropfen Lavendel und 2 Tropfen Tea-Tree, verdünnt in einer kleinen Schale heißem Wasser. Wenn die Entzündung sehr schlimm ist, fügen Sie 1 Tropfen Kamille hinzu.

Weitere Öle: Thymian, Zitrone.

Sie können auch zweimal täglich eine heiße Kompresse mit 1 Tropfen rotem Thymian anwenden. Wenn der Eiter ausgetreten ist, behandeln Sie die Stelle zweimal am Tag mit folgendem Öl: 3 Tropfen Lavendel, 2 Tropfen roter Thymian, 2 Tropfen Tea-Tree, verdünnt in einem Teelöffel fettem Öl oder auch unverdünnt.

Fußpilz Eine Mischung von 2 Tropfen Tea-Tree und 1 Tropfen Lavendel in einem kleinen Wattebausch aufnehmen und damit die befallenen Stellen an den Zehen und die Nägel benetzen. Hilfreich ist auch

das folgende Massageöl zum Einreiben der Füße: 5 Tropfen Tea-Tree und 1 Tropfen Zitrone, verdünnt in einem Teelöffel fettem Öl.
Weiteres wichtiges Öl: Roter Thymian.

Gallenkolik Auf ein Taschentuch 1 Tropfen Pfefferminz und 1 Tropfen Zitrone geben und aus diesem Tuch inhalieren. Außerdem kann man 2 Tropfen Pfefferminz, verdünnt in einem Teelöffel fettem Öl, über der Gallenblasengegend auftragen und kräftig einmassieren. Auch die Massage des Magenbereichs ist hilfreich. Zur Einnahme empfehlen sich 1 bis 2 Tropfen Rosenöldestillat auf einen Teelöffel Zucker (bzw. einen Würfelzucker). In schweren Fällen sind Taschentuchinhalation und Massageöl zusätzlich mit 1 Tropfen Rosenöldestillat zu versehen.
Weitere wichtige Öle: Rosmarin und Nelke.

Gelenkentzündung Solche Entzündungen sind vor allem bei älteren Personen recht häufig. Hier ist besonders die Massage der schmerzhaften Stellen mit folgendem Öl zu empfehlen: 10 Tropfen Kamille, 5 Tropfen Eukalyptus, 5 Tropfen Rosmarin, 3 Tropfen Lavendel und 7 Tropfen Pfefferminz, in 30 ml fettem Öl verdünnt. 3 Tropfen dieser Mischung können auch in eine Schüssel mit warmem Wasser gegeben werden. Darin werden die Hände ein wenig gebadet, wodurch die Wirkstoffe der ätherischen Öle in den Körper gelangen. Kompressen mit dieser Mischung sind ebenfalls zu empfehlen.
Weitere Öle: Tea-Tree, eventuell gemischt mit Rosendestillat.

Gerstenkorn Bei Augen- und Lidrandproblemen bewähren sich Rosenwasser und Myrtenhydrolat. Man gibt einige Tropfen davon ins Auge und bewegt die Lider auf und ab, oder man tropft mit Hilfe einer Tropfflasche das Hydrolat auf das Gerstenkorn. Ätherische Öle dürfen nie in die Augen gelangen und sind deshalb hier nicht angezeigt.

Grippe Die Symptome einer Grippeattacke können vielfältig sein: Fieber, Müdigkeit, Husten und Erkältung, Muskelschmerzen und allgemeine Erschöpfung. Eine Diskussion der verschiedenen Virusarten würde in diesem Zusammenhang zu weit führen. Die wirksame Bekämpfung einer Grippe erfordert schnelles Handeln. Am allerwichtigsten wäre natürlich ein entsprechend gestärktes Immunsystem, aber dazu ist es ja nach Ausbruch der Infektion schon zu spät.

Wenn Sie bereits Schüttelfrost haben und an Ihren Lippen einen schmerzhaften Druck spüren, sollten Sie ein heißes Bad mit folgenden Ölen nehmen: 5 Tropfen Tea-Tree, 3 Tropfen Lavendel, 2 Tropfen Thymian. Danach massieren Sie Ihren ganzen Körper (oder besser: lassen Sie sich massieren) mit folgendem Öl: 2 Tropfen Tea-Tree und 3 Tropfen Eukalyptus, verdünnt in einem Teelöffel fettem Öl. Legen Sie sich anschließend ins Bett. Das Schlafzimmer sollte mit Thymian und Lavendel ausgesprüht werden.

Trinken Sie viel, z. B. folgenden Trunk: 1 Tropfen Nelke und 2 Tropfen Lavendel, vermischt mit einem Teelöffel Honig und verdünnt in einer großen Tasse (¼ l) heißem Wasser. Trinken Sie langsam. *Erkältungsgrog bei Grippe:* Je 1 Tropfen ätherisches Öl von Oregano, Thymian, Zimt, Nelke, Geranie und Ingwer, 1 Eßlöffel Honig, Saft einer Zitrone. Die ätherischen Öle mit dem Honig gründlich vermischen, danach den Zitronensaft unterrühren und zuletzt mit ½ l heißem Wasser auffüllen. Mehrmals täglich davon trinken.

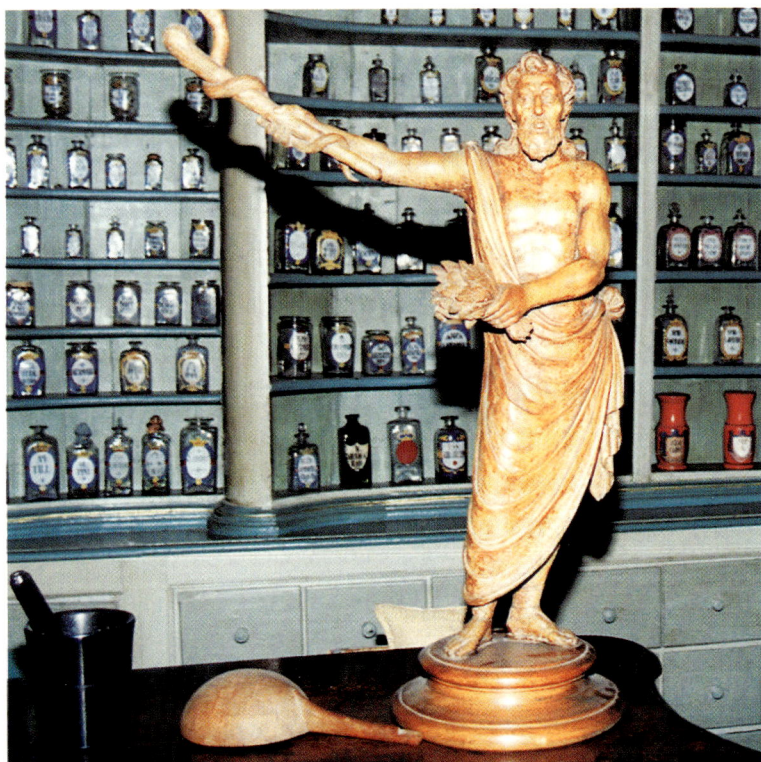

Der griechische Heilgott Äskulap. Deutsches Apotheken-Museum, Heidelberg.

Weiteres Öl bei Grippe: Kamille.
Siehe auch: «Erkältung», «Fieber», «Halsentzündung», «Heilpflanzen-öl», «Husten».

Gürtelrose Bei dieser besonderen Form der Herpeserkrankung, die immer in die Hände eines Arztes gehört, wirken unterstützend alle viruziden Öle. Besonders bewährt haben sich Tea-Tree, Melisse und vor allem Rosendestillat. Man mischt je 2 bis 3 Tropfen Melisse, Rose und Tea-Tree mit 20 ml Lavendelöl und sprüht diese Mischung auf das erkrankte Hautgebiet. Falls die Haut zu stark austrocknet, gibt man zu dieser Mischung Jojobaöl, allerdings erst beim Abklingen der Krankheit, weil vorher kein Fett an die Herpesbläschen darf. Auch Hydrolate von Melisse, Tea-Tree und Rose haben sich bewährt. Eine weitere wirksame Mischung ist Bergamotte, Eukalyptus, Zitrone und Geranie. Den Kontakt mit den erkrankten Hautstellen vermeiden, da der Bläschenausschlag ansteckend ist!

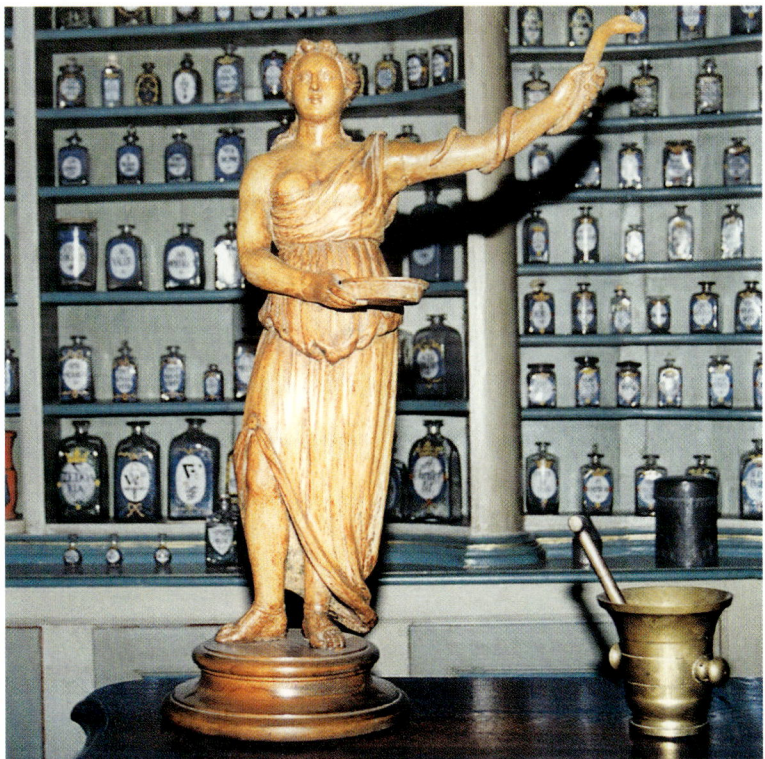

Hygieia, die griechische Göttin der Gesundheit. Deutsches Apotheken-Museum.

Halsentzündung Massieren Sie sich im Nacken und hinter den Ohren mit 5 Tropfen Kamille, 1 Tropfen Thymian, 2 Tropfen Zitrone, verdünnt in einem Teelöffel fettem Öl. Zur Dampfinhalation nehmen Sie 2 Tropfen Kamille, 3 Tropfen Lavendel und 1 Tropfen Thymian. *Weiteres geeignetes Öl:* Geranie.

Zusätzlich kann man folgende Lösung herstellen: 2 Tropfen Zitrone und 1 Tropfen Lavendel mit einem Teelöffel Honig vermischen, dazu ein Weinglas voll warmes Rosenwasser geben, wiederum gut mischen und mit dieser Lösung den Hals benetzen. Sie sollten die Lösung nicht hinuntertrinken, sondern versuchen, nur den Hals zu benetzen. Sie können sie auch mit wenig Wasser verdünnen und damit gurgeln.

Andere Möglichkeiten erschließen sich mit Tea-Tree-Öl: 3 Tropfen Tea-Tree mit 1 Tropfen Rose und einem kleinen Teelöffel klarem Schnaps mischen und in einem Glas warmem Wasser verdünnen. Mehrmals am Tag mit dieser Lösung gurgeln.
Siehe auch: «Katarrh».

Hautabschürfungen Die verletzte Stelle gut reinigen und mit 5 Tropfen Lavendel, verdünnt in einer Kaffeetasse warmem Wasser, behandeln. Danach 1 Tropfen Lavendel auf das verletzte Gebiet geben und es der Heilung überlassen.
Weitere wichtige Öle: Tea-Tree und roter Thymian.

Heilpflanzenöl (Rezept: Hobbythek, Jean Pütz) Die Mischung besteht aus 7,5 ml Pfefferminzöl, 2,5 ml Tea-Tree-Öl, 2,5 ml Thymianöl Typ Thymol und 2,5 ml Lavendelöl. Mischt man kleinere oder größere als die oben angegebenen Mengen, ist darauf zu achten, daß das Mengenverhältnis der Substanzen zueinander stimmt.

Dieses Heilpflanzenöl ist in seiner Wirkung besonders effektiv, weil es nachweislich antibakteriell und antiviral wirkende Öle enthält, wobei das Lavendelöl zusätzlich den Geruch etwas angenehmer macht. Es ist erheblich wirksamer als die in Apotheken erhältlichen japanischen und chinesischen Heilpflanzenöle. Bei akuten Erkältungen kann man davon einen Tropfen auf die Zunge nehmen und langsam einwirken lassen. Es läßt sich natürlich auch hervorragend inhalieren. Am besten füllen Sie das Heilpflanzenöl in eine kleine Tropfflasche, die Sie immer bei sich tragen. Geben Sie bei Bedarf, z. B. auch bei Kopfweh, einige Tropfen davon auf ein Papiertaschentuch, das Sie in die offene

Faust knüllen, halten Sie es so unter die Nase, daß es nicht mit den Lippen in Berührung kommt, und inhalieren Sie dann.

Bei Schnupfen bewährt sich folgende Methode: Schneiden Sie aus einem Papiertaschentuch ein etwa 3 × 3 cm großes Teil heraus und geben Sie in die Mitte 1 bis 2 Tropfen des Heilpflanzenöls. Dann knüllen Sie das Papierstückchen so zusammen, daß die befeuchteten Stellen möglichst nach innen liegen, damit die ätherischen Öle nicht mit der Nasenschleimhaut in Berührung kommen. Stecken Sie vor dem Einschlafen in jedes Nasenloch ein solches Papierknäuel. In der Regel ist der Schnupfen schon am nächsten Tag verschwunden. Bei besonders akutem Schnupfen können Sie dieses Verfahren natürlich auch tagsüber anwenden, nur müssen Sie dann das Taschentuchstückchen häufig auswechseln. Diese Methode hat sich als wirksamer erwiesen als Nasentropfen mit ätherischen Ölen, weil davon unter Umständen die empfindlichen Schleimhäute gereizt werden, so daß der Schnupfen sogar länger anhält.

Herpes (Fieberbläschen) Nehmen Sie 1 Tropfen Geranienöl mit einem Wattebausch auf und drücken Sie ihn vorsichtig auf das Bläschen. Das sollte so früh wie möglich geschehen, am besten bevor ein Bläschen erscheint; man spürt ja oft schon vorher einen Druck an der entsprechenden Stelle. Diese Behandlung sollte man täglich mehrmals wiederholen. Noch besser ist, den Wattebausch mit einem Pflaster zu befestigen und so die Heilung zu beschleunigen. Außerdem kann man eine Ganzkörpermassage (Gesicht und Nacken nicht vergessen) mit folgendem Öl vornehmen: 10 Tropfen Geranie, 10 Tropfen Lavendel, 2 Tropfen Thymian, 8 Tropfen Zitrone, verdünnt in 30 ml fettem Öl. *Weitere geeignete Öle:* Tea-Tree oder Manuka, Kamille und Rosendestillat. Alle diese Öle stärken das Immunsystem. Im Anfangsstadium ist auch Melissenhydrolat sehr wirksam.

Heuschnupfen Erwarten Sie hier kein absolut wirksames Rezept. Die folgenden Anwendungen können aber die Symptome etwas lindern.

Geben Sie je 1 Tropfen Kamille und Zitrone auf ein Taschentuch und inhalieren Sie damit. Als Badeöl hat sich folgende Mischung bewährt: 2 Tropfen Kamille, 2 Tropfen Zitrone, 1 Tropfen Lavendel. Für die Massage von Nacken, Brust und Rücken ist folgende Mischung zu empfehlen: 2 Tropfen Kamille, 1 Tropfen Geranie, 1 Tropfen Zitrone, verdünnt in einem Teelöffel fettem Öl.

Vor allem bei Heuschnupfen muß die erste Anwendung nicht sofort wirken. Nähern Sie sich dem Erfolg durch Versuch und Irrtum. Mischen Sie eventuell auch Pfefferminz, Nelke oder Rosmarin zu den angegebenen Ölen.
Siehe auch: «Allergie».

Hexenschuß Die folgende Mischung eignet sich gut für heiße Kompressen auf dem unteren Rücken: 3 Tropfen Rosmarin, 1 Tropfen Nelke, 1 Tropfen Eukalyptus. Mindestens dreimal täglich anwenden. Den Rücken, das Kreuz und die Hinterbacken mit folgendem Öl massieren lassen: 3 Tropfen Pfefferminz, 5 Tropfen Rosmarin, 2 Tropfen Kamille, verdünnt in einem Teelöffel fettem Öl. Danach ist Bettruhe unerläßlich.
Weiteres Öl: Lavendel.

Husten Trockener Husten wird wie folgt behandelt: Man mischt 2 Tropfen Eukalyptus und 2 Tropfen Zitronenöl mit 2 Eßlöffeln Honig. Davon nimmt man einen Teelöffel voll und verdünnt ihn in einem Weinglas warmem Wasser. Diese Mischung nimmt man mehrmals am Tag als Hustensaft ein und schluckt sie langsam hinunter.

Rücken und Brust können mit folgendem Öl massiert werden: 3 Tropfen Eukalyptus, 2 Tropfen Thymian, verdünnt in einem Teelöffel fettem Öl. Mutige Erwachsene können auch eine wesentlich stärkere Mischung nehmen: 10 Tropfen Thymian und 5 Tropfen Eukalyptus auf einen Teelöffel fettes Öl. Für den Fall, daß der Thymian die Haut rot färbt (wegen verstärkter Durchblutung) und ein sanftes Brennen eintritt, sollte man dies nicht allzu ernst nehmen. Die gleiche Mischung (ohne fettes Öl) kann man auch für die Dampfinhalation verwenden. Für Kinder und empfindliche Personen sind allerdings 3 Tropfen Lavendel für die Dampfinhalation besser geeignet.

Bei Husten mit Schleimauswurf können im Prinzip alle für trockenen Husten genannnten Rezepte eingesetzt werden, mit Ausnahme des Hustensaftes. Hier sollte man 2 Tropfen Eukalyptus, 1 Tropfen roten Thymian und 1 Tropfen Tea-Tree mit zwei Eßlöffeln Honig vermischen und danach wie bei trockenem Husten verfahren.
Siehe auch: «Heilpflanzenöl».

Insektenstiche oder -bisse Entfernen Sie den Stachel, falls vorhanden, und geben Sie unverdünntes Lavendelöl auf die Einstichstelle. Wieder-

holen Sie die Behandlung so lange, bis der Schmerz aufgehört hat. Das gilt auch für den Zeitpunkt, an dem das große Jucken beginnt.
Weitere Öle: Tea-Tree und Kamille.

Katarrh Folgende Öle sind immer angezeigt: Rosmarin, Thymian, Eukalyptus, Tea-Tree, Lavendel und Nelke. Bewährt hat sich die Inhalation mit Wasserdampf. Benutzen Sie dazu folgende Ölmischung für jeweils etwa 10 Minuten Inhalation: 1 Tropfen Rosmarin, 1 Tropfen Tea-Tree. Augen geschlossen halten, denn die Öle könnten brennen!
Weitere Öle: Lavendel, Nelke.

Brust und Rücken kann man mit folgendem Öl einreiben: 2 Tropfen Tea-Tree, 2 Tropfen Rosmarin, 5 Tropfen Eukalyptus, 1 Tropfen Thymian, verdünnt in einem Teelöffel fettem Öl.

Gegen die bei Katarrh häufig auftretenden Halsschmerzen und bei Heiserkeit sollte man einen nassen, kalten Halswickel anwenden. Zum Anfeuchten des Tuches geben Sie 1 Tropfen Lavendel und 1 Tropfen Thymian in ein Schälchen mit kaltem Wasser. Wickeln Sie zusätzlich einen Schal um den Hals. Man kann die ätherischen Öle auch auf ein Taschentuch geben und auf diese Weise inhalieren oder sie nachts in Nasennähe auf die Bettdecke tropfen, damit man einen ruhigen, hustenfreien Schlaf hat.
Siehe auch: «Heilpflanzenöl».

Kopfschmerzen Hier wird das Problem der Selbstbehandlung besonders deutlich, denn Kopfschmerzen können aus einer Vielzahl von Gründen entstehen. Als allgemeiner Hinweis kann gelten, daß Kopfmassage noch niemals geschadet hat. Massiert wird an den Schläfen, an der Schädelbasis und entlang der Haarlinie, und zwar entweder mit 1 Tropfen unverdünntem Pfefferminzöl oder mit folgender Mischung: 3 Tropfen Lavendel, 1 Tropfen Pfefferminz, verdünnt mit 1 Tropfen fettem Öl.
Weitere geeignete Öle: Rosmarin, Kamille, Rosendestillat.

Nervöse Kopfschmerzen (auch Spannungskopfschmerzen) können nach obiger Anwendung behandelt werden, allerdings mit folgender Mischung: 3 Tropfen Lavendel, 1 Tropfen Kamille.
Weitere geeignete Öle: Rosmarin, Nelke.

Zusätzlich kann man den Solarplexus im Uhrzeigersinn massieren, und zwar mit 1 Tropfen Geranie, 2 Tropfen Zitrone und 3 Tropfen Lavendel, verdünnt in einem Teelöffel fettem Öl.

Rühren die Kopfschmerzen vom Magen-Darm-Trakt her, so ist der Grund oft in falschem oder verdorbenem Essen zu suchen. In jedem Fall sollte man 1 Tropfen Pfefferminzöl mit einem Teelöffel Honig mischen, in einem Glas warmem Wasser auflösen und langsam trinken. Für die Massage des Bauches eignen sich 1 Tropfen Rosmarin, 2 Tropfen Pfefferminz und 1 Tropfen Lavendel, entweder unverdünnt oder in einem Teelöffel fettem Öl aufgelöst. Die unverdünnte Mischung kann auch zur Taschentuch- oder Dampfinhalation verwendet werden.

Eine der am schwersten zu behandelnden Formen von Kopfschmerz ist die Migräne. Die Mittel der Hausapotheke können hier nur zur Linderung dienen. Als Ölmischung ist zu empfehlen: je 1 Tropfen Eukalyptus, Kamille, Lavendel, Pfefferminz und Rosmarin sowie 3 bis 4 Tropfen Rose. Diese Mischung ist für die Inhalation geeignet. Zur Verwendung als Massageöl fügt man noch einen Teelöffel fettes Öl bei. Die Massage erfolgt gleich wie bei den nervösen Kopfschmerzen. Hilfreich ist ebenfalls tiefes, stoßweises Ein- und Ausatmen, das den Solarplexus anregt. Auch eine kräftige, stoßweise Massage des Solarplexus ist bisweilen sehr wirksam.

Spannungskopfschmerz bei Kindern: Hier empfiehlt sich eine kühle Kompresse entweder mit Neroli- oder Pfefferminzhydrolat. Für einen zusätzlichen kühlenden Effekt kann man auf die Innenseite des Stoffes noch 1 Tropfen Pfefferminzöl geben.

Siehe auch: «Heilpflanzenöl».

Magenprobleme 1 bis 3 Tropfen Pfefferminzöl auf einen Teelöffel Zucker oder einen Würfelzucker geben, im Mund zergehen lassen und hinunterschlucken. Bei starken Schmerzen empfiehlt sich eine Mischung aus 1 Tropfen Deutscher Kamille, 3 Tropfen Lavendel und 10 Tropfen Pfefferminz, verdünnt in einem Schnapsglas Öl (Mandel-, Haselnuß- oder Olivenöl). Davon 3 bis 5 Tropfen auf einem Würfelzucker so oft einnehmen, bis man sich wieder wohl fühlt.

Weitere Öle, vor allem bei einer virusbedingten Magengrippe und verdorbenem Magen: Tea-Tree, Rosendestillat, Anis und Sandelholz. Anwendung wie oben beschrieben.

Siehe auch: «Bauchschmerzen».

Menstruationsschmerzen Die Anhängerinnen der alten traditionellen Heilweisen in Europa, die wir zu Unrecht Hexen nennen, hatten eine

Pflanze, die sie besonders bei Unterleibsbeschwerden einsetzten: *mentha pulegium*, die Poleiminze, englisch *Pennyroyal*. Ihr Öl hat stark abtreibende Wirkung, ist aber auch eine extreme Hilfe bei Menstruationsbeschwerden. Man nimmt einen Tropfen Pennyroyal-Öl auf 20 ml Jojobaöl und massiert damit den Bauch. Mischungen von je 1 Tropfen Poleiminze mit Cajeput, Salbei, Anis, Kamille, Majoran, Melisse, Muskatellersalbei, Pfefferminz, Rosmarin, Zypresse, Wacholder, Estragon oder Jasmin in 50 ml Trägeröl können ebenfalls sehr wirksam sein.

Eine weitere Variante besteht aus 2 Tropfen Kamille, 2 Tropfen Melisse und 2 Tropfen Jasmin, die Luxusversion zusätzlich aus 2 Tropfen Rosenextrakt. Man vermischt diese Öle mit 20 ml Jojobaöl und massiert damit vorsichtig den Unterbauch.

Migräne siehe Kopfschmerzen

Mundgeruch (Halitosis) kann aus einer Anzahl von Gründen entstehen. Bei Magenproblemen helfen 2 Tropfen Pfefferminz und 2 Tropfen Zitrone, in einem Teelöffel Schnaps gelöst. Eine Mundspülung mit dieser Mischung in einem Glas warmem Wasser wirkt Wunder. Bei Zahnfleischproblemen nimmt man 2 Tropfen Tea-Tree und 2 Tropfen Thymian und mischt wie oben. Ganz allgemein helfen immer 4 Tropfen Lavendel in der oben angegebenen Verdünnung.

Nagelgeschwür Aus 2 Tropfen Thymian und 3 Tropfen Zitrone eine Mischung herstellen und davon dreimal täglich 1 Tropfen unverdünnt auf die empfindliche Stelle geben. Sollte Eiter ausgetreten sein, setzt man die gleiche Prozedur weitere drei Tage fort, benutzt aber jeweils 1 Tropfen der folgenden Kombination: 2 Tropfen Lavendel, 2 Tropfen Kamille.
Weiteres wichtiges Öl: Tea-Tree.

Narben Je jünger die Narbe ist, desto leichter kann Lavendel helfen. Er wird inzwischen auch von Chirurgen in England sehr häufig eingesetzt, zur Verhinderung oder Verbesserung von Narben. Die Narbe oder eine gerade verheilte Wunde kann mit reinem, unverdünntem Lavendelöl bestrichen werden. Für den Fall, daß die Stelle austrocknet, mischen Sie 10 Tropfen Lavendelöl in 1 Eßlöffel fettem Öl und bestreichen damit die Narbe regelmäßig.

Nasenbluten Flach auf den Rücken liegen, ein wenig auf die Nasen-flügel drücken und die folgenden Öle aus einem Taschentuch inhalie-ren: 3 Tropfen Zitrone, 1 Tropfen Lavendel.
Weitere Öle: Rosmarin, Kamille und Rose.

Nebenhöhlenentzündung siehe Stirnhöhlenentzündung

Ohnmacht Dem Patienten zunächst die Kleidung lockern und die Füße hochlagern (sie müssen höher liegen als der Kopf). Dann eine geöffnete Flasche ätherisches Öl – Lavendel, Rosmarin oder Pfeffer-minz – unter die Nase des Patienten halten. Wenn der Patient aus der Ohnmacht erwacht, geben Sie ihm ein Getränk aus 1 Tropfen Zitro-nenöl auf einen Teelöffel Honig, aufgelöst in einer Tasse heißem Was-ser, das er langsam trinken sollte.

Weiter ist eine Taschentuchinhalation mit jeweils 2 Tropfen Laven-del, Rosmarin, Pfefferminz und Zitrone, eventuell zusätzlich Rosen-destillat, zu empfehlen. Auch Ohnmacht infolge Erschöpfung oder Ermüdung kann auf diese Weise behandelt werden.

Außerdem ist möglichst rasch ein warmes Bad mit folgenden Ölen angezeigt: 2 Tropfen Kamille, 1 Tropfen Lavendel, 1 Tropfen Geranie. Danach ist sofortige Bettruhe erforderlich.

Ohrenschmerzen Andauernde Ohrenschmerzen sollten ernstgenom-men und nicht selbst behandelt werden. Hilfreich ist jedoch folgende Behandlung: Je 1 Tropfen Lavendel und Kamille mit 1 Teelöffel war-mem Olivenöl mischen, einen Wattebausch damit tränken und in das Ohr geben. Mit 1 Tropfen Tea-Tree und 1 Tropfen Lavendel, verdünnt in einem Teelöffel fettem Öl, die Partie um das Ohr herum, den Nacken und die Wangenknochen massieren und danach Kompressen an Wange und Ohr machen.

Ohrinfektionen werden ähnlich behandelt wie Ohrenschmerzen. Für den Wattebausch hat sich besonders bewährt: 3 Tropfen Tea-Tree und 2 Tropfen Lavendel. Verbessertes Massageöl bei Infektionen: 3 Tropfen Tea-Tree, 1 Tropfen Thymian, 2 Tropfen Lavendel, wieder in einem Teelöffel fettem Öl verdünnt.
Weitere Öle: Kamille, Eukalyptus.

Pickel Die wirkungsvollste Methode ist die Anwendung von unver-dünntem Lavendel-, Tea-Tree- oder Manukaöl direkt auf den Pickel.

Man kann die Heilung wesentlich beschleunigen, indem man einen mit dem Öl getränkten Wattebausch mit einem Pflaster auf dem Pikkel befestigt. Falls bei häufiger Anwendung die Haut austrocknet, ist es wichtig, entweder ein fettes Öl oder eine Hautcreme zum Beruhigen der Haut einzusetzen. Natürlich kann man auch hier wieder aromatherapeutisch vorgehen und je 1 Tropfen Lavendel und Kamille mit 1 Teelöffel fettem Öl mischen und in die empfindliche Hautgegend einmassieren.

Quetschung, Prellung, Bluterguß Zwei Schälchen mit Wasser – eines heiß und eines kalt – bereitstellen, in jedes 2 Tropfen Lavendel, 3 Tropfen Rosmarin und 1 Tropfen Geranie geben, je ein Stück Stoff darin tränken und abwechselnd auf die schmerzhaften Stellen legen. Nachdem das Gebiet abgetrocknet ist, reiben Sie vorsichtig folgende Ölmischung ein: 2 Tropfen Geranie, 2 Tropfen Rosmarin, 2 Tropfen Lavendel, verdünnt in einem Teelöffel fettem Öl.
Weiteres Öl: Kamille.

169

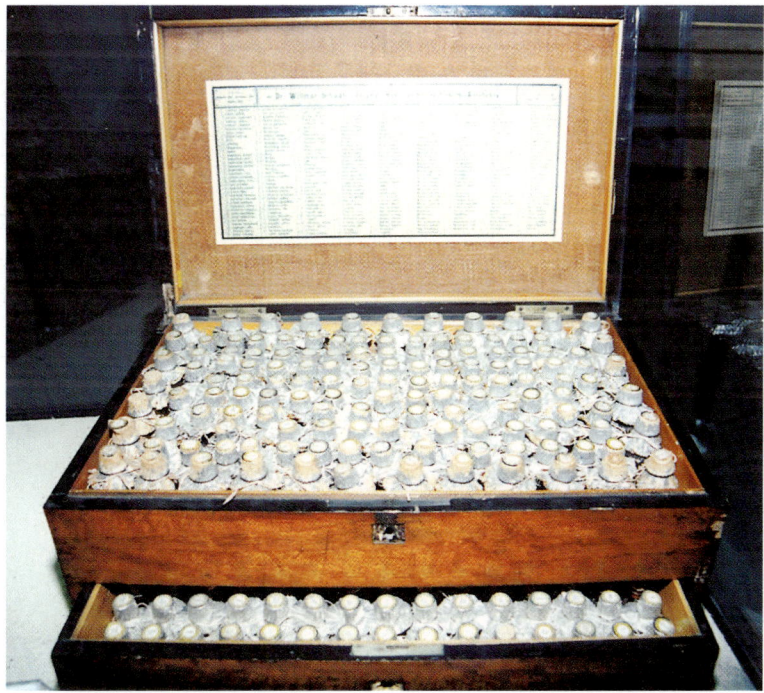

Alte Hausapotheke von Dr. Willmar Schwabe, Leipzig. Deutsches Apotheken-Museum im Heidelberger Schloß.

Rekonvaleszenz Zur Erholung von einer schweren Krankheit oder großen Anstrengung helfen auf jeden Fall ätherische Öle in der Raumluft (Duftlampe und andere Methoden der Raumbeduftung siehe Seite 143 ff.). Als Öle kommen in Frage: Geranie, Zitrone, Lavendel, Rosmarin, Kamille und Rose. Aus diesen Ölen läßt sich auch ein Körpermassageöl oder Badeöl herstellen, mit jeweils 3 Tropfen eines oder mehrerer der genannten Öle auf 30 ml fettes Öl (für die Massage) oder Sahne, Honig usw. (für das Bad).

Rückenschmerzen Zur Herstellung eines Massageöls mischt man 10 Tropfen Rosmarin, 10 Tropfen Pfefferminz, 10 Tropfen Eukalyptus, 10 Tropfen Ingwer, 10 Tropfen Wacholder, 5 Tropfen Basilikum, 5 Tropfen Salbei, je 14 Tropfen Rosendestillat und Rosenextrakt, 5 Tropfen roten Thymian, 3 Tropfen Deutsche (Blaue) Kamille und 30 Tropfen Lavendel mit 50 ml Jojobaöl. Mit dieser starken Mischung massiert man mehrmals in der Woche vorsichtig den Rücken. Für zusätzliche entspannende Bäder kann die gleiche Mischung mit 100 ml Badeöl verdünnt werden.

Scheidenpilz *Candida* ist leider weit verbreitet. Zur Behandlung kann schon natürlicher Joghurt hilfreich sein. In der Aromatherapie empfiehlt man als wirkungsvollstes Mittel: 5 Tropfen Tea-Tree mit einem Becher Joghurt (125 g) mischen, einen Tampon in diese Mischung eintauchen und in die Scheide einführen. Den Tampon mehrmals täglich erneuern. Eine andere Mischung besteht aus 30 Tropfen Tea-Tree in 20 ml Jojobaöl. Anwendung wie vorher beschrieben.

Schlaflosigkeit Hier ist seit alters Lavendelöl das Mittel der Wahl. Sie können entweder den Nacken mit unverdünntem Lavendelöl massieren oder einen Tropfen davon auf die Brust geben. Auch die Taschentuchinhalation (siehe Seite 142) hat sich bewährt. Die Sufi-Ohr-Methode ist ebenfalls sehr wirksam: Nehmen Sie für jedes Ohr ein Wattebäuschchen, geben Sie je 1 Tropfen Lavendel hinein und befestigen Sie es in der Ohrfalte über dem Ohrloch. Auf diese Weise wird der Lavendelduft nicht nur über den dort befindlichen Akupunkturpunkt, sondern bei jeder unruhigen Kopfbewegung auch über die Nase auf den Organismus übertragen.

Einen besonders starken Effekt können Sie erzielen, wenn Sie Lavendel mit Rose im Verhältnis 1:1 mischen. Auch diese Mischung kann unverdünnt für die oben beschriebenen Anwendungen benützt werden. Für die häufige Anwendung empfiehlt es sich, 5 Tropfen Lavendel und 2 bis 3 Tropfen Rose in einem Teelöffel fettem Öl zu lösen und damit den Nacken einzureiben. Hilfreich ist auch die Massage der Schläfen. Als wichtige chinesische Methode ist die Massage der Ohrläppchen mit reinem Lavendel oder der Lavendel-Rosen-Mischung zu erwähnen.

Bei Kindern hilft es sehr häufig, wenn Lavendelöl in die Luft gesprüht wird oder aus der Aromalampe seinen Duft verströmt.

Schluckauf 1 Tropfen Kamillenöl ins Taschentuch geben und damit inhalieren. Dabei tief und langsam durch die Nase atmen.
Weitere Öle: Lavendel, Zitrone.

Schnitte und andere Wunden Man kann die Wunden mit warmem Wasser reinigen, dem man pro 500 ml 5 Tropfen Lavendel und 2 Tropfen Tea-Tree, in einem Teelöffel Alkohol gelöst, beigefügt hat. Bewährt hat sich auch eine Gazeauflage mit 3 Tropfen Lavendel, die zweimal am Tag erneuert werden sollte. Schnitte oder Wunden zwischendurch an der Luft halten und am dritten Tag wenn möglich auf die Auflage verzichten.
Weiteres geeignetes Öl: Rosendestillat.

Ich selbst habe eine Methode ausprobiert, die allerdings nur für Mutige geeignet ist: Säubern Sie die Wunde und fügen Sie sie so zusammen, wie sie zusammenwachsen soll. Dann tropfen Sie 1 bis 2 Tropfen Pfefferminzöl (von *mentha arvensis,* sog. Acker- oder Feldpfefferminze) auf die Wunde. Es wird ganz schön schmerzen – aber es hilft. Warten Sie, bis das Öl verdunstet ist, und tropfen Sie erneut Pfefferminzöl in die Wunde. Wenn Sie diesen Vorgang häufig wiederholen, wächst die Wunde überraschend schnell zusammen. Falls Sie nicht soviel Zeit haben oder die Wunde an einer leicht abzudeckenden Stelle ist, befestigen Sie ein mit Pfefferminzöl getränktes Stück Gaze mit einem Pflaster über der Wunde. Erneuern Sie Gaze und Pflaster häufig. Natürlich muß für die beschriebene Anwendung zuerst die Blutung gestoppt werden. Das kann durch kurzzeitiges Abbinden oder durch Abtupfen mit Gaze geschehen. Nach einiger Zeit hat die Minze den Blutfluß unter Kontrolle.

Schnupfen siehe Erkältung

Schuppen Hier ist ein Haarwasser mit je 10 Tropfen Rosmarin, Zedernholz und Tea-Tree auf 50 ml 60prozentigen Alkohol sehr hilfreich. Ich bevorzuge allerdings für eine intensive Behandlung anstelle des Alkohols Jojobaöl. Die Mischung gut einmassieren und einen halben Tag einwirken lassen, dann gut auswaschen.

Für Menschen mit Haarproblemen (z. B. strapaziertes Haar) hat sich eine regelmäßige Behandlung mit Jojobaöl auch ohne jeden Zusatz von ätherischen Ölen bewährt: Die Haare und vor allen Dingen die Kopfhaut mit Jojoba einölen, einen Tag einwirken lassen und dann gründlich ausspülen.

Schwindel Ein altbewährtes Hausmittel ist ein Schluck Kräuterlikör – vorzugsweise ein Kümmellikör oder einer, in dem sich Kümmel befindet. Man kann aber auch ein Gesichtsöl aus 20 Tropfen Kümmelöl und 30 ml Jojobaöl auf die Schläfen streichen oder mit einer Mischung aus 10 Tropfen Kümmel und 50 Tropfen Lavendel inhalieren.

Sodbrennen 1 Teelöffel Honig mit 1 Tropfen Pfefferminz mischen, in einer Tasse warmem Wasser verdünnen und langsam trinken. Den Oberbauch mit folgender Mischung einreiben: 2 Tropfen Eukalyptus und 3 Tropfen Pfefferminz, verdünnt in einem Teelöffel fettem Öl. *Weitere Öle:* Nelke, Lavendel.

Sonnenbrand Hier gelten die gleichen Maßnahmen wie bei Verbrennungen. Sehr wirksam ist Lavendel, desgleichen Rose und Tea-Tree. Ich selbst bevorzuge eine Mischung von Lavendel und Rosendestillat in Jojobaöl. Gibt man noch 2 Tropfen Deutsche Kamille hinzu, so ist dies wegen des hohen entzündungshemmenden Chamazulengehalts der Kamille nur von Vorteil.

Streß Bekanntermaßen ist Lavendel das am stärksten streßmildernde Öl. Man kann mit Lavendel die Schläfen massieren oder damit inhalieren, ein Lavendelbad nehmen oder ein Körperöl mit Lavendel abmischen und sich damit einreiben.
Siehe auch: «Düfte zur Bewältigung von Streß und Angst», Seite 24.

Stirnhöhlenentzündung, Nebenhöhlenentzündung Diese Beschwerden können sich leicht ins Chronische verschieben. Reagieren Sie deshalb möglichst frühzeitig.

Dampfinhalation: 3 Tropfen Rosmarin, 1 Tropfen Thymian und 1 Tropfen Pfefferminz. Taschentuchinhalation: 2 Tropfen Rosmarin, 1 Tropfen Geranie und 1 Tropfen Eukalyptus. Massage (Nacken, hinter und vor den Ohren, Wangenknochen, Nase und Stirn): pro Massage 5 Tropfen der folgenden Mischung, verdünnt in einem Teelöffel fettem Öl: 5 Tropfen Rosmarin, 5 Tropfen Geranie, 2 Tropfen Eukalyptus, 3 Tropfen Pfefferminz.
Weiteres Öl: Für alle Anwendungen ist auch Tea-Tree geeignet.
Siehe auch: «Heilpflanzenöl».

Verbrennungen Immer hilft die direkte Anwendung von Lavendel auf die Brandwunde. Bei größerflächigen Verbrennungen das Lavendelöl aufsprühen. Wiederholen Sie diese Behandlung immer dann, wenn das Lavendelöl von der Stelle verdunstet ist, und führen Sie sie einen Tag lang durch.

Weitere Möglichkeit: Verbrennung etwa 10 Minuten mit eiskaltem Wasser kühlen und sofort 2 Tropfen Lavendelöl direkt auf die Brandwunde geben. Dann 3 Tropfen Lavendel auf eine kalte Kompresse geben und damit die Stelle bedecken. Wiederholen Sie diese Behandlung, sooft sie nötig erscheint.
Weitere Öle: Kamille, Eukalyptus.
Siehe auch: «Blasen von Verbrennungen» und «Sonnenbrand».

Verstauchungen, Zerrungen Hier hat sich eine Mischung aus 2 Tropfen Thymian, 5 Tropfen Lavendel und 1 Tropfen Kamille, verdünnt in einem Teelöffel fettem Öl, bewährt. Tragen Sie diese Mischung in dem zu behandelnden Gebiet auf. In besonders ernsten Fällen die Dosis verdoppeln.

Verstopfung Massieren Sie den unteren Bauchbereich dreimal am Tag im Uhrzeigersinn mit folgendem Öl: 15 Tropfen Rosmarin, 10 Tropfen Zitrone, 5 Tropfen Pfefferminz, verdünnt in 30 ml fettem Öl. Innerlich helfen 1 Tropfen Pfefferminz und 2 Tropfen Zitrone, vermischt mit einem Teelöffel Honig.

Wadenkrämpfe Eine Mischung aus je 2 Tropfen Basilikum, Majoran, Zypresse, Ingwer und schwarzem Pfeffer sowie 20 Tropfen Lavendel, verdünnt in 20 ml Jojobaöl, herstellen und damit vorsichtig die Waden massieren.

Warzen Hier hat sich Tea-Tree hervorragend bewährt. Geben Sie täglich 1 Tropfen Tea-Tree auf die Warze und decken Sie mit einem Pflaster ab. Es wird in der ersten Woche ein wenig brennen. Nehmen Sie dieses Zeichen ernst, denn es zeigt, daß die Besserung beginnt. Die Dauer der Behandlung beträgt etwa zweieinhalb Wochen.

Die folgende Methode beschleunigt die Wirkung: Tropfen Sie täglich fünf- bis sechsmal Tea-Tree auf die Warze und lassen Sie das Öl eintrocknen. Erst zur Nacht decken Sie mit einem Pflaster ab.

Wunden siehe Schnitte

Zahnfleischbluten 2 Tropfen Zitrone, 1 Tropfen Lavendel und 2 Tropfen Eukalyptus in einem Teelöffel klarem Schnaps verdünnen, in ein Glas warmes Wasser geben und als Mundspülung benutzen (aber nicht hinunterschlucken).
Weitere geeignete Öle: Tea-Tree und Rose.

Zahnfleischentzündung Sie ist bei Kindern relativ häufig zu beobachten und recht einfach zu behandeln: 3 Tropfen Thymian, 2 Tropfen Eukalyptus, 3 Tropfen Kamille und 3 Tropfen Pfefferminz in einem Eßlöffel klarem Schnaps verdünnen. Davon einen Teelöffel in ein Glas warmes Wasser geben und damit den Mund gut ausspülen (keinesfalls hinunterschlucken!).
Weiteres wichtiges Öl: Tea-Tree.

Zahnschmerzen Hier ist eines der ältesten Hausmittel schon Legende geworden: 1 Tropfen Nelkenöl auf ein Wattebäuschchen geben und damit das Zahnfleisch in der Nähe des schmerzenden Zahns einreiben oder die Watte über den Zahn und das Zahnfleisch legen. Kiefer oder Wange können mit der folgenden Mischung massiert werden: 1 Tropfen Nelke, 3 Tropfen Kamille, 1 Tropfen Zitrone, verdünnt in einem Teelöffel fettem Öl.
Weitere Öle: Pfefferminz, Lavendel.

In besonders schmerzhaften Fällen hilft die folgende heiße Kompresse: 3 Tropfen Kamille in einer Tasse heißem Wasser verdünnen, einen Baumwollappen damit tränken und auf die schmerzende Stelle legen. So widersinnig das klingen mag, hilft manchmal auch die Anwendung von Eis oder aber einer eiskalten Kompresse mit 3 Tropfen Kamille.

Dr. Pénoëls
Notfallapotheke

Erkältung Bei starker Erkältung vor allem im Nasen-Rachen-Raum bewährt sich folgende Methode: 1 Tropfen Tea-Tree, 1 Tropfen Cajeput und 20 g Magnesiumchlorid in Pulverform mischen und in 1 Liter lauwarmem Wasser auflösen. Dann in den Behälter der Munddusche füllen (man könnte auch eine Apothekerflasche mit Sprühvorrichtung nehmen) und den Duschkopf abwechselnd in die beiden Nasenlöcher halten. Dies soll die effektivste Art sein, die Nase freizumachen.

Halsweh 1 Tropfen Tea-Tree vom Handrücken auflecken, gut einspeicheln und möglichst lange im Mund behalten. Der Geschmack ist nicht angenehm, aber das ätherische Tea-Tree-Öl tötet die Streptokokken im Hals ab. Um den Geschmack zu verbessern, kann man das Tea-Tree-Öl auch auf einen Teelöffel Honig träufeln, gut untermischen und diese Mischung langsam im Mund zergehen lassen.

Immunsystem Damit es in der kalten Jahreszeit möglichst nicht zu Erkältungskrankheiten kommt, muß das körpereigene Immunsystem gestärkt werden: Morgens nach der letzten kalten Dusche, bevor die Haut vollständig abgetrocknet ist, mit einer unverdünnten Mischung von 10 Tropfen *eucalyptus radiata,* 1 bis 2 Tropfen Tea-Tree und 1 Tropfen Balsamtanne den ganzen Körper einreiben.

Zur Stimulation des Immunsystems den Oberkörper mit insgesamt 5 Tropfen unverdünntem Thymian und Tea-Tree einreiben. Eine weitere Möglichkeit ist das Einreiben der Lymphknoten in den Achselhöhlen und in den Leisten mit je 1 Tropfen der Thymian-Tea-Tree-Mischung.

Kopfschmerzen Zur Entspannung die Schläfen und den Nacken mit Pfefferminzöl einreiben oder eine komplette Pfefferminz-Kopfmassage machen. Nicht mehr als 3 bis 5 Tropfen Pfefferminzöl verwenden, da dieses stark kühlt. Noch besser ist die Wirkung, wenn man anschließend die massierte Fläche mit einem Eiswürfel abreibt.

Magen- und Darmkrämpfe Hier hilft eine Einreibung mit Basilikum und Estragon.

Quetschungen, Prellungen, Stoßverletzungen Sehr gut hilft hier das ätherische Öl von Immortelle oder Pfefferminze. Die Öle müssen immer verdünnt werden, bevor man sie einmassiert.

Schnittverletzungen Man gibt auf ein Stück Gaze 5 Tropfen Cistrose, deckt damit die gereinigte Wunde ab und befestigt die Gaze mit einem Pflaster.

Schnupfen Um Luft in die Nase zu schaffen und gleichzeitig munter zu werden, gibt man 1 Tropfen Pfefferminzöl in die Handfläche, reibt kurz gegeneinander und hält dann die geschlossenen Hände über Nase und Mund (die Augen müssen frei bleiben). Nun mindestens viermal tief durchatmen.

Zahnschmerzen Bis zum Besuch beim Zahnarzt kann man sich mit Nelkenknospenöl, dem man nach Belieben etwas Pfefferminz hinzufügt, helfen.

Dr. Pénoël demonstriert das beschleunigte Eindringen der ätherischen Öle mit Unterstützung eines warmen Föns. Zur gleichzeitigen Stoffwechselanregung empfiehlt es sich, größere Mengen Mineralwasser zu trinken.

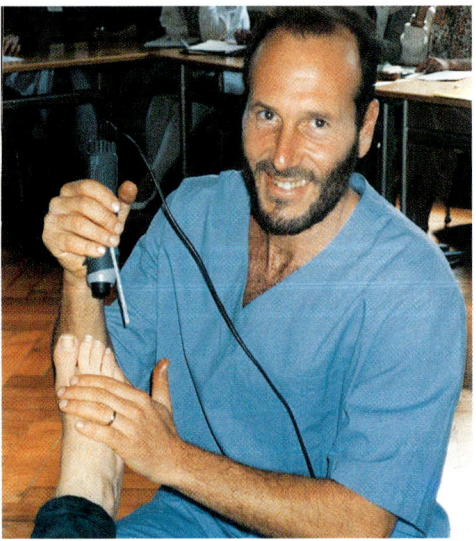

Dr. Pfanners Baby- und Kinder-Aromapflege

Baby-Massage

Das Baby erfährt über die zärtliche Massage die Botschaft, als neuer Erdenbürger erwünscht und akzeptiert zu sein. Dies ist eine Grundvoraussetzung dafür, daß sich beim Kind ein Gefühl des Urvertrauens entwickeln kann. Untersuchungen von Dr. Ruth Rice, USA, zeigten, daß regelmäßig massierte Babys weniger von ihrem Geburtsgewicht verloren, einen intensiveren Kontakt zu ihrer Umwelt aufbauten, aufmerksamer und neugieriger waren, besseres Trinkverhalten zeigten, ruhiger schliefen, stärkere Zuneigung zu ihren Bezugspersonen aufbauten, besser mit Streßsituationen umgehen konnten.

Geeignete ätherische Öle Mandarine, Römische Kamille, Geranie, Rose, Neroli, vermischt mit Trägerölen wie Mandelöl süß, Jojobaöl, Calendulaöl (nie synthetische Mineralöle verwenden, da sonst die feinen Hautporen verstopfen können).

Säuglingskoliken

Ursachen Unreife des Darmes (noch unvollständige Bakterienbesiedelung), Aerophagie (Luftschlucken; kommt vor allem bei «gierigen Trinkern» vor), Ernährungsfehler der stillenden Mutter, zu dicke Ersatzmilch.

Folgen Blähungen, kolikartige Bauchschmerzen, Säugling schreit schrill, verzweifelt, krümmt sich zusammen.

Geeignete Öle Fenchel süß, Römische Kamille, Mandarine, Sandelholz.

Wirkungen Entkrampfend, schmerzstillend, windtreibend, beruhigend.

Vier-Winde-Ölmischung zur Massage

1 Tropfen Fenchel süß, 1 Tropfen Römische Kamille, 2 Tropfen Mandarine, 2 Tropfen Sandelholz, vermischt mit 50 ml Mandelöl. Verwendet man nur eines dieser ätherischen Öle, erhöht sich die Dosis entsprechend.

Bauchmassage Sanfte Streichungen im Uhrzeigersinn um den Nabel in immer größeren Kreisen.

Fußsohlenmassage Mit dem Daumen die Fußsohle und den folgenden Akupressurpunkt sanft massieren: drei Babyfingerbreit über dem Außenknöchel, zwischen Knöchel und Achillessehne; zuerst linkes Bein, dann rechtes Bein (nur alle zwei Tage).

Bauchkompresse 2 Tropfen ätherisches Öl in ½ Liter warmes Wasser (37 °C) geben, ein kleines Handtuch darin tränken, gut auswringen, auflegen und mit einem großem Handtuch zudecken, nach 10 bis 15 Minuten entfernen, Kind warm halten.

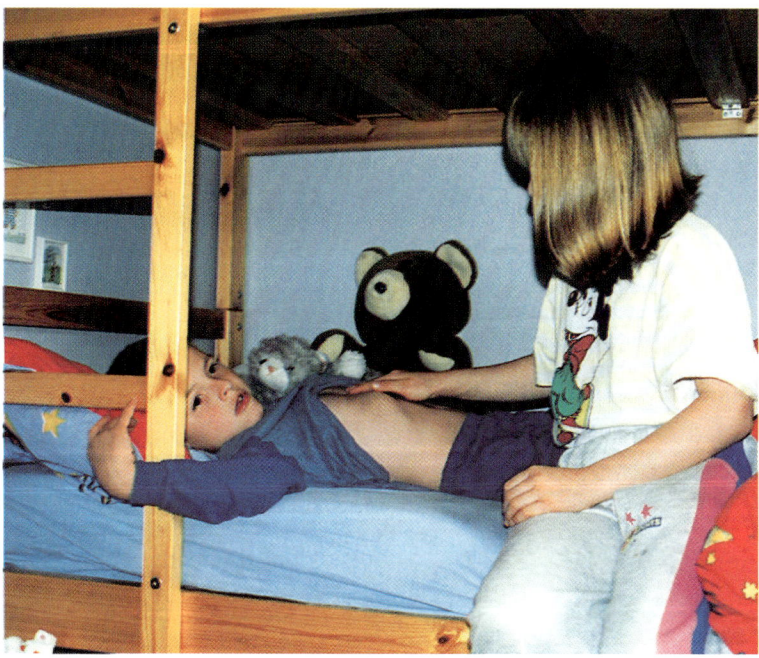

Wenn der Magen drückt, weil zu schnell oder zuviel gegessen wurde, hilft am schnellsten eine liebevolle Bauchmassage mit ätherischen Ölen.

SCHLAFSTÖRUNGEN

Unruhiger Schlaf entsteht in Zeiten einschneidender Veränderungen (Entwicklungsschübe, Abstillen, Krabbeln, Gehen, Kontaktaufnahme zur Umgebung; später Kindergarten, Schuleintritt, Freundschaftskrisen, familäre Spannungen, Trennungserlebnisse, Pubertät).

Geeignete Öle Römische Kamille, Berglavendel wild, Rose, Mandarine, Honig, Zeder, Melisse. Größere Kinder die Düfte selbst auswählen lassen!

GUTE-NACHT-ENTSPANNUNGSMISCHUNG

2 Tropfen Römische Kamille, 3 Tropfen Berglavendel, 1 Tropfen Mandarine entweder in die Duftlampe geben oder mit 50 ml Mandelöl vermischt zur Massage verwenden.

MISCHUNG GEGEN SEELISCHES BAUCHWEH/KOPFWEH

3 Tropfen Zedernholz, 1 Tropfen Römische Kamille, 2 Tropfen Fenchel süß entweder in die Duftlampe geben oder mit 50 ml Mandelöl vermischt zur Massage verwenden.

HAUSAUFGABEN-MISCHUNG

3 Tropfen Zedernholz, 1 Tropfen Rosmarin, 1 Tropfen Zitrone, 1 Tropfen Bergamotte für die Duftlampe.

Geeignete Öle bei Konzentrationsschwäche Zitrone, Bergamotte, Grapefruit, Rosmarin, Zedernholz, für Kinder ab 10 Jahren zusätzlich Pfefferminz.

Bei Wutanfällen eignen sich beruhigende ätherische Öle wie Römische Kamille, Berglavendel, Mandarine und Melisse.

SÄUGLINGSSCHNUPFEN

Säuglinge sind «Nasenatmer». Säuglingsschnupfen bedeutet also eine schwere Beeinträchtigung beim Trinken, im Extremfall sogar ein absolutes Trinkhindernis und somit eine sehr schwere Erkrankung.

Geeignete Öle Niaouli, Fenchel süß.

Wirkungen Schleimlösend, lindernd, die Atemwege auf sanfte Art befreiend, desinfizierend.

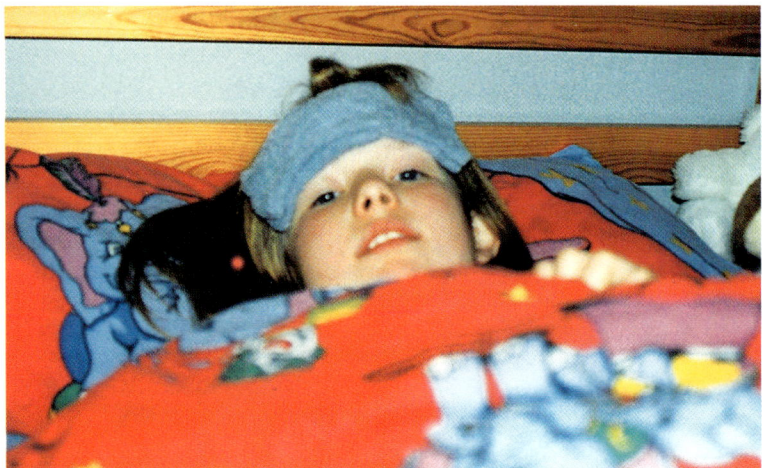

Für eine entspannende Kompresse, z. B. bei Schulstreß, je 1 Tropfen ätherisches Lavendel- und Mandarinenöl auf ein feuchtkühles Tuch geben, dieses auf die Stirn des Kindes legen, mit einem trockenen Tuch abdecken und dort belassen, bis die Kompresse körperwarm geworden ist.

Mischungsempfehlung 7 Tropfen Niaouli, vermischt mit 14 Tropfen Fenchel süß.

Anwendung Geben Sie 4 Tropfen dieser Mischung in die Duftlampe oder 6 Tropfen in den Aromastream oder 6 Tropfen zur Raumluftbefeuchtung in eine Schale mit Wasser. Für ein Bad 1 Tropfen dieser Mischung mit einem Eßlöffel Emulgator wie Honig, Cocos usw. vermischen. Zur Massage 1 Tropfen der Mischung mit ½ Teelöffel Mandelöl mischen.

GRIPPE UND ERKÄLTUNGSKRANKHEITEN
Geeignete Öle zur Vorbeugung Teebaum (stärkt das Immunsystem), Ravensara (virustötend), Mandarine, Zitrone, Muskatellersalbei, Lavendel, Nelke.

Wirkungen Keimtötend, Stärkung der physischen Abwehrkräfte und Stärkung der psychischen Widerstandskräfte.

Vorbeugende Grippe-Bademischung 2 Tropfen Mandarine, 4 Tropfen Lavendel, 1 Tropfen Muskatellersalbei, 1 Tropfen Ravensara, vermischt mit einem Emulgator wie Honig, Sahne, Cocos.

Antigrippe-Duftlampenmischung 20 Tropfen Zitrone, 20 Tropfen Mandarine, 15 Tropfen Lavendel, 5 Tropfen Nelke, 5 Tropfen Muskatellersalbei. Von dieser Mischung gibt man je nach Raumgröße 4 bis 8 Tropfen in die Duftlampe, 8 bis 12 Tropfen in den Aromastream oder 8 Tropfen zur Raumluftbefeuchtung in eine Schale mit Wasser.

FIEBER

Fieber ist ein gesunder physiologischer Abwehrmechanismus des menschlichen Körpers. Man sollte es also nicht einfach mit Fieberzäpfchen wegdrücken, sondern den Körper in seinem Abwehrkampf unterstützen.

Fiebersenkende Öle Zitrone, Bergamotte, Cajeput, Niaouli, Eukalyptus, Teebaum, Lavendel, Ravensara.

Wirkung auf die kindlichen Atemwege Schleimlösend, lindernd, die Bronchien erweiternd, antiseptisch (gegen Bakterien und Viren), den Hustenreiz lindernd.

Wirkung auf die kindliche Abwehrlage Steigerung der Widerstandskraft.

Wirkung auf die kindliche Seele Stärkend, beruhigend, entspannend, schlaffördernd.

Raumluft-Desinfektion Abnahme der Keimzahl in der Raumluft, Verbesserung des Raumklimas.

Anwendung 4 Tropfen für die Duftlampe, 6 Tropfen für den Aromastream, 6 Tropfen für die Raumluftbefeuchtung.

FIEBERSENKENDE WICKEL

Wichtig ist, nur Tücher aus natürlichen Materialien zu verwenden. Niemals Gummi oder Plastik verwenden, sonst gibt es einen Hitzestau! Man benötigt ein feuchtes Tuch für innen, welches mehrlagig auf die passende Größe gefaltet wird. Das mittlere, trockene Tuch, am besten aus Baumwollflanell, muß etwas größer als das feuchte sein, das äußere, ebenfalls trockene Tuch, vorzugsweise aus Wolle, nochmals größer, um den Wickel damit einzuhüllen.

KÜHLER WADENWICKEL (Leitungswassertemperatur, etwa 17 °C) Von den fiebersenkenden Ölen nach Wahl einzeln oder als Mischung 7 Tropfen in 1 Liter Leitungswasser geben. (Häufig sind Mischungen von ätherischen Ölen wirksamer als die einzelnen Öle, da sie sich in ihrer Wirkung gegenseitig unterstützen.) Bei Kreislaufschwäche und bei kalten Füßen sind Wadenwickel nicht geeignet. In diesen Fällen wird ein Brustwickel gemacht (siehe unten), der das Fieber auf schonendere Weise senkt und gleichzeitig eine unterstützende, heilende Wirkung bei Bronchitis und Lungenentzündung hat.

SCHONENDER BRUSTWICKEL 5 Tropfen fiebersenkendes ätherisches Öl (einzeln oder als Mischung) auf 1 Liter warmes Wasser (2 °C kühler als Körpertemperatur).

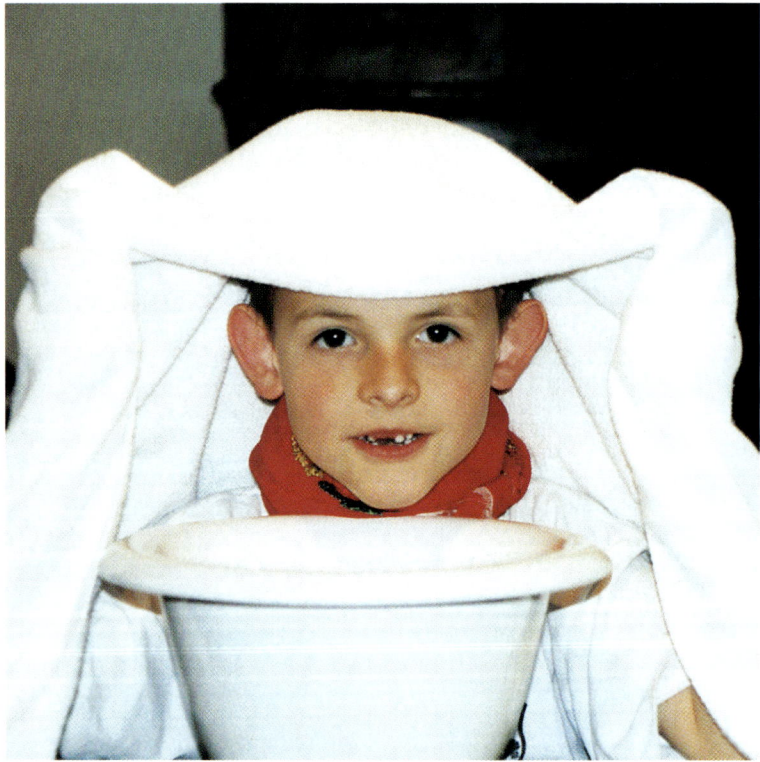

Für die Inhalation mit ätherischen Ölen muß das Wasser nicht dampfend heiß sein. Schon bei einer Temperatur von 60 °C dringen die Öle ausreichend durch die Haut. Die Menge der ätherischen Öle sollte so bemessen sein, daß man den Duft gerade noch wahrnimmt (bei Kindern nicht mehr als 1 bis 2 Tropfen).

Heidi Breilings Rezept bei Milchschorf

Heidi Breiling macht Gesundheitsberatung besonders für junge
Familien mit Kleinkindern in Ingelheim/Rhein.

Viele Säuglinge leiden in der sechsten bis achten Lebenswoche an
Milchschorf, welcher meist auf dem Kopf entsteht, sich aber manchmal auch auf das Gesicht und den Körper ausbreitet. Zunächst muß
natürlich die Ernährung des Säuglings kontrolliert werden, um die
Ursache festzustellen. Zur Behandlung macht man eine Mischung von
50 ml Mandelöl und 50 Tropfen Teebaumöl. Damit reibt man zweimal in der Woche die Kopfhaut ein, läßt das Öl 10 bis 15 Minuten
einwirken und wäscht danach den Kopf mit Teebaumölshampoo.
(Vorsicht, daß nichts in die Augen gelangt!) Meistens ist das Problem
bereits nach der dritten Anwendung beseitigt.

MASSAGE MIT ÄTHERISCHEN ÖLEN FÜR WOHLBEFINDEN UND GESUNDHEIT

Massage sollte immer zu einer Steigerung des Wohlbefindens führen, zu einem Gefühl neugeweckter Lebensenergie. Oft merkt man die eigene Verspannung und Verkrampfung gar nicht richtig, erst durch die intensive Entspannung nach einer Massage wird man sich ihrer bewußt.

Die Aromamassage läßt sich für unterschiedliche Gesundheitsstörungen anwenden, die sowohl physischen wie psychischen Ursprungs sein können. Eine Massage mit ätherischen Ölen wirkt besonders auf das vegetative Nervensystem ein, das nicht willentlich zu steuern ist. Mit Hilfe der richtig ausgewählten Düfte kann sich der Körper automatisch entspannen. Durch die Massage gelangen die ätherischen Öle über die Haut – die beim Erwachsenen immerhin zwei Quadratmeter Kontaktfläche zur Außenwelt bedeutet – in den Körper und entfalten dort ihre vielfältigen Wirkungen. Die Öle lösen sich mit Hilfe der Massage schneller und dringen zu den Muskeln und in den Blutkreislauf. Klinische Versuche haben nachgewiesen, daß auf den Bauch eingeriebenes ätherisches Lavendelöl schon nach rund 20 Minuten im Blut nachweisbar ist.

Eine Massage kann sowohl beruhigend als auch aufmunternd sein. Sie läßt die Haut besser atmen, führt zu einer besseren Durchblutung und beschleunigt die Ausscheidung von Giftstoffen (Schlacken). Viele Massagegriffe unterstützen die Lymphdrainage. Das Lymphgefäßsystem ist das Abflußsystem des Körpers. Funktioniert es nicht richtig, kann es zu Stauungen im Gewebe kommen.

Die Hauptwirkung einer Aromamassage sollte eine wohlige Entspannung sein. Das richtig ausgewählte ätherische Öl trägt zum Spannungsabbau erheblich bei. Wichtig ist, daß der Geruch des ätherischen Öls als angenehm empfunden wird. Man verwendet die ätherischen Öle einzeln oder in Mischungen und immer mit einem Trägeröl wie Jojoba, Sesam, Mandel, Weizenkeim u. a. (siehe auch Seite 133 ff.).

Jede Massage ist individuell. So reagiert der Körper von Kindern viel schneller als der von älteren Personen, die deshalb nur vorsichtig behandelt werden dürfen. Menschen im fortgeschrittenen Alter brauchen ebenfalls nur eine leichte Massage, denn ihr Kreislaufsystem arbeitet meist langsamer und hat weniger Vitalität. Auch wird die erste Behandlung immer vorsichtig sein, da der Therapeut die individuellen Reaktionen erst kennenlernen muß.

Wichtig für eine erfolgreiche Behandlung ist auch die Atmosphäre im Behandlungsraum. Dazu gehören eine angenehme Raumtemperatur, ein nicht aufdringlicher Duft ätherischer Öle, gedämpftes Licht, eventuell in Verbindung mit Farbtherapie, dazu leise, harmonische Hintergrundmusik. Sauberkeit des Therapeuten und des Patienten ist selbstverständlich. Voraussetzung ist natürlich eine bequeme Liege mit Stützkissen, darauf eine weiche Decke und ein Handtuch oder Bettlaken zum Schutz vor dem Massageöl. Auch eine flauschige Zudecke sollte immer zur Hand sein, denn beim entspannten Liegen kann die Körpertemperatur um einige Grade sinken. Besonders ältere und sehr schlanke Menschen neigen dazu, schneller zu frösteln, und dies würde eine Entspannung unmöglich machen. Häufig wird die Massage mit einem warmen Fußbad gestartet.

Für den Hausgebrauch reicht das Bett, die Couch oder eine vorhandene Liege. Teilmassagen (Kopf, Halswirbel, Arm- und Fußmassagen) werden am besten auf einem Stuhl vorgenommen (siehe Abbildung).

Für die Massage muß der Schmuck abgelegt werden, damit man sich oder den Partner nicht verletzt. Die Fingernägel sind so kurz wie möglich zu schneiden, um Verletzungen zu vermeiden. Die Hände sollten warm und trocken sein, und das zu verwendende Massageöl sollte Zimmer- oder Körpertemperatur haben. Man stimmt mit dem Partner die Wahl des ätherischen Öls ab und ob mit einer Lotion oder einem Öl massiert werden soll. Die Körperlotion hat zwar den Vorteil, das sie nicht fettet, sie wird jedoch zu schnell von der Haut aufgesogen. Beim Massieren ist aber gerade das Geschmeidigmachen der Haut eine wichtige Voraussetzung. Für die einzelnen Körperteile können unterschiedliche Öl- oder Lotion-Mischungen verwendet werden. Bevor die Massage beginnt, trinkt man am besten noch ein Glas Tee oder Wasser. Die zugeführte Flüssigkeit soll den Entgiftungsprozeß des Körpers unterstützen, der während der Massage angeregt wird. Auch nach der Massage sollte man so viel wie möglich trinken. Von einer

Massage kurz nach dem Essen ist abzuraten, vor allem dann, wenn der Solarplexus aufgelockert und das Zwerchfell massiert wird.

Findet die entspannende Massage am Abend statt und hat man Muße, danach noch ein warmes Bad zu nehmen, steht einem erholsamen Schlaf nichts mehr im Wege.

Nun zur eigentlichen Massage: Das Öl mit den Händen sanft auf der Haut verteilen. Nie auf den Körper gießen und verlaufen lassen, dies würde mit Sicherheit immer als unangenehm empfunden. Langsam, in fließendem Rhythmus, nie grob massieren. Die Massage darf keinen Schmerz verursachen, weil die Muskulatur dadurch noch mehr verkrampft würde. Es gehört schon ein wenig Fingerspitzengefühl dazu, die Schmerztoleranzgrenze richtig einzuschätzen und sie nicht zu überschreiten. Am Ende der Massage nie gleichzeitig und abrupt beide Hände vom Körper entfernen, immer mit einer Hand Kontakt zum Patienten halten. Nach der Massage den Patienten zudecken, denn eine Ruhepause ist unbedingt notwendig. Beim Aufstehen soll sich der Patient langsam aufrichten und tief durchatmen, damit der Kreislauf wieder in Schwung kommt.

FACHBEGRIFFE UND MASSAGETECHNIKEN

Effleurage (Streichen)   Das Öl wird durch leichtes Streichen verteilt. Die Massage beginnt und endet mit gleichmäßigem Streichen über eine größere Körperfläche hinweg. Auch als Übergang von einer Massagetechnik zur anderen kann Streichen angewendet werden. Tieferer Druck in Richtung auf das Herz zu unterstützt den Blutkreislauf.

Petrissage (Kneten) Hier wirken beide Hände rhythmisch zusammen, und zwar entweder die ganzen Handflächen oder die zehn Fingerkuppen. Mit dieser Technik kann der Kreislauf angeregt oder eine Muskelverspannung gelockert werden. Die Hände wirken abwechselnd auf den verspannten Muskel ein, wobei sie dauernd in Berührung mit der Haut bleiben. Dadurch entsteht eine Knetbewegung. Möglich ist auch, die Finger zu einer offenen Faust zu krümmen und damit die entsprechenden Bewegungen auszuführen.

Friktion (Reiben) Tieferes Muskelgewebe ist mit den Handballen oder den Fingerkuppen zu erreichen, wobei häufig der Daumendruck einen Muskelknoten am besten lockert. Der Daumen kann auf der Stelle kreisen, aber auch in weiteren oder engeren Spiralen. Bei Ischias darf dieser Griff auf keinen Fall benutzt werden, weil dadurch der Nerv nur noch mehr gereizt werden könnte.

Klopfmassage Eine leichte Klopfmassage wird besonders im Gesicht als wohltuend empfunden, sie kann aber auch ein Teil der Rückenmassage sein. Das Gewebe wird dabei durchblutet und die Muskulatur gelockert. Stauungen können gelöst werden.

Kopfmassage Man beginnt mit einer anregenden, kreisenden Massage mit trockenen Händen am Hinterkopf, um Kopfhaut und Muskulatur aufzulockern (entspannt angenehm). Dabei spreizt man die Finger beider Hände weit und läßt sie mit schwachem Druck langsam und beständig auf der Stelle kreisen, so daß allein die Kopfhaut über dem Schädelknochen bewegt wird. Dasselbe wiederholt man an anderen Stellen: linke Schädelseite, mittlere Schädeldecke, rechte Schädelseite. So wird nach und nach die gesamte Kopfhaut behandelt.

Gesichtsmassage Bei der Gesichtsmassage sollte immer von der Mitte der Nase nach außen zum Ohr hin massiert werden, um Faltenbildung zu vermeiden. Im Gesicht sollte nie gezupft oder gezogen werden. Die Augenpartie besonders vorsichtig mit einer leichten Klopfmassage behandeln. Klopfmassage bewirkt Entspannung. Sanftes Streichen über

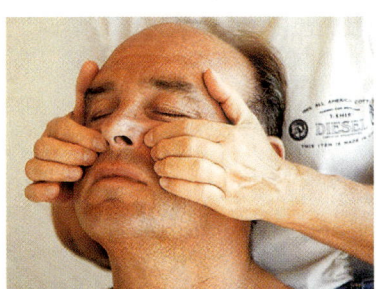

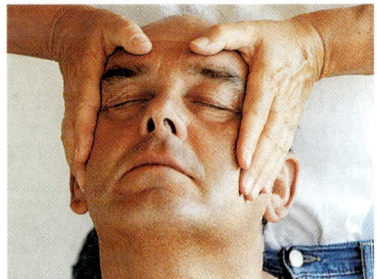

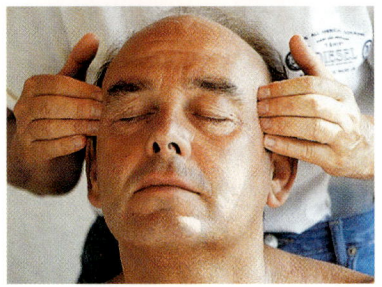

Bei der Gesichtsmassage mit ätherischen Ölen in Augennähe empfiehlt es sich, die Augen geschlossen zu halten.

die Stirn lindert Kopfschmerzen und streßbedingte Verspannung. Druck an den Seiten der Nase und an den Wangenknochen hilft bei verstopfter Nase und Nebenhöhlenentzündungen. Massage der Kopfhaut fördert die Durchblutung.

Massage von Füßen und Beinen Eine Fußmassage ist erwärmend, und zusammen mit einer Beinmassage fördert sie die Durchblutung und regt den Kreislauf an. Besonders wohltuend ist eine solche Massage nach anstrengenden Wanderungen und für Menschen mit Stehberufen.

Wenn man zur Körperstimulation eine größere Menge ätherischer Öle in die Fußsohlen einmassiert, kann man mit Hilfe des warmen Föns ein schnelleres Eindringen erreichen. Zur Stoffwechselanregung empfiehlt es sich, während dieser Prozedur größere Mengen Mineralwasser zu trinken.

Eine Fußmassage ist durchblutungsfördernd und entspannend.

Bei der Beinmassage beginnt man an den Zehen, streicht auf der Beinoberseite bis zur Leiste und auf der Beininnenseite wieder zurück zum Fuß.

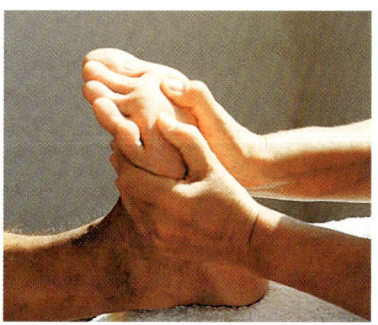

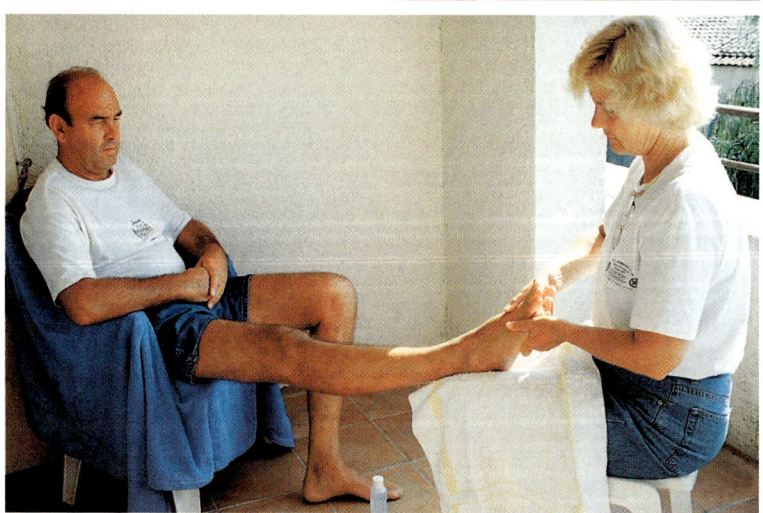

Krämpfe können durch regelmäßige Massage der Beine gemildert und langfristig vermieden werden. Streicht man kräftig von unten nach oben, werden Blut- und Lymphkreislauf stimuliert und der Schmerz gelindert. Leichte Massage um die Kniescheibe herum kann ebenfalls Schmerzlinderung bringen.

Arm- und Handmassage hat je nach verwendetem ätherischem Öl eine belebende oder entspannende Wirkung und hilft bei Überbelastung und Schmerzen in den Armen und Schultern. Die Handmassage ist ideal für Menschen im fortgeschrittenen Alter. Sie fördert das Vertrauen, und mit Hilfe der entsprechenden ätherischen Öle können sogar die geistigen Fähigkeiten (z. B. bei Gedächtnisschwierigkeiten) angeregt werden.

Die Armmassage ist auch ohne Partner möglich, doch einfacher geht es zu zweit. Beginnend am Handgelenk, streicht man mit leichtem Druck auf der Armoberseite bis zur Schulter und auf der Armunterseite sanft wieder zurück. Diesen Vorgang zwei- bis dreimal wiederholen. Vorsicht: Keinen Druck rund um den Ellbogen und an den Innenseiten des Oberarms ausüben, da dort viele empfindliche Nerven verlaufen.

Eigenmassage Hat man niemanden, der einen massiert, kann man auch mit den eigenen Händen für Entspannung sorgen.

Bei Bronchialbeschwerden hilft eine Massage des Brustkorbs, immer ausgeführt im Uhrzeigersinn. Eine andere Variante ist die Massage von der Mitte des Brustbeins ausstreichend in Richtung Schulter und Achselhöhle und um das Schlüsselbein herum – hervorragend geeignet für Personen, die lange in gebeugter Haltung gesessen haben.

Eine Bauchmassage, ausgeführt in Rückenlage, kann bei Verdauungsproblemen und bei schmerzhafter Menstruation helfen. Man beginnt – dem natürlichen Darmverlauf entsprechend – auf der rechten Seite, streicht nach oben, dann quer über die Bauchmitte in Nabelhöhe und auf der linken Seite wieder nach unten. Die ganze Massage verläuft also kreisförmig im Uhrzeigersinn.

Rückenmassage ist immer Partnermassage. Eine Entspannung des ganzen Körpers ist mit einer Abfolge von Griffen zu erreichen, die sanft und kontinuierlich ausgeführt werden. Atemschwierigkeiten können durch Daumendruck zu beiden Seiten der oberen Wirbelsäule

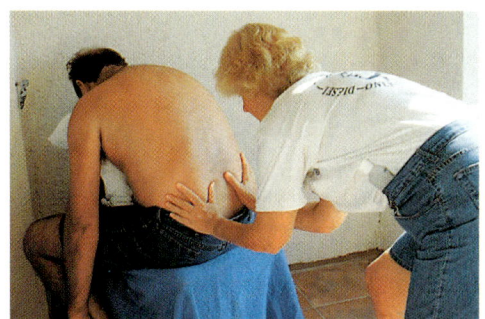

Bei der Rückenmassage darf kein Druck auf die Wirbel ausgeübt werden, um die vielen feinen Nerven nicht zu reizen. Die ätherischen Öle tragen bei der Aromamassage wesentlich dazu bei, die Muskulatur zu entspannen.

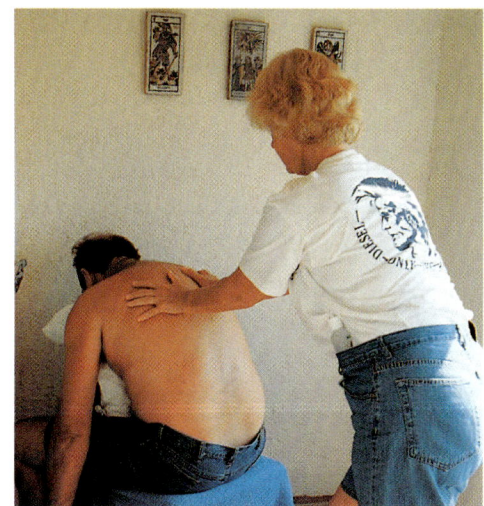

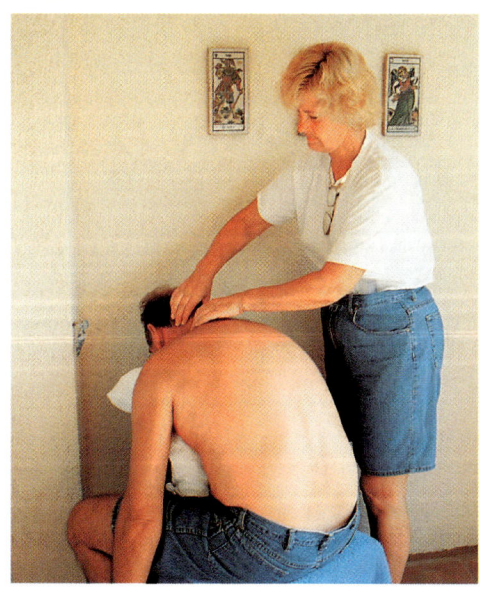

gelindert werden (siehe Abbildung). Weiter unten ist derselbe Griff gegen Verstopfung und Menstruationsbeschwerden anzuwenden.

a) Die Handflächen zunächst locker beidseits der Wirbelsäule auf die Lendengegend legen, dann aufwärts streichen und dabei das eigene Körpergewicht zur Wirkung bringen. Wenn die Schultern erreicht sind, die Hände an den Körperseiten sanft wieder nach unten führen. Diesen Vorgang mehrmals wiederholen. Danach die Schultern nacheinander kneten und alles noch einmal wiederholen.

b) Die leicht gespreizten Hände zu beiden Seiten der Wirbelsäule auf die Taille legen. Die Daumen in den tieferen Stellen daneben ansetzen und mit ständigem Druck etwa eine Handbreit nach oben gleiten lassen, danach ohne Druck etwa die Hälfte dieser Strecke wieder zurück. Stufenweise aufwärts bis zum Nacken gleich verfahren, dann sanft zurück bis zum unteren Ende der Wirbelsäule. Den ganzen Schritt b) wiederholen und anschließend noch einmal Schritt a) ausführen.

c) Die flache Hand am unteren Ende des Rückens auf eine Seite legen und mit starkem Druck aufwärts bis zu den Schultern führen. Dann auch die andere Hand dazunehmen und den Vorgang ein paarmal wiederholen. Dann auf der Gegenseite gleich verfahren. Mehrere Wiederholungen auf beiden Seiten durchführen. Abschließend wieder Schritt a) ausführen.

Ohrmassage Im Ohr gibt es unzählige wichtige Energiepunkte, die mit Hilfe eines ätherischen Öls und einer Massage des ganzen Ohres angeregt werden. Die Ohrmassage ist ein schneller Muntermacher und kann fast überall ausgeführt werden, z. B. zum nachmittäglichen Tiefpunkt am Schreibtisch (Vorsicht vor Fettflecken!). Am Abend verhilft die Ohrmassage mit entspannenden Ölen zu einem erholsamen Schlaf. Bei unruhigen Schulkindern hat sich diese Methode schon oft bewährt.

Wann nicht massiert werden soll Bei Fieber, Bluthochdruck, starken Krampfadern, Venenentzündungen, fortgeschrittenen Herzerkrankungen, offenen Wunden, kritischer Schwangerschaft, Blutvergiftung und ansteckenden Krankheiten ist eine Massage nicht angezeigt. Große Vorsicht ist geboten bei akuten Schmerzen wie Ischias und bei Osteoporose.

MASSAGEÖLMISCHUNGEN

Winter-Immunstimulation (Rezept: Regina Sanders) Man mischt auf 30 ml Jojobaöl 6 bis 8 Tropfen *eucalyptus globulus* und 6 bis 8 Tropfen Kiefernadel *pinus sylvestris*. Mit dieser Mischung den Brustkorb, den Hals und den Rücken massieren.

Erwärmend und stoffwechselanregend Diese Mischung ist sehr wohltuend bei Rückenschmerzen. Man mischt 3 Tropfen Grapefruit, 2 Tropfen Zitrone, 4 Tropfen Kardamom, 2 Tropfen Koriander, 2 Tropfen Kreuzkümmel, 7 Tropfen schwarzen Pfeffer und 4 Tropfen Zimtrinde mit 50 ml Basisöl, z. B. Jojobaöl oder Mandelöl.

Stimmungsaufhellend und beruhigend 2 Tropfen Rose (*rosa damascena* aus Marokko), 4 Tropfen Lemongrass, 1 Tropfen Vanille und 7 Tropfen Bergamotte mit 50 ml Basisöl vermischen und damit eine Teil- oder Ganzkörpermassage machen.

Gegen Angst und depressive Verstimmung (Rezept: Claudia Steiner) 50 ml Johanniskrautöl, 2 Tropfen Basilikum, 3 Tropfen Melisse (100 %), 1 Tropfen Rose, 5 Tropfen Zeder, 4 Tropfen Styrax. Mit dieser Mischung eine Ganzkörpermassage machen.

Energetisierend und stabilisierend (Rezept: Claudia Steiner) 2 Tropfen Lorbeer, 2 Tropfen Zirbelkiefer, 4 Tropfen Ylang-Ylang, 2 Tropfen Jasmin und 3 Tropfen Zypresse mit 25 ml Schwarzkümmelöl und

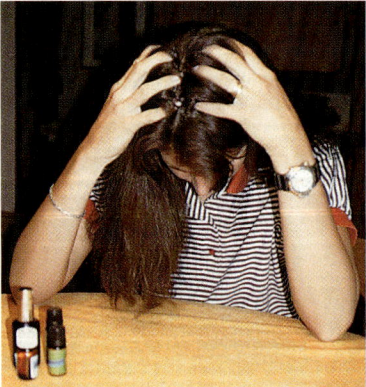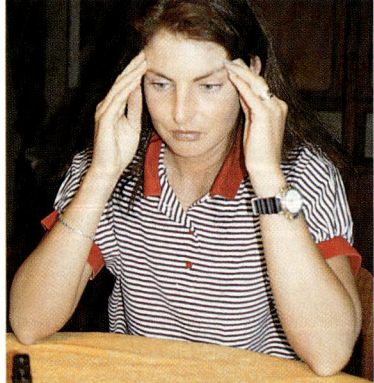

Eine Kopfmassage kann auf verschiedene Arten durchgeführt werden. Zwei Beispiele sind auf Seite 175 und auf Seite 187 beschrieben.

25 ml Jojobaöl vermischen und damit eine Fuß- oder Ganzkörpermassage machen.

Muskelkateröl 4 Tropfen Ingwer, 4 Tropfen Wacholder und 4 Tropfen Cajeput mit 50 ml Basisöl mischen. Nach sportlichen Anstrengungen verbessert diese Ölmischung die Stoffwechsellage.

Zum Muntermachen beim Autofahren Einige Tropfen Pfefferminz- oder Grapefruitöl auf ein Papiertaschentuch tropfen und dieses in einen der Lüftungsschlitze des Autos stecken. Die Müdigkeit verfliegt, und die Luft im Auto wird angenehm frisch. Außerdem kann man mit einer Mischung aus 2 Tropfen Rosmarin, 10 Tropfen Limette und 30 ml Basisöl eine Ohrmassage machen.

Kopfschmerzöl Entspannend: 5 Tropfen Muskatellersalbei, 2 Tropfen Bergamotte und 1 Tropfen Pfefferminz mit 50 ml Mandel- oder Jojobaöl mischen und damit eine Kopf- und Halswirbelmassage machen.

Tonisierend und trotzdem beruhigend und harmonisierend: Je 2 Tropfen Lavendel, Muskatellersalbei, Neroli, Bergamotte, Geranie, Ylang-Ylang und Sandelholz auf 50 ml Basisöl. Massage wie oben.

Die einfachste und schnellste Hilfe bei Kopfschmerzen ist eine Kopfmassage mit unverdünntem Pfefferminzöl (siehe auch Seite 175).

Gegen Spannungskopfschmerz bei Kindern Manche Kinder klagen nach einem anstrengenden Schultag über Kopfschmerzen. Hier hilft

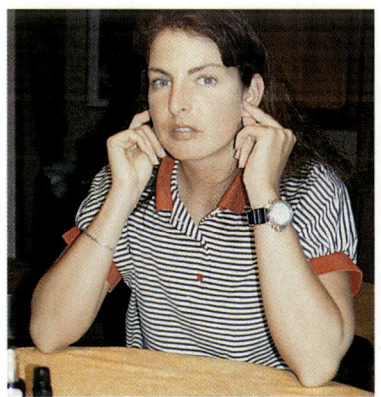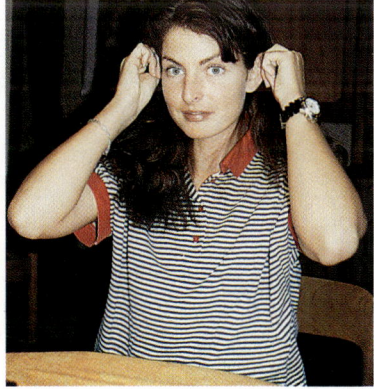

Je nachdem, welche ätherischen Öle verwendet werden, wirkt eine Ohrmassage aufmunternd oder entspannend.

eine entspannende Rückenmassage mit folgender Mischung: je 2 Tropfen Neroli, Bergamotte und Vetiver auf 50 ml Jojobaöl.

Gegen Blähungen bei Kleinkindern Man mischt je 1 Tropfen Fenchel, Estragon, Koriander und Kreuzkümmel (für Erwachsene je 2 Tropfen) mit 50 ml Johanniskrautöl und macht damit eine Bauchmassage. (Siehe auch Seite 177 f.)

Massageöl für Kinder, die zuviel gegessen haben Man macht eine Bauchmassage mit der Mischung gegen Blähungen (siehe oben) oder mit der folgenden Mischung: 4 Tropfen Neroli, 5 Tropfen Petitgrain Mandarine und 4 Tropfen Zeder auf 50 ml Basisöl.

Massageöl zur Geburtsvorbereitung In eine 100-ml-Flasche Jojobaöl 4 bis 6 Tropfen Jasmin, 4 bis 6 Tropfen Rose und 2 Tropfen Mandarine rot geben. Vor jedem Gebrauch gut durchschütteln.

In den letzten Wochen vor der Geburt mit dieser besonders wohlriechenden und entspannenden Ölmischung den Bauch regelmäßig leicht massieren, ebenso – mit Hilfe des Partners oder der Hebamme – den Rücken von der Gesäßritze aufwärts sowie die Lenden.

Aus Claudia Steiners Aromakosmetik

Nachfolgend drei Massageölmischungen für verschiedene Hauttypen. Mit diesen Mischungen macht man eine Gesichtsmassage, wobei die besonders feine Haut um die Augen ausgespart wird.

Für fettarme Haut 25 ml Karottenöl, 25 ml Jojobaöl, 6 Tropfen Bergamotte, 8 Tropfen Rosengeranie, 4 Tropfen Ylang-Ylang, 4 Tropfen Myrte, 4 Tropfen Sandelholz, 2 Tropfen Vetiver.

Für feuchtigkeitsarme Haut 25 ml Jojobaöl, 25 ml Macadamianußöl, 2 Tropfen Vetiver, 4 Tropfen Sandelholz, 2 Tropfen Muskatellersalbei, 8 Tropfen Ylang-Ylang, 4 Tropfen Rosengeranie, 6 Tropfen Grapefruit, 4 Tropfen Bergamotte.

Für fette Haut 25 ml Aloe-Vera-Öl, 25 ml Calendulaöl, 5 Tropfen Zedernholz, 5 Tropfen Sandelholz, 3 Tropfen Muskatellersalbei, 8 Tropfen Rosengeranie, 8 Tropfen Orange, 2 Tropfen Eisenkraut (100 %).

Aromatherapie im Kochtopf

In ihrer Küche betreibt jede Hausfrau (häufig unbewußt) Aromatherapie. Wer denkt schon beim Braten von Fleisch, daß Rosmarin stimuliert und ein Tonikum für das Herz ist, daß Knoblauch die Verdauungsorgane anregt, im Darm antibiotisch wirkt und den Cholesterinspiegel senken kann, daß Basilikum gegen Infektionen und Entzündungen wirkt, daß Majoran ausgleichend für das vegetative Nervensystem ist und in vielen Fällen helfen kann, den Blutdruck zu senken?

Das Wasser, welches uns beim Riechen einer aromatischen Speise im Munde zusammenläuft, hat bereits gesundheitliche Funktionen, denn es werden vermehrt Verdauungsfermente produziert, die mithelfen, die Speisen zu verdauen. So besteht zwischen Ernährung und Gesundheit ein enger Zusammenhang.

Frische Küchenkräuter und Zitrusfrüchte sind jedem bekannt, und sie sollen auch immer großzügig verwendet werden. Die ätherischen Öle in der Aromaküche verdrängen die Kräuter nicht, sondern stellen eine Ergänzung für das kreative Kochen dar. Sie haben überdies den großen Vorteil, daß sie immer verfügbar sind. Wer einmal angefangen hat, in der Küche mit ätherischen Ölen zu experimentieren, wird dabei bleiben, denn es macht großen Spaß, und man entdeckt immer wieder neue Varianten.

Ätherische Öle sind hochkonzentriert, zudem nicht wasserlöslich, weshalb sie immer in Emulgatoren gegeben werden. Sie direkt in das Gericht zu tropfen ist riskant und braucht viel Übung, denn schon der zweite Tropfen Nelkenöl kann das Rotkraut ungenießbar machen. Als Emulgatoren verwendet man für süße Gerichte Sahne, fetten Joghurt, Honig, Ahornsirup, Melasse, Zucker, Nußmus, Alkohol/Weingeist oder klare Schnäpse; für salzige Speisen Salz, vorzugsweise Meersalz, Sojasauce, Mayonnaise, Sahne, fetten Joghurt, Butter, Eigelb, Speiseöl, Senf oder Essig.

Es empfiehlt sich, Würzölmischungen selbst herzustellen, denn sie sind praktisch in der Dosierung (man verwendet sie tee- bis eßlöffelweise). Man besorgt sich dazu dunkle Flaschen, am besten braune Apothekerflaschen mit Tropfverschluß von 50 bis 100 ml Inhalt. Die fertige Würzölmischung sollte, um sich voll zu entfalten, zwei bis vier Wochen reifen.

Zuerst füllt man das Basisöl (Oliven-, Erdnuß-, Haselnuß-, Sonnenblumen-, Maiskeim-, Soja- oder Mandelöl) in die Flaschen und tropft dann die ätherischen Öle hinein. Auf 50 ml Basisöl rechnet man etwa 5 bis 6 Tropfen ätherisches Öl, wenn man eine Einzelmischung herstellen will (z. B. Basilikumöl, Estragonöl oder Pfefferöl). Macht man eine Mischung von mehreren ätherischen Ölen, z. B. eine Provencemischung mit Lavendel, Thymian, Rosmarin und Zitrone (der Phantasie sind keine Grenzen gesetzt), können es bis zu 10 Tropfen auf 50 ml Basisöl sein. Ist das ätherische Öl eingetropft, rollt man die geschlossene Flasche zwischen den Handflächen, um eine gute Verbindung von ätherischem Öl und Speiseöl zu erreichen. Diesen Vorgang sollte man während der Reifezeit oft wiederholen.

Anstelle der ätherischen Öle kann man in der Aromaküche auch Hydrolate einsetzen. Anstatt 1 Tropfen des ätherischen Öls verwendet man je nach persönlichem Geschmack 1 bis 3 Eßlöffel des entsprechenden Hydrolats. Alle Gewürzhydrolate wie Rosmarin, Estragon, Thymian, Basilikum, Pfefferminze, Petersilie oder Majoran kann man den meisten Gemüse- und Fleischgerichten als Geschmacksverbesserer beigeben.

Die nachfolgend wiedergegebenen Rezepte sollen Ihnen nur als Anregung dienen. Erst das eigene Ausprobieren bringt den richtigen Spaß. Ihre Familie und Ihre Freunde werden Ihnen Ihre Experimentierfreude danken.

Würzölrezepte

MAYAS WÜRZÖL
Geeignet für Salatsaucen und zum Marinieren
von (gedünstetem) Fisch.
Auf 100 ml Sonnenblumen-, Maiskeim- oder Erdnußöl mischt man
1 Tropfen Koriander · 2 Tropfen grünen Pfeffer · 2 Tropfen Zitronenthymian
2 Tropfen Basilikum · 2 Tropfen Zitrone · 4 Tropfen Estragon

FRANZÖSISCHES WÜRZÖL «NIZZA»
Geeignet für provenzalische Gemüsegerichte,
für Salate und Kartoffelaufläufe.
Auf 100 ml Sonnenblumen-, Maiskeim- oder Olivenöl mischt man
6 Tropfen Muskatellersalbei · 1 Tropfen Lavendel · 2 Tropfen Koriander
1 Tropfen Nelkenknospen · 2 Tropfen Zitronenthymian
2 Tropfen Zitrone · 2 Tropfen Orange

oder

4 Tropfen Zitronenthymian · 2 Tropfen Rosmarin · 4 Tropfen Basilikum
2 Tropfen Mandarine rot · 6 Tropfen Zitrone

WÜRZÖL «PIEMONT» FÜR TOMATENSUGO
Dieses Würzöl, vermischt mit grobpassierten Tomaten und
gehacktem, angebratenem Rindfleisch, ergibt eine ausgezeichnete
Sauce zu Nudeln oder Spaghetti.
Auf 100 ml Olivenöl mischt man
4 Tropfen Zitronenthymian · 2 Tropfen Rosmarin · 4 Tropfen Basilikum
2 Tropfen Oregano · 4 Tropfen Clementine · 2 Tropfen Zitrone

WÜRZÖL «SIENA»
Eine interessante Mischung für Salatsaucen
(Blattsalate und Tomatensalat) und Antipasti (kalte Vorspeisen).
Sie schmeckt auch gut in Zucchini-Paprika-Auberginen-Gemüse.
Man vermischt 50 ml Sonnenblumenöl mit 50 ml Olivenöl
und gibt dazu
2 Tropfen Zitronenthymian · 3 Tropfen Basilikum
1 Tropfen Koriander · 1 Tropfen Oregano
3 Tropfen Clementine · 3 Tropfen Limette · 1 Tropfen schwarzen Pfeffer

WÜRZSAUCE «COLOMBO»

Geeignet zum Marinieren von Geflügelteilen
für die fernöstliche Küche.
Man vermischt 50 ml Sojasauce mit 50 ml Ahornsirup
und gibt dazu

3 Tropfen Ingwer · 1 Tropfen Nelke · 2 Tropfen Kardamom
1 Tropfen Kreuzkümmel · 3 Tropfen Mandarine rot
1 Tropfen schwarzen Pfeffer · 1 Tropfen grünen Pfeffer

WÜRZSAUCE «SURPRISE»

Ein Eßlöffel dieser Mischung im Obstsalat
wird alle in Erstaunen versetzen.
Auf 100 ml Ahornsirup mischt man

6 Tropfen Vanille · 3 Tropfen Kakao · 1 Tropfen grünen Pfeffer
1 bis 2 Tropfen Tonkabohne · 1 Tropfen Nelkenknospe · 4 Tropfen Mandarine rot
2 Tropfen Limette

oder

3 Tropfen Ingwer · 2 Tropfen Koriander · 3 Tropfen Kardamom
1 Tropfen Zimt · 1 Tropfen Honig · 3 Tropfen Vanille · 3 Tropfen Kakao
2 Tropfen Bitterorange

Getränke

Vielen Getränken kann man mit ätherischen Ölen eine interessante Note geben. So verleiht 1 Tropfen Basilikumöl dem Tomatensaft eine südliche Note, und zum Karotten- oder Selleriesaft gibt man außer frischem Zitronensaft z. B. 1 Tropfen Bergbohnenkrautöl, den man vorher mit 1 Teelöffel Sonnenblumen- oder Haselnußöl vermischt hat.

Zu frischen Obstsäften gibt man pro Liter einen Tropfen ätherisches Öl, z. B. zu Pflaumensaft Zimt, Nelke oder Ingwer, zu Melonen-, Pfirsich-, Aprikosen-, Birnen- oder Apfelsaft Orange, Limette, Mandarine, Zitrone oder Grapefruit.

Ein erfrischendes, aufmunterndes Getränk erhält man, indem man einem Liter Mineralwasser entweder Pfefferminz-, Rosmarin-, Eisenkraut-, Bohnenkraut- oder Oregano-Hydrolat beimischt.

Eher beruhigend ist die Mischung mit Lavendel/Kiefer, Lavendel/Orange, Orange, Kamille, Melisse. Natürlich können die Hydrolate auch warmem Kräutertee beigemischt werden.

Prof. Wabners «Apfelsaft à la rose»
1 Liter Apfelsaft · 1 Tropfen ätherisches Rosenöl

Apfelsaft und Rosenöl vermischen und einige Stunden abgedeckt an der Kühle ziehen lassen. Sie werden überrascht sein, welche Duft- und Geschmacksfülle der eine Tropfen Rosenöl im Apfelsaft entwickeln kann.

Rosenbowle
0,75 Liter Roséwein · 1 Tropfen ätherisches Rosenöl

Wein und Rosenöl mischen und einige Stunden kühl stellen. Zum Servieren Sektschalen zur Hälfte mit Rosenwein füllen und mit Sekt oder Champagner aufgießen. Mit Blütenblättern oder kleinen Knospen von ungespritzten Rosen garnieren.

In Mougins in Südfrankreich befindet sich Roger Vergés exklusive Kochschule für Hobbyköche und Profis. Nachfolgend ein Rezept von Maître Michel Duhamel.

Le sauté d'agneau aux premiers légumes
(Lamm mit Frühlingsgemüse)
Für 4 Personen

1 kg Lammschulter · 200 g junge Karotten · 200 g weiße Rübchen
200 g neue Kartoffeln · 200 g grüne Bohnen · 600 g frische Erbsen · 3 Tomaten
2 Prisen Zucker · 1 Knoblauchzehe · 2 Eßlöffel Olivenöl · 30 g Butter
20 g Mehl · etwas Salz · je ½ Teelöffel Rosmarin-, Thymian-,
Lorbeer-, Majoran- und Pfefferwürzöl

Das Fleisch vorsichtig vom Knochen lösen und in grobe Stücke von etwa 80 g schneiden. Das Fleisch in einer Mischung aus Öl und Butter 7 bis 8 Minuten anbraten, herausnehmen und das herausgebratene Fett entfernen. Das Fleisch in den Topf zurückgeben, mit dem Zucker bestreuen und weitere 2 bis 3 Minuten schmoren lassen (das gibt der Sauce die Farbe). Nun mit Mehl überstäuben und unter mehrfachem Wenden kurz weiterbraten. Mit 1 l Wasser ablöschen, aufkochen lassen und wenn nötig zwei- bis dreimal abschäumen. Die Gewürzölmischungen beifügen und das Fleisch zugedeckt auf kleiner Flamme eine Stunde kochen.

In der Zwischenzeit die entschoteten Erbsen 3 bis 4 Minuten und die Bohnen etwas länger in Salzwasser kochen und kalt abschrecken. Nach Beendigung der Kochzeit das Fleisch aus der Brühe nehmen, die Brühe durch ein Sieb gießen, zurück in den Topf geben und das Fleisch wieder einlegen. Die geschälten und in Stücke geschnittenen Kartoffeln, Karotten und weißen Rübchen hinzufügen und 10 Minuten weiterkochen. Danach auch die Erbsen und Bohnen dazugeben und alles zusammen nur noch 5 Minuten kochen. Mit den ätherischen Würzölmischungen abschmecken.

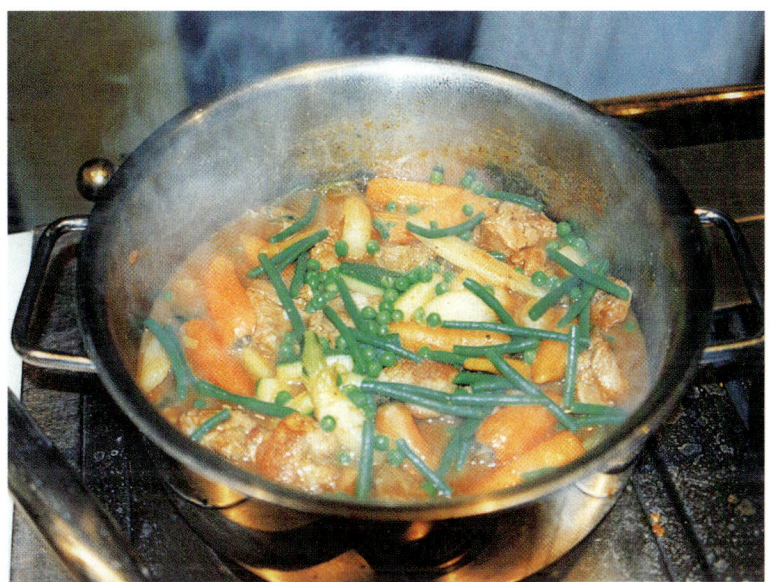

Lamm mit Frühlingsgemüse.

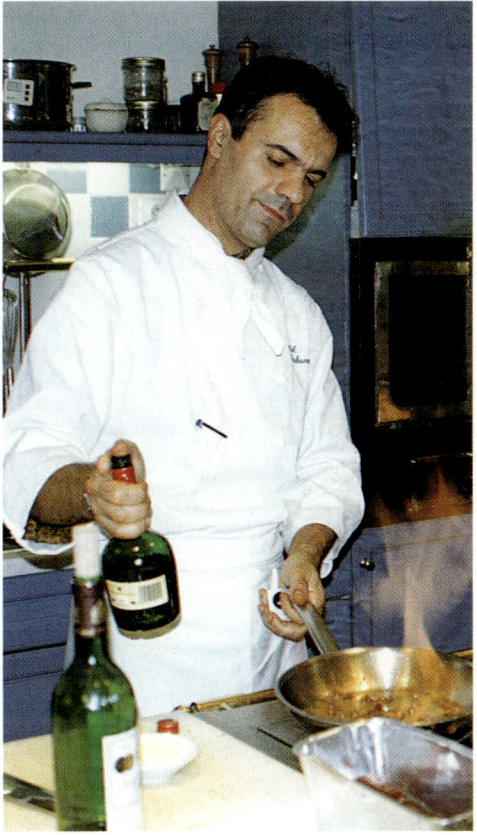

Maître Duhamel beim
Flambieren.

Edmund Becker führt in Mougins im Hinterland von Cannes ein Gourmetrestaurant. Der kreative Koch hat Spaß, mit ätherischen Ölen zu experimentieren und immer wieder neue Gerichte zu erfinden. Seine Gäste danken es ihm!

Provenzalisches Gemüse
Für 4 Personen
300 g Zucchini · 200 g weiße Gemüsezwiebeln
3 Eßlöffel Sonnenblumenöl · Salz · 3 Eßlöffel kaltgepreßtes Olivenöl
Saft von ½ Zitrone · je ½ Teelöffel Pfeffer-, Rosmarin- und Thymianwürzöl
3 Tropfen ätherisches Zitronenöl · 500 g frische Tomaten · 2 Knoblauchzehen
40 g Butter · dünngehobelter Parmesan- oder Pecorinokäse

Die Zucchini und die Gemüsezwiebeln in gleichmäßige Würfel schneiden. Im Sonnenblumenöl knackig braten, Salz, Olivenöl, Zitronensaft und die Würzölmischungen dazugeben. In der Zwischenzeit die Tomaten schälen, hacken und mit einem Stück Butter und dem gehackten Knoblauch anschwitzen. Die Tomaten auf einen großen Teller geben und darauf das Gemüse anrichten. Zuletzt mit gehobeltem Parmesan oder Pecorino bestreuen.

Dieses Gemüsegericht kann warm oder kalt serviert werden und ist auch eine schmackhafte Beilage zu Lamm oder Kaninchen.

Rinderfilet in Orangen-Pfeffer-Sauce
Für 4 Personen
Pro Person 1 etwa 180 g schweres Rinderfilet vom Mittelstück
Salz aus der Mühle · ½ Teelöffel Pfefferwürzöl · etwas Öl · 2 Eßlöffel gehackte
Schalotten · ½ Orange, geschält und in kleine Würfel geschnitten
1 Gläschen Cognac · 2 durchgepreßte Knoblauchzehen · etwa 50 g Butter
Saft von ½ Zitrone · je 2 Tropfen ätherisches Zitronen- und Orangenöl
1 Eßlöffel Grand Marnier

Die Filets von allen Seiten salzen und mit Pfefferwürzöl einreiben, in die heiße, geölte Pfanne einlegen, von jeder Seite etwa 3 Minuten braten, vom Feuer nehmen und in der Pfanne einige Minuten ruhen lassen. Für die Sauce die Schalotten mit einem Stück Butter glasig werden lassen, den Zitronensaft, Salz, die Orangenwürfel und den in der Pfanne ausgetretenen Fleischsaft dazugeben, kurz aufkochen. Das Zitronen-, das Orangen- und ein wenig Pfefferwürzöl sowie den Grand Marnier beifügen, abschmecken und zuletzt ein Stückchen kalte Butter einrühren. Die Filets anrichten und mit der Sauce überziehen.

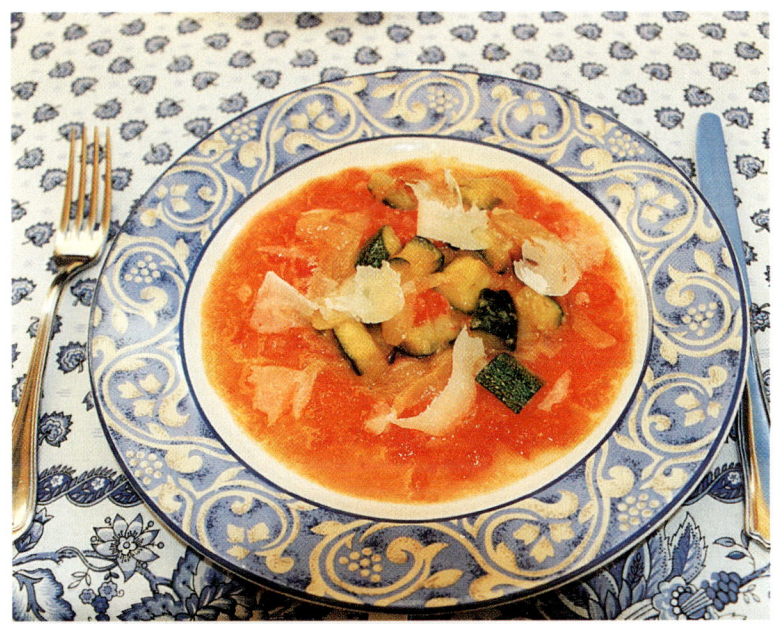

Provenzalisches Gemüse.

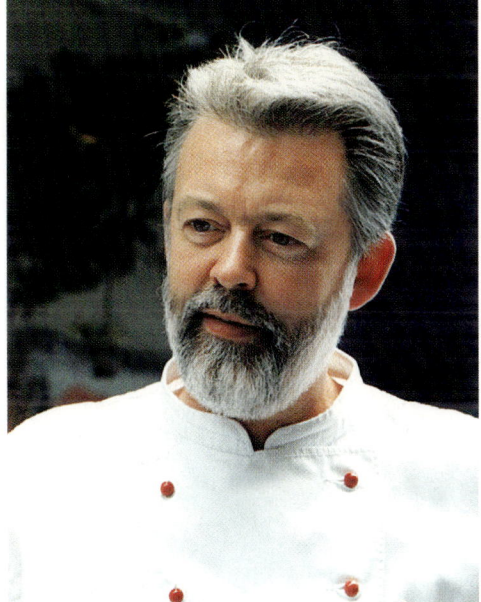

Edmund Becker sinniert
über neue Kreationen.

KALTE GURKENSUPPE

An heißen Sommertagen ist diese Suppe sehr erfrischend.

1 Schlangengurke · 1 Becher (500 g) Joghurt
1 bis 2 Teelöffel Dillwürzöl oder 1 Tropfen ätherisches Dillöl
½ Teelöffel Pfefferwürzöl · 3 Tropfen ätherisches Zitronenöl
Salz · 1 bis 2 Teelöffel Zitronensaft · ½ Becher Crème fraîche
etwas frischer Dill

Die Gurke schälen und fein raffeln. Mit dem Joghurt und den Gewürzen vermischen. Mehrere Stunden kalt stellen. Vor dem Servieren auf jede Portion 1 Löffel Crème fraîche geben und mit frischen Dillspitzen garnieren.

KARTOFFELSUPPE NACH BERLINER ART

2 grobe Bratwürste · 1 Eßlöffel Majoranwürzöl
1 Eßlöffel Pflanzenöl · 2 Zwiebeln · 2 Karotten
1 kg mehlig kochende Kartoffeln · 1 Teelöffel Pfefferwürzöl
1 Liter Fleischbrühe · 2 bis 3 Eßlöffel süße Sahne
einige Zweige frischer Majoran

Aus den Bratwürsten kleine Klöße drücken und in einer Mischung aus Majoranwürzöl und Pflanzenöl rundherum gut anbraten. Die in dünne Scheiben geschnittenen Zwiebeln dazugeben, kurz durchschwitzen lassen und dann mit der Fleischbrühe auffüllen. Die Kartoffeln und die Karotten schälen, in kleine Würfel schneiden und der Brühe beifügen. Etwa 15 bis 20 Minuten kochen lassen und dabei mehrmals umrühren. Zuletzt wenn nötig nochmals mit Würzöl abschmecken, die Sahne dazugeben und erst unmittelbar vor dem Servieren einige Blättchen frischen Majoran auf die Suppe streuen.

HAMBURGER HERINGSTOPF

Für 4 Personen

8 Salzheringsfilets · 4 Gewürzgurken · 1 grüner Apfel · 1 Bund Frühlingszwiebeln oder
1 große Zwiebel · ¼ l Buttermilch oder Joghurt · 1 Becher Crème fraîche
2 Eßlöffel Weißweinessig · je ½ Teelöffel Pfeffer- und Lorbeerwürzöl
4 Tropfen ätherisches Zitronenöl · 1 Tropfen ätherisches Orangenöl

Die Salzheringe etwa ½ Stunde wässern, dann abtrocknen und in mundgerechte Stücke schneiden. Die Gurken in dünne Scheiben, die Zwiebeln in dünne Ringe und den Apfel in dünne Schnitze schneiden. Buttermilch oder Joghurt und Crème fraîche mit dem Essig und den Würzölen gut vermischen und alle Zutaten schichtweise in einen Heringstopf geben. Einige Stunden durchziehen lassen.

TAGLIATELLE «BOLOGNA»
Für 4 Personen
500 g Tagliatelle · 3 Eßlöffel Oliven- oder anderes Pflanzenöl · 300 g gehacktes
Rindfleisch · 1 große Zwiebel · 1 Knoblauchzehe · 200 g Stangensellerie
4 bis 6 Eßlöffel Tomatenmark · 1 Messerspitze Paprika · Salz · ¼ l Fleischbrühe
je ½ bis 1 Teelöffel Pfeffer-, Rosmarin-, Oregano- und Basilikumwürzöl

Das Öl erhitzen, das Hackfleisch unter ständigem Wenden gut anbraten, dann etwas zusammenschieben. Die Zwiebel fein hacken und die
Knoblauchzehe auspressen. Alles kurz andämpfen und mit dem Fleisch
mischen. Den Stangensellerie und etwas Selleriekraut sehr fein schneiden und zu der Fleischmischung geben. Das Tomatenmark mit der
Fleischbrühe, den Würzölen und den Gewürzen mischen und unter
die kochende Fleischmasse heben. Jetzt noch etwa 30 Minuten leicht
köcheln. In der Zwischenzeit die Tagliatelle «al dente» kochen, abschrecken und abtropfen lassen. Mit der Sauce servieren.

RHEINISCHER SAUERBRATEN
Für 6 Personen
Marinade:
½ l Wasser · ¼ l Rotweinessig · 1 Teelöffel Salz · 1 Teelöffel Pfefferwürzöl
je ½ Teelöffel Wacholder-, Nelken-, Lorbeer-, Majoran-, Rosmarin-
und Korianderwürzöl · 1 Teelöffel Senf · 3 Zwiebeln · 2 Karotten
Braten:
1½ kg Rinderbraten, aus der Brust geschnitten · 3 Eßlöffel Butterschmalz
2 mittelgroße Zwiebeln, fein gehackt · 4 geriebene Saucenlebkuchen · ¼ l Sahne
1 Tasse Rosinen · 1 Eßlöffel Johannisbeergelee · ½ Tasse Rotwein

Für die Marinade Wasser, Essig, Salz, die Würzöle, den Senf und die
grobzerteilten Zwiebeln und Karotten aufkochen, abkühlen lassen und
das Fleisch 2 bis 3 Tage darin marinieren, dabei täglich wenden.

Butterschmalz erhitzen und das Fleisch bei starker Hitze von allen
Seiten anbraten. Die Temperatur herunterschalten, die Zwiebelwürfel
dazugeben und unter Rühren 5 Minuten braten. Etwas Marinade da-
zugießen und den Braten etwa 2 Stunden bei schwacher Hitze schmoren lassen. Nach und nach die restliche Marinade zugießen.

Nach der Garzeit den Braten herausnehmen und warm stellen. Die
Sauce durch ein Sieb passieren, die geriebenen Lebkuchen und die
vorher eingeweichten Rosinen dazugeben und unter Rühren ohne
Deckel weitere 5 bis 10 Minuten bei schwacher Hitze köcheln. Zuletzt
mit der Sahne verfeinern und mit Johannisbeergelee, Rotwein und,
falls nötig, mit Würzölen abschmecken.

Lasagne verdi al forno
(Überbackene grüne Lasagne)

Für 6 Personen

Lasagne:

500 g Mehl · 2 frische Eier · 150 g blanchierter, ausgedrückter,
gehackter Spinat · Salz

oder

1 Fertigpackung grüne Lasagne

Béchamelsauce:

100 g Butter · 50 g Mehl · ½ Liter Milch · Salz · 1 Eßlöffel Butter
½ Teelöffel Basilikumwürzöl

Fleischsauce:

100 g Pancetta (luftgetrockneter Bauchspeck) · 2 Zwiebeln · 2 Karotten
1 Stück Sellerieknolle oder Stangensellerie · 50 g Butter
500 g gemischtes Hackfleisch · ⅛ Liter Rotwein · etwa ⅛ Liter Fleischbrühe
1 große Dose geschälte Tomaten · 1 Eßlöffel Tomatenmark · Salz
1 Teelöffel Pfefferwürzöl · je ½ Teelöffel Nelken-, Lorbeer- und Muskatwürzöl
etwa 200 g geriebener Parmesan

Für den Lasagneteig alle Zutaten gut vermischen. Wenn der Teig
schön glatt und gleichmäßig ist, etwa 1 bis 1½ mm dick ausrollen und
nach der Größe der Lasagneform zuschneiden. Die Teigplatten für
2 Minuten in kochendes Wasser geben, herausnehmen, kurz mit kaltem Wasser abschrecken und auf einem Küchentuch zum Trocknen
ausbreiten.

Für die Béchamelsauce die Butter zerlassen, das Mehl dazugeben
und durchschwitzen lassen, mit der Milch auffüllen. Unter ständigem
Rühren aufkochen. Zuletzt 1 Eßlöffel Butter beigeben und mit Salz
und dem Basilikumwürzöl abschmecken.

Pancetta, Zwiebeln, Karotten und Sellerie fein hacken. Mit der
Butter, dem gehackten Fleisch und den Gewürzölen in eine Kasserolle
geben und gut anbraten. Die Tomaten zufügen, mit Wein und Brühe
ablöschen. Etwas einkochen lassen, dann das Tomatenmark beigeben.
Etwa eine Stunde leicht köcheln lassen, so daß die Konsistenz dickflüssig ist.

Eine feuerfeste Form mit Butter ausstreichen. Etwas Fleischsauce
hineingeben und mit Teigplatten belegen. Nun abwechselnd mit
Fleischsauce, Béchamelsauce, Parmesan und Teigplatten bedecken.
Schichtweise fortfahren, bis eine Höhe von etwa 5 cm erreicht ist. Mit
Béchamelsauce und Käse abschließen. Im vorgeheizten Backofen bei
180 Grad 30 Minuten überbacken.

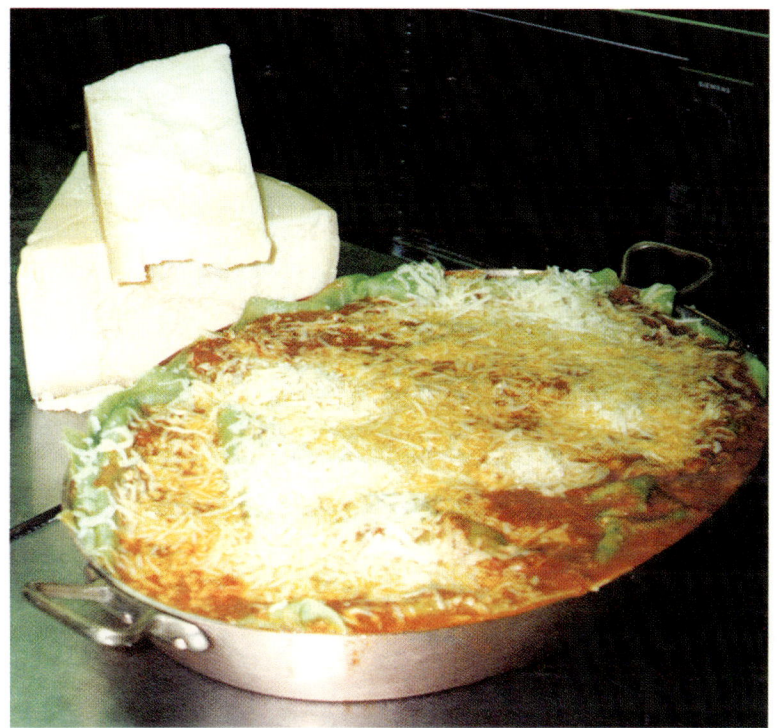

Überbackene grüne Lasagne.

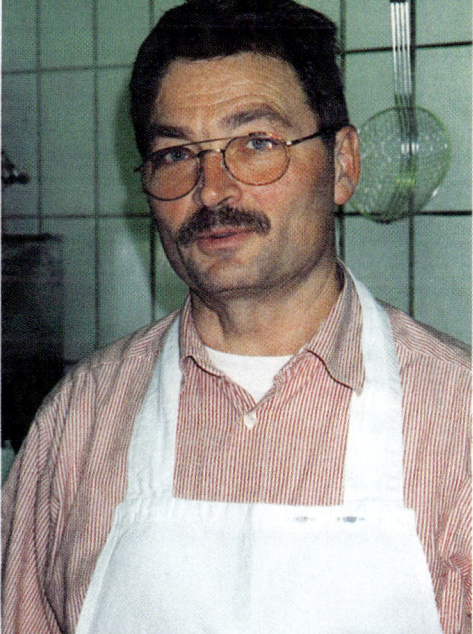

Paolo Bergamini, Bad
Homburg, fertigt für seinen
Partyservice und für sein
Feinkostgeschäft täglich
frische italienische
Spezialitäten.

Oskar Marti, genannt Chrüter-Oski, gehört zur Spitze der schweizerischen Kochkünstler. In Münchenbuchsee unweit von Bern führt er den legendären Gasthof «Moospinte», und er ist Autor der im Hallwag Verlag erschienenen wunderschönen Kochbücher der vier Jahreszeiten. Gern diskutiert er mit seinen Gästen am Tisch, unter anderem über seine Philosophie: «Essen ist das Wichtigste auf der Welt. Der Mensch braucht Essen und Trinken, Luft und Liebe; hat er diese vier Dinge, hat er im Grunde genommen alles, was er braucht!» Oder: «Der Mensch ist Teil der Natur, nur hat er das vergessen. Er ist eigentlich genauso von den Jahreszeiten geprägt und abhängig wie eine Pflanze oder ein Tier, aber die meisten Menschen merken das nicht mehr!» Für dieses Buch kreierte Oskar Marti die nachfolgenden Rosenrezepte.

ROSAROT GEGRILLTER LACHS AUF ROSENVINAIGRETTE
Rosenöl:
1 Liter geschmacksneutrales Pflanzenöl (z. B. Maiskeim-, Sonnenblumen- oder Distelöl) und 2 Tropfen bulgarisches ätherisches Rosenöl gut mischen, in Flaschen abfüllen und verschließen.
Rosenessig:
1 Liter Rotweinessig mit 1 Handvoll ungespritzten wohlduftenden Rosenblüten etwa 2 Wochen in einem tiefen Gefäß abgedeckt ziehen lassen, dann abseihen und in Flaschen abfüllen. Gut verschlossen aufbewahren.

Für 4 Personen als Vorspeise
4 Stück Lachs à 60 g · Salz · ½ Teelöffel Pfefferwürzöl · Saft von 1 Zitrone
2 Tropfen ätherisches Zitronenöl · 2 Eßlöffel Rosenöl · 80 bis 100 g Salate der Saison, z. B kleine Kopfsalatherzen, Bachkresse, Löwenzahn, Rucola, Alfa-Alfa-Sprossen, Spinatblätter
Rosenvinaigrette:
60 g Rosenöl · 40 g Rosenessig · etwas Salz · ½ Teelöffel Pfefferwürzöl
60 g feingehackte Schalotten · 8 g gehackte Petersilie · 10 g feingeschnittener Schnittlauch · 6 ungespritzte wohlriechende Rosenblütenblätter, in feine Streifen geschnitten

Den geputzten, gewaschenen Salat rosettenförmig auf den Tellern anrichten. Die Lachsschnitten mit Salz, Pfefferwürzöl, Zitronensaft und Zitronenöl marinieren und mit Rosenöl beträufeln. Einige Minuten ziehen lassen und danach auf dem Rost grillen, aber nur so lange, daß sie in der Mitte noch nicht ganz durchgebraten sind.

In der Zwischenzeit alle Zutaten für die Rosenvinaigrette in einer Schüssel untereinanderrühren. Die Vinaigrette gleichmäßig auf dem angerichteten Salat verteilen und die gegrillten Lachsschnitten darauf setzen. Sofort servieren.

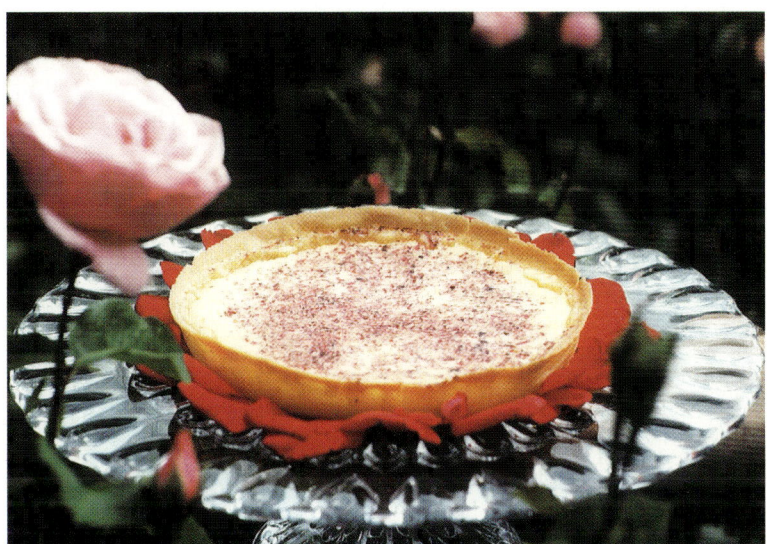

Rosen-Orangen-Torte.

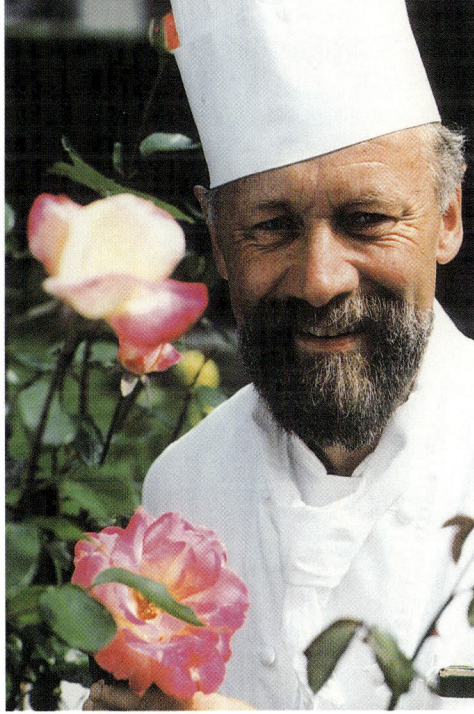

Oskar Marti in seinem
geliebten Rosengarten.

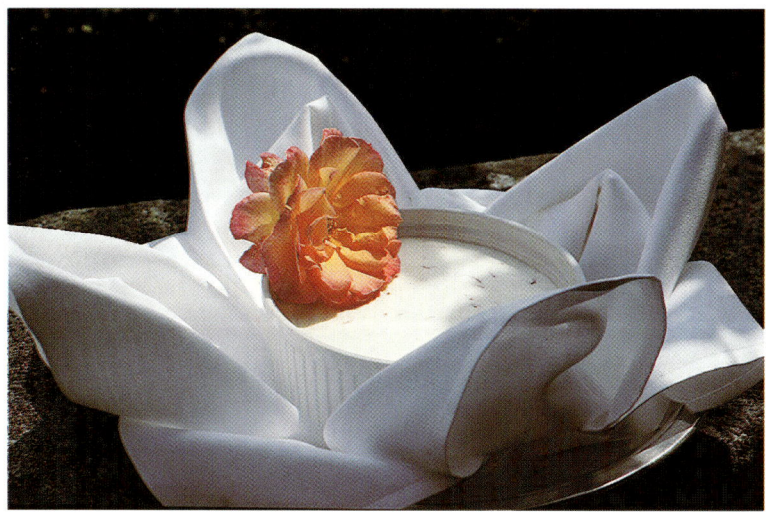

Rosen-Joghurt-Mousse.

ROSEN-JOGHURT-MOUSSE
Für 4 bis 6 Personen
300 g Joghurt · 100 g Puderzucker · 15 g Zitronensaft · 3 Blatt Gelatine
4 ungespritzte wohlriechende Rosenblütenblätter, in feine Streifen
geschnitten · 1 Tropfen 1:10 verdünntes Rosenöl · 3 dl Sahne

Joghurt und Puderzucker glattrühren. Die in kaltem Wasser eingeweichte, gut ausgepreßte Gelatine mit dem Zitronensaft leicht erwärmen und mit den Blütenstreifen und dem Rosenöl unter die obige Masse rühren. Zuletzt die geschlagene Sahne darunterziehen, die Masse in eine passende Form einfüllen und im Kühlschrank während 4 bis 5 Stunden erkalten lassen.

Mit einem warmen Löffel abstechen. Auf Wunsch frische Beeren dazu servieren.

ROSEN-ORANGEN-TORTE
Für eine Springform von 22 cm Durchmesser
650 g Mürbeteig · 20 g Butter für die Form · 2 Zitronen · 1 Orange · 5 Eier
1 Tropfen 1:10 verdünntes Rosenöl · 40 g ungespritzte wohlriechende
Rosenblütenblätter, fein gehackt · 200 g feiner Zucker · 1,8 dl Sahne · Eiermilch aus
1 Eigelb und ½ Eßlöffel Milch · 50 g Puderzucker zum Bestreuen
Mürbeteig:
250 g Mehl · 200 g Butter · 100 g feiner Zucker · 1 Prise Salz · 2 Eigelb
1 Päckchen Vanillezucker · fein abgeriebene Schale von 1 Orange

Für den Mürbeteig das Mehl auf die Arbeitsfläche sieben und in die Mitte eine Mulde eindrücken. Die Butter würfeln und in die Mulde füllen. Mehl und Butter mit den Fingerspitzen zu einer krümeligen Masse verreiben, Zucker und Salz daruntermischen. In der Mitte wieder eine Mulde machen, Eigelb, Vanillezucker und Orangenschale hineingeben und alles schnell zu einem glatten Teig wirken. Diesen in einen Plastikbeutel geben und etwa 1 Stunde im Kühlschrank ruhen lassen.

Die Springform ausbuttern und für 10 Minuten in den Tiefkühler stellen. Den Teig auf einer leicht bemehlten Arbeitsfläche etwa 4 mm dick ausrollen und die Springform damit auslegen. Den überschüssigen Teig bis auf einen 1 cm hohen Rand mit einem scharfen Messer abschneiden. Die Form für 15 Minuten in den Kühlschrank stellen.

Für die Füllung die Zitronen und die Orange gründlich waschen und die Schalen abreiben. Den Saft auspressen und durchseihen, mit den abgeriebenen Schalen sowie den Blütenblättern und dem Rosenöl vermischen. Eier und Zucker cremig aufschlagen, bis die Masse anfängt, ein wenig dick zu werden. Das Rosengemisch und die Sahne beigeben, die Creme gut verrühren und kalt stellen.

Den Teigboden mit Pergamentpapier auslegen und mit getrockneten Hülsenfrüchten füllen. Im vorgeheizten Backofen bei 200 Grad 15 Minuten blind backen. Das Pergamentpapier mit den Hülsenfrüchten vorsichtig herausheben. Den Tortenboden mit der Eiermilch ausstreichen und für weitere 5 Minuten in den Ofen schieben, bis die Glasur ein wenig Farbe annimmt. Die Temperatur auf 150 Grad herunterschalten.

Die Füllung noch einmal durchschlagen und in den Tortenboden gießen. Die Torte sofort in den Ofen schieben und bei 150 Grad 1¼ Stunden backen. Nach dem Backen den Rand mit einem scharfen Messer egalisieren und von der Form lösen. Die Torte herausheben und mindestens 4 Stunden auskühlen lassen. Vor dem Servieren mit Puderzucker bestreuen.

Hinweis: Diese Torte darf nicht im Kühlschrank aufbewahrt werden, weil sonst der Mürbeteig weich wird.

Salzburger Hirschbraten

Für 6 Personen

Marinade:

1 Zwiebel · 2 Karotten · 1 Petersilienwurzel · 1 Stück Sellerieknolle · 1 l Rotwein
je ½ Teelöffel Pfeffer-, Lorbeer-, Majoran-, Koriander- und Nelkenwürzöl
je 2 Tropfen ätherisches Orangen- und Zitronenöl

Braten:

1½ kg Hirschbraten · 50 g fetter Speck · Öl oder Pflanzenfett zum Anbraten
¼ l Fleischbrühe aus Würfeln · wenn nötig etwas Saucenbinder
3 Teelöffel Preiselbeergelee · ⅛ l saure Sahne

Für die Marinade die Zwiebeln schälen und grob zerteilen, Karotten, Sellerieknolle und Petersilienwurzel putzen, waschen und in grobe Würfel schneiden. Alle Marinadezutaten in einen Topf geben und etwa 10 Minuten zugedeckt kochen. Danach abkühlen lassen.

Das Hirschfleisch häuten, kurz kalt abspülen, trockentupfen und in die abgekühlte Marinade legen. Ein bis zwei Tage darin ziehen lassen. Danach das Fleisch aus der Marinade nehmen, mit Haushaltspapier trockentupfen, mit dem in Streifen geschnittenen Speck spikken und mit etwas Salz einreiben.

Das Fett im Bräter erhitzen und das Fleisch darin rundherum etwa 10 Minuten anbraten. Die Marinade durch ein Sieb zum Fleisch gießen. Den Braten zugedeckt im Backofen oder auf der Kochstelle bei mittlerer Temperatur etwa 90 Minuten schmoren lassen. Zwischendurch mehrmals wenden.

Das Fleisch aus dem Bräter nehmen und warm stellen. Den Bratfond mit der Fleischbrühe auffüllen, wenn nötig mit etwas Saucenbinder andicken. Zuletzt die saure Sahne und das Preiselbeergelee zufügen. Ist der Geschmack noch nicht ausdrucksvoll genug, würzt man einfach mit den für die Marinade verwendeten Würzölmischungen nach. Serviert wird der Hirschbraten mit Semmelknödeln und Rotkrautstrudel.

Chemie der Bestandteile ätherischer Öle

Die aus Pflanzen gewonnenen ätherischen Öle sind niemals Einzelsubstanzen, sondern bestehen aus Mischungen unterschiedlicher organischer Verbindungen. Die meisten Moleküle der ätherischen Öle bestehen aus Kohlenstoff und Wasserstoff oder aus Kohlenstoff, Wasserstoff und Sauerstoff. Die chemischen und damit auch die therapeutischen Eigenschaften der Bestandteile ätherischer Öle werden durch ihre Grundstruktur und durch ihre verschiedenen funktionellen Gruppen bestimmt.

Aldehyde Sie entstehen durch Oxidation aus Alkoholen. Aldehyde sind allgemein stark antiseptisch, vor allem aber nervenberuhigend, viruzid und immunstabilisierend.

Beispiele
Geranial: Nervensystem beruhigend, zu finden z. B. in *melissa officinalis* und *eucalyptus citriodora*
Viruzid, zu finden z. B. in *melissa officinalis*
Neral: Immunstabilisierend, zu finden z. B. in Zitrone
Citronellal: Entzündungshemmend, zu finden z. B. in Citronella und *eucalyptus citriodora*

Alkohole Allgemein belebend, antiseptisch, angenehm riechend und stimmungshebend.

Beispiele
Linalool: Bakterizid, zu finden z. B. in Lavendel, Petitgrain, Thymian, Rose
Menthol: Entspannend, zu finden z. B. in Pfefferminze

Terpineol-4: Harntreibend, zu finden z. B. in
Wacholderbeere

Bisabolol: Tonisierend (Haut), zu finden z. B. in
Deutsche Kamille

Ester Durch Oxidation aus Aldehyden entstehen Säuren, die sich mit
Alkoholen zu Estern verbinden können. Ester haben einen fruchtigen
Geruch und werden darum zur Geschmacksverbesserung von Lebens-
mitteln und Getränken eingesetzt. Schon geringe Mengen Ester in
ätherischen Ölen bestimmen die Duftnote. Ester haben eine beruhigende Wirkung auf das zentrale Nervensystem. Sie wirken krampflösend, aber zugleich auch anregend, sie sind fungizid und beruhigend.
Ein gutes Beispiel ist das ätherische Öl der Römischen Kamille. Es hat
die stärkste krampflösende Wirkung.

BEISPIELE

Linalylacetat: Beruhigend, tonisierend, zu finden z. B. in
Lavendel, Muskatellersalbei, Neroli,
Bergamotte

Citronellylformiat/
Geranylformiat: Antispasmodisch, harmonisierend, zu
finden z. B. in Geranie

Benzylbenzoat: Anregend, aphrodisisch, zu finden z. B. in
Ylang-Ylang

Äther/Oxide sind häufig in ätherischen Ölen zu finden. Sie wirken
entzündungshemmend, mukolytisch, expektorant, antidepressiv. Ein
wichtiger Vertreter ist Cineol, das in hoher Konzentration im Eukalyptusöl enthalten ist und dessen schleimlösende Wirkung ausmacht.

BEISPIELE

Cineol–Eucalyptol: Schleimlösend, zu finden z. B. in
eucalyptus globulus, radiata und *smithii*

Carvacrol–Methylether: Krampflösend (spasmolytisch), zu finden
z. B. in Bergbohnenkraut

Methyl–Eugenol: Antidepressiv, zu finden z. B. in
Basilikum

Linaloloxid: Schmerzstillend (sedativ), zu finden z. B.
in Ysop

Ketone entstehen durch Oxidation aus Alkoholen während des Pflanzenlebens. Sie sind beruhigend, schleimlösend, desinfizierend, zellwachstumsfördernd, immunstabilisierend, unter Umständen abortiv, mit steigender Kohlenstoffzahl bei innerlicher Anwendung eventuell neurotoxisch. Wegen ihrer schleimlösenden Wirkung werden sie zur Behandlung von Erkrankungen der oberen Atemwege eingesetzt. Eine Anzahl von Ketonen wie das Thujon (Beifuß, Salbei, Thuja) und das Pulegon (Poleiminze, *mentha pulegium*) sind toxisch. Pulegon wurde bis ins Mittelalter als Abtreibungsmittel verwandt.

BEISPIELE

Borneon:	Beruhigend, zu finden z. B. in Rosmarin, Zimt, Speiklavendel
Pulegon:	Stark abortiv, desinfizierend, zu finden z. B. in Poleiminze
Thuyon:	Immunstimulierend, zu finden z. B. in Wermut, Thuja, Salbei, Beifuß
Menthon:	Zellwachstumsfördernd (epithelisierend), zu finden z. B. in Pfefferminze

Phenole Reines Phenol findet sich nicht in der Pflanzenwelt. Phenole sind sehr aktiv. Sie haben eine stimulierende Wirkung, steigern die Durchblutung, haben antibakterielle Eigenschaften und stärken das Immunsystem. Stark phenolhaltige Öle, z. B. Thymianöl, können reizen und dadurch Allergien auslösen (vorher Allergietest machen). Nur in niedrigen Konzentrationen und nicht über längere Zeit verwenden. Ungeeignet für Kinder und Menschen mit hohem Blutdruck.

Phenylpropan-Derivate sind antiseptisch, stimulierend, sekretionsfördernd, schleimlösend, krampflösend, harntreibend, anregend für das zentrale Nervensystem, unter Umständen abortiv, hautreizend, halluzinogen.

BEISPIELE

Eugenol:	Antiseptisch, zu finden z. B. in Nelke
Zimtaldehyd:	Stimulierend (kann hautreizend sein), zu finden z. B. in Zimt
Anethol:	Sekretionsfördernd, zu finden z. B. in Anis

Methylchavicol:	Schleim- und krampflösend, zu finden z. B. in Basilikum, Estragon, Petersilie, Muskat
Myristicin:	Harntreibend, zu finden z. B. in Muskatblüte (Macis)
Apiol:	Abortiv, das zentrale Nervensystem anregend, halluzinogen, zu finden z. B. in Petersilie

Säuren in ätherischen Ölen sind entzündungshemmend, schmerzstillend, hypothermisierend und hypotensierend. Die Säuren sind nur in Spuren vorhanden und wasserlöslich. Vor allem findet man sie in Hydrolaten.

Sesquiterpene und **Azulene** sind magenstärkend, krampflösend, beruhigend, desinfizierend, entzündungshemmend und selbst in kleinen Mengen antiallergisch.

BEISPIELE

Carophyllen, Humulen:	Schleimlösend, verdauungsfördernd, zu finden z. B. in schwarzem Pfeffer, Niaouli, Vetiver
Zingiberol:	Magenstärkend, krampflösend, verdauungsfördernd, zu finden z. B. in Ingwer
Valeranon:	Beruhigend, zu finden z. B. in Baldrian
Santalol:	Entzündungshemmend, beruhigend, gegen Stauungen, zu finden z. B. in Sandelholz
Chamazulen:	Entzündungshemmend, gegen Muskelverkrampfungen, zu finden z. B. in Deutsche Kamille

Terpene sind antiseptisch, viruzid, beruhigend, unter Umständen hautreizend.

BEISPIELE

Pinen:	Antiseptisch, beruhigend, fiebersenkend, zu finden z. B. in Kiefer, Pfeffer, Muskatnuß, Zitrone

Limonen:	Antiseptisch, beruhigend, zu finden z. B. in Zitrone, Kiefer
Camphen:	Fiebersenkend, zu finden z. B. in Fichtenöl, Wacholder
Terpinen:	Keimtötend, schmerzstillend, zu finden z. B. in Thymian (Linalool-Chemotyp)
Myrcen:	Anregend, verdauungsfördernd, zu finden z. B. in Muskatnuß
Ocimen:	Beruhigend, nervenstärkend, zu finden z. B. in Basilikum, Majoran

Aromatherapie im Krankenhaus

Wichtigste Bereiche, in denen mit ätherischen Ölen gearbeitet wird:

Intensivpflege	Rheumatologie
Chirurgie	Viruserkrankungen
Geriatrie	Immunologie (z. B. Aids)
Sterbebegleitung	Physiotherapie (Massage usw.)
Pädiatrie	Desinfektion
Geburtshilfe	Psychiatrie

Nachfolgend einige Beispiele:

Geburtshilfe

Vor der Geburt Geranie, Lavendel, Mandarine, Neroli, Petitgrain, Pfefferminz (geringe Konzentrationen), Römische Kamille, Rose (Absolue), Sandelholz, Ylang-Ylang, Zitrone, Zypresse.

Während der Geburt Jasmin, Lavendel, Mandarine rot, Muskatellersalbei, Rose.

Postnatal Lavendel, Neroli, Petitgrain, Römische Kamille, Zitrone, Zypresse; zusätzlich: Fenchel, Patchouli, Tea-Tree, Thymian rot oder weiß.

Immunologie

Bergamotte, Bitterorange, Lavendel, Römische Kamille, Rose, Rosmarin, Sandelholz, Tea-Tree, Thymian rot.

Haut und innerlich Geranie, Lavendel, Tea-Tree, Thymian weiß (ohne Phenole, alkoholbezogen).

Chirurgie

Präoperativ Streß: Baldrian, Lavendel, Muskatellersalbei, Neroli, Römische Kamille, Rose, Sandelholz, Vetiver.

Postoperativ Streß, Schock: Mandarine, Melisse, Neroli, Pfefferminz, Römische Kamille, Rose, Ylang-Ylang; Förderung der Vernarbung: Lavendel, Pfefferminz, Rose.

Desinfektion

Luft Eukalyptus, Latschenkiefer, Lavendel, Thymian rot (Thymoltyp), Zitrone.

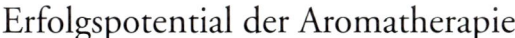

Erfolgspotential der Aromatherapie

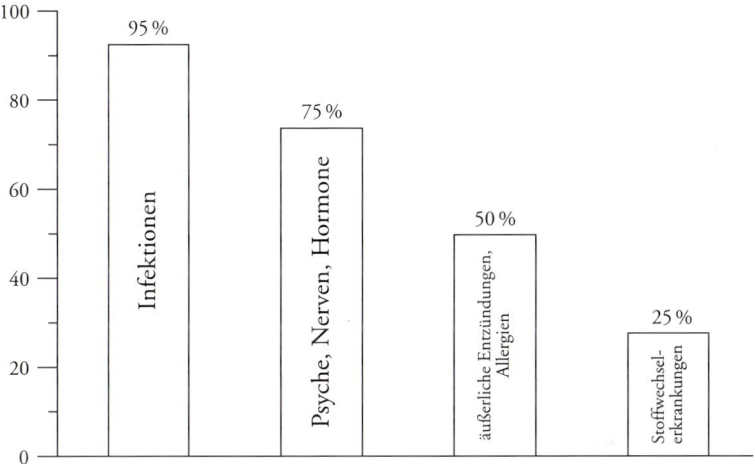

ERPROBTE RATSCHLÄGE

Grundsätzlich reagiert jeder Mensch anders auf natürliche oder synthetische Medikamente, darum sollte man die Behandlung immer mit niedrigen Dosen anfangen und die Wirkung genau beobachten.

AROMATHERAPIE BEI KINDERN (siehe auch «Dr. Pfanners Baby- und Kinder-Aromapflege», Seite 177) Um Kleinkindern zu einem ruhigen Schlaf zu verhelfen, genügt eine Gesamtmenge von 2 bis 4 Tropfen ätherisches Öl für einen 15 m² großen Raum. Eine halbe Stunde vor dem Schlafengehen läßt man das ätherische Öl über die Duftlampe im Zimmer verströmen. Wenn das Kind ins Bett geht, macht man die Duftlampe aus, denn die im Raum befindliche Menge ist völlig ausreichend. Als Öle eignen sich u. a. Lavendel, Melisse, Mandarine und *eucalyptus citriodora*, einzeln oder als Mischung.

Als allgemeine Richtlinien für die Dosierung bei Kindern und Jugendlichen schlägt ein französischer Aromatherapeut die folgenden Mengen vor:

Von 1 bis 3 Jahren:	⅙ der Erwachsenendosis
Von 3 bis 7 Jahren:	¼ bis ½ der Erwachsenendosis
Von 7 bis 12 Jahren:	⅓ bis ½ der Erwachsenendosis
Von 12 bis 18 Jahren:	½ bis ¾ der Erwachsenendosis

BAD (siehe auch Seite 147 f.) Für ein Bad vermischt man 5 bis 20 Tropfen ätherisches Öl mit einem Lösungsvermittler, z. B. neutralem Bade- oder Pflanzenöl, Sahne oder Honig, und gibt die Mischung in die gefüllte Wanne. Für Kinder sollte die Wassertemperatur eines Vollbades 1 °C unter der Körpertemperatur liegen.

MASSAGE (siehe auch Seiten 147, 184 ff.) Für eine Ganzkörpermassage rechnet man 20 Tropfen ätherisches Öl auf 100 ml pflanzliches

Trägeröl, für Teilmassagen, z. B. von Brust und Rücken bei Bronchitis, rechnet man 50 Tropfen ätherisches Öl auf 100 ml Trägeröl. Bei Muskelkater kann man die normale Dosis sogar verdreifachen, da ja nur punktuell massiert wird.

Bei Verstauchungen oder Prellungen ist es auch möglich, das ätherische Öl, mit einem Eßlöffel Pflanzenöl vermischt, direkt aufzutragen oder einzumassieren. Bestimmte Öle, z. B. Pfefferminz, Tea-Tree, Immortelle und Lavendel, können punktuell auch unverdünnt angewendet werden.

Für Gesichtsöle rechnet man 10 Tropfen ätherische Öle in 30 ml Trägeröl, für ein Haaröl 40 bis 50 Tropfen in 60 ml Jojobaöl, für Shampoo 40 Tropfen in 100 ml neutralem Shampoo, für eine Salbe gegen akute Schmerzen (Muskel- oder Gelenkschmerzen) oder für lokale Anwendung, z. B. bei Akne, 50 Tropfen in 30 g neutraler Salbengrundlage.

KOMPRESSEN UND WICKEL Für Kompressen, die heiß oder kalt sein können, empfehlen sich die Hydrolate (siehe Seite 131 ff.), deren Wirkung man mit einigen Tropfen des entsprechenden ätherischen Öls noch unterstützen kann. Um Hautreizungen zu vermeiden, sollte man das ätherische Öl aber immer zwischen die Stofflagen und nicht direkt auf die Haut anbringen.

Ein Wadenwickel gegen Fieber zeigt schnellere Wirkung, wenn er mit Eukalyptus-, Lemongrass-, Pfefferminz- oder Zitronenöl angereichert anstatt nur mit Wasser gemacht wird.

INHALATION (siehe auch Seite 142 f.) Die Inhalation ist eine therapeutische Methode zur Linderung von Atemwegserkrankungen, Neben- und Stirnhöhlenentzündungen, Kopfschmerzen usw. Man rechnet je nach ätherischem Öl 1 bis 3 Tropfen auf 1 l Wasser. Bei allen Ölen mit schleimlösender und auswurffördernder Wirkung ist die Wirkung am größten, wenn die Konzentration so gewählt wird, daß man bei der Inhalation das Öl gerade noch riecht.

Bei einer sogenannten Trockeninhalation gibt man 2 bis 3 Tropfen einer Ölmischung auf ein Papiertaschentuch, hält es vor das Gesicht und atmet tief ein. Diese Methode wirkt bei sich ankündigenden Erkältungskrankheiten, zur Abwehrsteigerung in Grippezeiten, aber – mit den entsprechenden Ölen wie Pfefferminz oder Rosmarin – genauso, um munter zu werden. Mit entspannenden Ölen wie Bergamotte, Orange, Muskatellersalbei oder Lavendel kann man auf diese Weise sehr einfach Streß abbauen.

Nachts reicht je 1 Tropfen ätherisches Öl rechts und links auf dem Kopfkissen. Bei Erkältungskrankheiten helfen u. a. Fichtennadel, Eukalyptus, Pfefferminz, roter Thymian, Kamille oder Tea-Tree. Um schneller einzuschlafen, nimmt man entspannende Öle wie Rose, Bergamotte, Mandarine, Jasmin, Lavendel oder Muskatellersalbei.

SAUNA Auch in der Sauna sollte man nur natürliche ätherische Öle verwenden, denn sie allein können die entgiftende Wirkung des Saunagangs unterstützen. Das ätherische Öl sollte jedoch nie unverdünnt auf die Steine gelangen, sondern immer in einer Kelle mit Wasser vermischt werden. Als Öle eignen sich alle Nadelhölzer, alle Citrusfrüchte, die verschiedenen Eukalypten, aber auch Lemongrass, Wacholder, Eisenkraut oder Blumendüfte. Es reichen 2 bis 4 Tropfen einzeln oder in einer zuvor hergestellten Saunamischung.

WIRKUNGSSPEKTRUM UND ANWENDUNGSMÖGLICHKEITEN ÄTHERISCHER ÖLE

In der nachfolgenden, alphabetisch gegliederten Übersicht sind die ätherischen Öle und Hydrolate der auf den Seiten 41 bis 130 näher beschriebenen Pflanzen (in einzelnen Fällen auch andere Öle) den entsprechenden Eigenschaften, Anwendungsbereichen oder Krankheitssymptomen zugeordnet. Cht steht für Chemotyp. Die empfohlenen Anwendungsmöglichkeiten (AM) werden wie folgt abgekürzt:

B	Bad	K	Kompresse
D	Duftlampe	L	Lotion
E	Einreibung	M	Massage
El	Einlauf	P	Packung
G	Gurgeln	S	Salbe
I	Inhalation	Sp	Spülung
i. A.	innerliche Anwendung (nur nach Anweisung eines Heilkundigen)	U	Umschlag
		Z	Zerstäuber, Raumdesinfektion

abführend Engelwurz, Fenchel, Orange, Rose
AM: El, i. A., M

abortiv Poleiminze und alle stark ketonhaltigen ätherischen Öle, darum keine innerliche Anwendung für Schwangere; auch bei Massagen ist Vorsicht geboten

Abszesse Bergamotte, Immortelle, Kamille (Deutsche und Römische), Lavendel *officinalis* und *spica*, Oregano, Tea-Tree, Thymian Cht Geraniol
AM: B, S, U

adstringierend Cistrose, Deutsche Kamille, Muskatellersalbei, Myrrhe, Patchouli, Rose, Salbei, Sandelholz, Weihrauch, Zitrone, Zypresse
AM: E, U

Akne Bergamotte, Cajeput, Eukalyptus *radiata*, Lavendel *officinalis*, Lorbeer, Manuka, Sandelholz, Tea-Tree, Wacholderbeeren
AM: L, P und punktuelle Behandlung

Altersbeschwerden	Knoblauch, Rosmarin Cht Cineol AM: M
Angina	Bergamotte, Grüne Myrte, Myrte, Salbei *officinalis*, Schopflavendel, Tea-Tree AM: E, G, I
Anspannung (nervöse)	Bergamotte, Geranie, Majoran, Mandarine, Melisse, Muskatellersalbei, Neroli, Orange, Rose, Sandelholz, Ylang-Ylang, Zeder, Zimt AM: B, D, M
Angstzustände	Basilikum, Bergamotte, Eisenkraut, Engelwurz, Geranie, Grapefruit, Jasmin, Lavendel, Majoran, Mandarine, Manuka, Melisse, Muskatellersalbei, Orange, Pomeranze, Römische Kamille, Rose, Thymian Cht Geraniol, Weihrauch, Ylang-Ylang, Zitrone, Zypresse AM: B, D, M, Z
antibakteriell	Lavendel, Myrte, Niaouli, Ravensara, Tea-Tree, Rose, Rosmarin Cht Cineol, Thymian alle Chemotypen, Zimt Alle ätherischen Öle sind antibakteriell; sie unterscheiden sich nur in der Stärke und damit in der Wirksamkeit AM: B, D, E, El, G, I, i. A., K, L, M, P, Sp, U, Z
antibiotisch	siehe antibakteriell, antiviral, Pilzinfektion
antiphlogistisch	Deutsche Kamille, Muskatellersalbei, Myrrhe, Rose, Sandelholz AM: B, E, I
antiseptisch	Bergamotte, Bergbohnenkraut, Cajeput, Cistrose, Eukalyptus *camadulensis* und *radiata*, Geranie, Jasmin, Johanniskraut, Knoblauch, Lemongrass, Myrrhe, Nelke, Niaouli, Oregano, Patchouli, Pfeffer schwarz, Poleiminze, Ravensara, Rose, Rosmarin Cht Cineol, Salbei *officinalis* und *lavandulifolia*, Speiklavendel, Strandkiefer, Tea-Tree, Wacholder, Weihrauch, Zeder, Zitrone, Zypresse AM: B, D, E, G, I, i. A., K, L, S, Sp, U, Z
antiviral	Bergbohnenkraut, Cajeput, Cistrose, Estragon, Melissenhydrolat, Myrte, Niaouli, Oregano,

Ravensara, Rose, Salbei *officinalis* und *fructiosa*, Tea-Tree, Thymian Cht Geraniol, Thujanol, Thymol und Carvacrol, Zitrone
AM: B, D, E, G, I, i. A., K, M, S, Sp

aphrodisisch   Geranie, Jasmin, Muskatellersalbei, Nelke, Neroli, Patchouli, Rose, Salbei, Sandelholz, Ylang-Ylang, Zimt, Zypresse
AM: B, D, M

Aphthen   Geranie, Lorbeer, Tea-Tree
AM: K, Sp, punktuell auftropfen

appetitanregend   Engelwurz, Ingwer, Kümmel, Lemongrass, Melisse, Myrrhe, Rose, Speiklavendel, Zimt
AM: E, D, i. A., M

Arteriosklerose (antisklerotisch)   Geranie, Knoblauch, Patchouli, Pfeffer schwarz, Rosmarin Cht Cineol, Thymian Cht Geraniol
AM: B, E, i. A., M, U

Arthritis, Arthrose   Bohnenkraut, Kamille (Deutsche und Römische), Kiefer, Majoran, Manuka, Rosmarin Cht Kampfer, Speiklavendel, Thymian Cht Thymol, Thujanol und Carvacrol, Vetiver, Wacholderbeeren, Wacholderzweige
AM: B, E, M, S, U

Asthma   Eukalyptus *citriodora*, Knoblauch, Lavendel, Melisse, Myrrhe, Myrte, Schwarzfichte, Tea-Trea, Weihrauch, Weißtanne, Zeder, Zitronenthymian, Zypresse
AM: D, E, I, M, Z

Atmung   siehe Kurzatmigkeit, Verkrampfung der Atemwege

Augenentzündung   Myrtenhydrolat, Rosenhydrolat
AM: K, Sp, eintropfen

ausgleichend für das Nervensystem   Bergamotte-Minze, Bitterorange, Geranie, Mandarine, Melisse, Lavendel, Römische Kamille, Rose, Zeder
AM: B, D, I, M

beruhigend   Eucalyptus *citriodora*, Geranie, Grapefruit, Jasmin, Lavendel, Mandarine, Manuka, Orange, Ravensara, Rose, Sandelholz, Ylang-Ylang, Zeder
AM: B, D, E, I, i. A., M, Z

Bindehautentzündung Myrtenhydrolat, Rosenhydrolat
AM: K, Sp, eintropfen

Blähungen Basilikum, Bergamotte, Deutsche Kamille, Fenchel,
Ingwer, Koriander, Kümmel, Lemongrass, Mandarine,
Myrrhe, Nelke, Pfeffer schwarz, Speiklavendel,
Thymian Cht Thujanol,
AM: B, E, i. A., M, U

Blasenentzündung Cajeput, Eisenkraut, Eukalyptus *citriodora*, Koriander,
Lavendel, Patchouli, Pfeffer schwarz, Rosmarin Cht
Cineol, Sandelholz, Strandkiefer, Tea-Tree,
Thymian Cht Thujanol, Gerianol und Thymol,
Wacholderbeeren, Zeder, Zimt
AM: B, E, i. A, U

blutdrucksenkend Eukalyptus *citriodora*, Knoblauch, Lavendel, Majoran,
Melisse, Muskatellersalbei, Speiklavendel, Ylang-Ylang
1 und 4, Zitrone
AM: B, E, I, i. A., M

blutdrucksteigernd Bergbohnenkraut, Oregano, Rosmarin Cht Cineol,
Sandelholz, Thymian Cht Carvacrol und Thymol
AM: B, D, E, i. A., M

Bluterguß Cistrose, Immortelle, Kamille (Deutsche und
Römische), Pfefferminz
AM: E, U

blutreinigend
(auch im Sinn von
harntreibend) Lemongrass, Wacholderbeere, Zitrone
AM: i. A., U, stark verdünnt für Aromamassage in
der Nierengegend

blutstillend Cistrose, Geranie, Immortelle, Myrrhe, Rose,
Weihrauch
AM: E, K, auftropfen

Bronchialinfektionen Bergbohnenkraut, Engelwurz, Eukalyptus *dives,
globulus, radiata* und *smithii*, Geranie, Immortelle,
Iris, Majoran, Manuka, Myrte, Pfefferminz,
Ravensara, Rosmarin Cht Cineol, Salbei *officinalis,
fructicosa* und *lavandulifolia*, Sandelholz,
Schopflavendel, Speiklavendel, Strandkiefer, Tea-Tree,
Thymian Cht Geraniol und Thujanol,
Wacholderzweige, Weihrauch, Zeder, Zimt
AM: B, D, E, G, I, U, Z

Candida	Tea-Tree AM: E, Sp; weitere Anwendung siehe «Scheidenpilz», Seite 170
Cellulite	Lemongrass, Orange, Salbei *officinalis*, Wacholderbeere, Zitrone, Zypresse AM: E, M, S, U
choleretisch	Rose, Rosmarin AM: B, i. A., M
cholesterinsenkend	Knoblauch AM: i. A.
Darmentzündung	Basilikum, Deutsche Kamille, Myrte, Tea-Tree, Thymian Cht Thymol, Ylang-Ylang 4, Zimt AM: B, El, i. A., K
Darmkrämpfe	Basilikum, Knoblauch, Lavendel, Zimt AM: B, E, i. A., U
Darmparasiten	Bergamotte, Knoblauch, Koriander, Römische Kamille, Tea-Tree AM: El, i. A.
Darmträgheit	Koriander, Lemongrass, Orange, Rose AM: B, E, i. A., M
Depressionen	Basilikum, Bergamotte, Deutsche Kamille, Eisenkraut, Geranie, Grapefruit, Iris, Johanniskraut, Lavendel, Melisse, Muskatellersalbei, Neroli, Patchouli, Rose, Rosmarin Cht Cineol, Sandelholz, Thymian Cht Geraniol und Thymol, Weihrauch, Ylang-Ylang 1 und 4, Zitrone AM: B, D, M, Z
Dermatitis	Deutsche Kamille, Geranie, Immortelle, Lavendel, Melisse, Pfefferminz, Tea-Tree, Wacholder, Zeder AM: L, S, U
desinfizierend	Koriander, Orange, Oregano, Pfefferminz, Römische Kamille, Schopflavendel, Tea-Tree, Thymian Cht Thymol und Carvacrol, Vetiver, Zeder Prinzipiell sind alle ätherischen Öle desinfizierend; sie unterscheiden sich nur in der Stärke bzw. Wirksamkeit AM: B, D, E, El, G, I, i. A., Sp, Z

desodorierend — Bergamotte, Lavendel, Muskatellersalbei, Patchouli, Rose, Tea-Tree, Salbei, Zitrone, Zypresse
AM: B, E, L, Z

Durchblutungsstörungen im Kopf — Ackerminze, Pfefferminz, Rosmarin
AM: E, I, L

Durchfall — Cajeput, Eukalyptus *globulus*, Kamille (Deutsche und Römische), Knoblauch, Lavendel, Neroli, Oregano, Pfefferminz, Sandelholz, Thymian Cht Thymol, Tea-Tree
AM: i. A., K, M; weitere Anwendungen Seite 156 f.

Ekzem — Bergamotte, Deutsche Kamille, Lavendel *officinalis* und *stoechas*, Melisse, Myrrhe, Patchouli, Rose, Tea-Tree, Thymian Cht Geraniol, Zeder
AM: K, L, S, punktuell auftropfen

entgiftend — Fenchel, Oregano, Pfefferminz, Thymian
AM: i. A.

Enterocolitis — Johanniskraut, Thymian Cht Geraniol, Zimt
AM: i. A., M

entschlackend — Orange, Wacholderbeere, Zitrone, Zypresse
AM: i. A., M, P

entzündungshemmend — Bergamotte-Minze, Eukalyptus *citriodora* und *polybractea*, Immortelle, Kamille (Deutsche und Römische), Kiefer (Sibirische und Bergkiefer), Lavendel, Manuka, Myrrhe, Pfefferminz, Oregano, Tea-Tree, Ylang-Ylang 1 und 4, Weihrauch
AM: B, E, G, I, K, L, S, Sp, U

Epilepsie — Geranie, Lavendel, Mandarine, Rose (beruhigend; zusätzlich zur Medikation)
AM: B, E, I, Z

Erbrechen — Lavendel, Majoran, Pfefferminz, Rose, Sandelholz
AM: I, i. A.

Erkältung — Eucalyptus *globulus*, Kamille (Deutsche und Römische), Lavendel, Lemongrass, alle Nadelhölzer, insbesondere Kiefer, Niaouli, Pfefferminz, alle Citrusöle
AM: B, D, E, I, i. A.

228

Erschöpfung	Basilikum, Bohnenkraut, Jasmin, Koriander, Lavendel, Majoran, Muskatellersalbei, Nelke, Neroli, Pfefferminz, Rose, Rosmarin Cht Cineol, Salbei *officinalis, lavandulifolia* und *fructicosa*, Thymian Cht Geraniol, Thymol und Carvacrol, Vetiver, Wacholder, Ylang-Ylang, Zypresse AM: B, D, M
euphorisierend	Jasmin, Koriander, Muskatellersalbei, Neroli, Weihrauch, Rose, Ylang-Ylang AM: B, D, E, I, M, Z
Falten (siehe auch adstringierend)	Geranie, Grüne Myrte, Muskatellersalbei, Myrrhe, Orange, Patchouli, Rose, Rosmarin Cht Cineol, Weihrauch, Ylang-Ylang AM: B, K, L, M, S
Fettleibigkeit	Engelwurz, Fenchel, Grapefruit, Orange, Thymian Cht Thymol, Wacholder, Zitrone AM: B, i. A., M, U
fiebersenkend	Bergamotte, Cajeput, Deutsche Kamille, Eisenkraut, Engelwurz, Ingwer, Knoblauch, Niaouli, Orange, Pfefferminz, Zitrone AM: B, D, i. A., U
Frigidität (bei Mann und Frau)	Jasmin, Muskatellersalbei, Patchouli, Rose, Ylang-Ylang 1 und 4 AM: B, E, M
fungizid	siehe Pilzinfektionen
Furunkel	Lavendel, Oregano, Pfefferminz, Tea-Tree, Weihrauch, Zypresse AM: B, K, S, punktuell auftropfen
Gärungsvorgänge im Magen	Nelke, Pfefferminz, Tea-Tree AM: i. A.
Gallenblasenentzündung **(-stauung)**	Kiefer, Rose, Rosmarin Cht Kampfer, Zitrone AM: B, E, i. A., K
gallenproduktionsfördernd (siehe auch choleretisch)	Ackerminze, Rosmarin Cht Kampfer, Speiklavendel, Thymian Cht Thujanol AM: B, E, i. A., K

gedächtnisstärkend	Nelke, Pfefferminz, Pfeffer schwarz, Rosmarin, Zitrone AM: B, D, E, M
gefäßverengend	siehe adstringierend
Geschwüre	Cistrose, Deutsche Kamille, Lavendel, Muskatellersalbei, Pfefferminz, Tea-Tree, Weihrauch AM: B, E, K, S, Sp, auftropfen
Grippe	Bergbohnenkraut, Ingwer, Koriander, Lavendel, Lemongrass, Nelke, Ravensara, Römische Kamille, Salbei *lavandulifolia*, Tea-Tree, Thymian Cht Thujanol AM: B, E, I, Z
Gürtelrose (Herpes zoster)	Eukalyptus *citriodora*, Lavendel, Melissenhydrolat, Ravensara, Rose, Thymian Cht Geraniol Bei Verdacht auf Gürtelrose muß unbedingt der Arzt konsultiert werden! AM: U, einsprühen
Haarausfall, Haarpflege	Lavendel, Rose, Rosmarin Cht Cineol, Salbei *lavandulifolia*, Tea-Tree, Ylang-Ylang 1, Zeder AM: E, P, ätherische Öle in Haarwasser und Shampoo geben
Härmorrhoiden	Myrrhe, Myrte, Sandelholz, Wacholderbeere, Zypresse AM: B, E, K
Hals-Nasen-Ohren-Probleme (allgemein)	Bergamotte, Bergkiefer, Eukalyptus *radiata*, Immortelle, Iris, Kamille (Deutsche und Römische), Lavendel, Lorbeer, Myrte, Oregano, Pfeffer schwarz, Salbei *officinalis* und *fructicosa*, Sibirische Kiefer, Tea-Tree, Thymian Cht Thymol, Ylang-Ylang 1 und 4 AM: B, D, E, I, Z
Harnausscheidung, ungenügende	Fenchel, Iris, Salbei *officinalis*, Thymian Cht Thujanol, Wacholderbeere AM: B, i. A., M
harntreibend	Estragon, Knoblauch, Lavendel *officinalis* und *spica*, Lemongrass, Orange, Sandelholz, Thymian Cht Thymol, Wacholderbeere AM: B, E, i. A., M

Harnwegsinfekt	Bergamotte, Kiefer, Rosmarin Cht Cineol, Sandelholz, Tea-Tree, Thymian Cht Geraniol, Wacholderbeere AM: B (Sitzbad), E, i. A.
Haut (rissig, aufgesprungen, gereizt)	Bergbohnenkraut, Deutsche Kamille, Geranie, Immortelle, Iris, Manuka, Myrrhe, Lavandin, Patchouli, Rose, Sandelholz, Speiklavendel, Tea-Tree AM: E, U
Hautparasiten	Eukalyptus *radiata*, Lemongrass, Oregano, Speiklavendel, Tea-Tree, Thymian Cht Carvacrol, Zimt AM: E, L, S, Sp
Hautpflege	Cajeput, Geranie, Jasmin, Muskatellersalbei, Myrrhe, Neroli, Niaouli, Rose, Sandelholz, Thymian Cht Thujanol, Vetiver, Weihrauch, Ylang-Ylang 4 AM: E, K, L, M, S
hautregenerierend	Lavendel, Manuka, Neroli, Niaouli, Rose, Sandelholz, Salbei *officinalis* AM: E, K
Heiserkeit	Jasmin, Myrrhe, Nelke, Pfefferminz, Salbei AM: G, I, Z
Herpes	Bergamotte, Geranie, Lavendel, Melissenhydrolat, Ravensara, Rose, Salbei *officinalis*, Tea-Tree, Zitrone AM: E, K, L, auftropfen
Herpes zoster	siehe Gürtelrose
Herzklopfen	Lavendel, Neroli, Pfefferminz, Rose, Ylang-Ylang 1 und 4 AM: D, I, M
Herz und Kreislauf (regulierend)	Neroli, Rosmarin Cht Cineol, Speiklavendel, Vetiver AM: B, D, E, I
Hexenschuß	siehe Ischias
Hühneraugen	Knoblauch, Tea-Tree, Zimt AM: B, E, auftropfen

231

Husten	Eukalyptus *radiata*, Grüne Myrte, Iris, Jasmin, Lavandin, Lavendel *officinalis* und *spica*, Lorbeer, Kiefer, Majoran, Muskatellersalbei, Myrrhe, Myrte, Pfefferminz, Pfeffer schwarz, Rosmarin Cht Cineol, Salbei *fructicosa* und *lavandulifolia*, Sandelholz, Thymian Cht Thymol, Weihrauch, Zypresse AM: D, E, I, U
immunabwehrsteigernd	Bergbohnenkraut, Knoblauch, Niaouli, Oregano, Ravensara, Tea-Tree, Vetiver, Zitrone AM: B, E, G, i. A., M
Impotenz	Bergamotte-Minze, Ingwer, Jasmin, Muskatellersalbei, Nelke, Patchouli, Pfeffer schwarz, Sandelholz, Rose, Ylang-Ylang 1 und 4 AM: B, E, i. A., K, M
Infektion (siehe auch antibakteriell, antiviral)	Eukalyptus *citriodora*, Knoblauch, Nelke, Ravensara, Rosmarin Cht Cineol, Tea-Tree, Thymian Cht Geraniol AM: B, E, I, i. A., U
insektenvertreibend	Basilikum, Citronelle, Knoblauch, Lavendel, Nelke, Patchouli, Poleiminze, Salbei *officinalis*, Tea-Tree, Vetiver, Zeder AM: D, E, Z
Ischias, Hexenschuß	Estragon, Eukalyptus *globulus*, Rosmarin Cht Kampfer, Sandelholz, Wacholder AM: B, E, S, U
Juckreiz	Lavendel, Bergamotte, Myrrhe, Zeder, Zitrone AM: B, E, L
Karbunkel	siehe Furunkel
keimtötend	siehe antibakteriell, antiseptisch
Kolibakterien	Alle keimtötenden, desinfizierenden ätherischen Öle, insbesondere Tea-Tree AM: B, El, i. A.
Koliken	Bergamotte, Koriander, Kümmel, Pfefferminz AM: E, I, i. A., U

Kopfschmerzen	Basilikum, Geranie, Kamille (Deutsche und Römische), Lavendel, Pfefferminz, Poleiminze, Rose AM: B, D, E, I, i. A., K
Krampfadern	Bergamotte, Knoblauch, Rosmarin Cht Kampfer, Sandelholz, Zitrone, Zypresse AM: E, K
kreislaufanregend	Orange, Oregano, Rosmarin Cht Kampfer, Thymian Cht Thymol und Carvacrol, Zimt, Zitrone, Zypresse AM: B, D, E, I, i. A., M
krampflösend	Bergamotte-Minze, Fenchel, Immortelle, Knoblauch, Kümmel, Lavendel *officinalis* und *spica*, Lorbeer, Mandarine, Muskatellersalbei, Myrte, Orange, Oregano, Pfefferminz, Poleiminze, Römische Kamille, Sandelholz, Sibirische Kiefer, Ylang-Ylang 1 und 4 AM: B, D, E, I, i. A., K, M
Kummer	siehe Depressionen
Kurzatmigkeit (siehe auch Asthma)	Kiefer, Pfefferminz, Mandarine, Zeder, Zypresse AM: E, I
Laryngitis	Salbei *officinalis*, Thymian Cht Thymol, Weihrauch AM: G, I, i. A.
Leberprobleme (Fettleber)	Rose, Rosmarin Cht Cineol, Thymian Cht Thujanol AM: E, i. A., U
Luftschlucken, Schluckauf	Engelwurz, Estragon, Koriander, Kümmel AM: E, i. A.
Lungenentzündung	siehe Tuberkulose
Lymphdrainage	Cistrose, Immortelle, Lemongrass, Salbei *officinalis* AM: E
Magen-Darm-Probleme	Ackerminze, Basilikum, Engelwurz, Fenchel, Ingwer, Mandarine, Melisse, Nelke, Pfefferminz, Rosmarin Cht Cineol AM: B, E, El, i. A., K, M
Meditation	Alle angenehmen Öle, insbesondere Muskatellersalbei, Rose, Weihrauch AM: D, I

233

Menstruationsbeschwerden, prämenstruelles Syndrom	Estragon, Fenchel, Jasmin, Kamille (Deutsche und Römische), Kümmel, Majoran, Melisse, Muskatellersalbei, Sandelholz AM: B, E, U
Migräne	Ackerminze, Basilikum, Eukalyptus *globulus*, Grapefruit, Koriander, Kümmel, Lavendel, Melisse, Pfefferminz, Römische Kamille AM: B, D, E, I, K
Mikroben	Bergbohnenkraut, Rose, Rosmarin Cht Cineol, Tea-Tree, Thymian Cht Geraniol und Thymol AM: E, i. A., K, Sp
Mundgeruch	Bergamotte, Pfefferminz, Salbei *officinalis,* Tea-Tree AM: Sp
Muskelrheumatismus	Ingwer, Pfeffer schwarz, Sibirische Kiefer, Rosmarin Cht Kampfer, Thymian Cht Thymol, Wacholder AM: B, E, M, U
Muskelverspannungen	Cajeput, Eisenkraut, Rosmarin Cht Kampfer, Salbei *officinalis* AM: B, K, M
Mykosen	Lorbeer, Tea-Tree, Thymian Cht Geraniol und Carvacrol AM: B, E, Sp
Neuralgie, Nervenentzündung	Lavendel *officinalis* und *spica*, Rosmarin Cht Cineol und Kampfer, Salbei *lavandulifolia* AM: B, D, E, I, K, M
Nervosität, Nervenschwäche	Cajeput, Iris, Lavendel, Kamille (Deutsche und Römische), Mandarine, Melisse, Petitgrain, Pfefferminz, Rose, Rosmarin Cht Cineol und Kampfer, Sibirische Kiefer, Thymian Cht Thujanol AM: B, D, E, I, M
Niedergeschlagenheit	siehe Depressionen
Nierenentzündung	Ackerminze, Engelwurz, Estragon, Eukalyptus *smithii*, Fenchel, Grapefruit, Johanniskraut, Muskatellersalbei, Oregano, Römische Kamille, Strandkiefer, Tea-Tree AM: B, E, i. A., K, U

Ohnmacht	Lavendel, Pfefferminz AM: E, I, K
Otitis	Rosmarin Cht Cineol, Schopflavendel, Thymian Cht Geraniol AM: nur äußere Einreibung um das Ohr herum
Parasiten	Thymian Cht Carvacrol, Tea-Tree AM: Sp
Pilzinfektionen	Lavandin, Mandarine, Manuka, Patchouli, Tea-Tree, Thymian Cht Thymol AM: B, E, El, G, Sp
Prellung, Quetschung	Immortelle, Johanniskraut, Pfefferminz, Poleiminze AM: E, U
prämenstruelles Syndrom	siehe Menstruationsbeschwerden
Prostataprobleme	siehe Harnausscheidung
Rheuma (siehe auch Muskelrheumatismus)	Bergbohnenkraut, Bergkiefer, Cajeput, Eisenkraut, Estragon, Eukalyptus *globulus, citriodora* und *smithii*, Ingwer, Iris, Knoblauch, Lavendel, Lorbeer, Majoran, Pfeffer schwarz, Römische Kamille, Rosmarin Cht Cineol und Kampfer, Salbei *officinalis*, Strandkiefer, Vetiver, Wacholder AM: B, E, i. A., M, U
Scheidenentzündung	Eukalyptus *citriodora, radiata* und *dives*, Rose, Salbei *fructicosa*, Tea-Tree, Thymian Cht Geraniol und Thujanol, Zeder AM: B, M, Sp
Scheidenpilz	siehe Candida
Schlaflosigkeit	Basilikum, Engelwurz, Grüne Myrte, Kamille, Lavendel *officinalis* und *spica*, Mandarine, Melisse, Neroli, Orange, Ravensara, Sandelholz, Tea-Tree AM: B, D, E, M
schleimlösend	Bergamotte, Cajeput, Eukalyptus *radiata,* *camaldulensis* und *polybractea*, Fenchel, Grüne Myrte, Myrte, Niaouli, Rosmarin Cht Cineol, Schopflavendel, Thymian Cht Thymol AM: B, E, G, I

235

Schluckauf	siehe Luftschlucken
schmerzstillend	Ackerminze, Bergamotte, Bergbohnenkraut, Cajeput, Deutsche Kamille, Eukalyptus *citriodora*, Mandarine, Manuka, Niaouli, Orange, Pfefferminz, Salbei *lavandulifolia* AM: E, K, U
Schnupfen (siehe auch Erkältung)	Lemongrass, Majoran, Pfefferminz, Salbei *lavandulifolia* und *fructicosa*, Tea-Tree, Weihrauch AM: B, D, E, I, S, Z
Schock	Johanniskraut, Neroli, Pfefferminz AM: E, I
Schuppenflechte	Bergbohnenkraut, Eisenkraut, Tea-Tree AM: B, E, U
schweißhemmend	Salbei *officinalis* AM: E, L
schweißtreibend	Deutsche Kamille, Lavendel, Lorbeer AM: B, E
sedativ	siehe beruhigend, Streß
Sehnenscheidenentzündung	Geranie, Ingwer, Pfeffer schwarz, Thymian Cht Thujanol AM: E, U
Sinusitis (siehe auch Erkältung)	Deutsche Kamille, Eukalyptus *globulus*, Iris, Lemongrass, Pfefferminz, Ravensara, Rosmarin Cht Cineol, Salbei *lavandulifolia*, Schopflavendel, Tea-Tree, Thymian Cht Geraniol AM: E, I, K
Sonnenbrand	Lavendel, Pfefferminz AM: E, L
Sonnenstich	siehe kreislaufanregend
Soor	Myrrhe, Rose AM: Sp
Stomatitis	Bergamotte, Geranie, Lorbeer, Schopflavendel, Zimt AM: Sp

Streß	Bergamotte, Deutsche Kamille, Melisse, Muskatellersalbei, Neroli, Petitgrain, Rose, Zeder, Zimt AM: B, D, I, M
Tonsillitis	siehe Angina
Tuberkulose, Lungenentzündung	Myrrhe, Myrte, Pfefferminz, Rosmarin Cht Cineol, Sandelholz AM: E, I; innerlich: «Gelomyrtol» (Myrtenölkapseln, erhältlich in der Apotheke)
Übelkeit	Pfefferminz, Rose, Rosmarin Cht Kampfer AM: E, I
Venenstauung	Myrte, Rosmarin Cht Kampfer, Zypresse AM: E, U
venentonisierend	Immortelle, Patchouli AM: E, U
Verbrennungen	Geranie, Johanniskraut, Lavendel *officinalis* und *spica*, Pfefferminz, Rose AM: E, U, auftropfen
verdauungsanregend	Basilikum, Deutsche Kamille, Engelwurz, Estragon, Ingwer, Knoblauch, Kümmel, Lemongrass, Mandarine, Muskatellersalbei, Neroli, Orange, Pfefferminz, Pfeffer schwarz, Pomeranze, Rosmarin Cht Kampfer, Thymian Cht Thujanol AM: B, E, i. A., M, U
Verdauungsbeschwerden	Basilikum, Bergamotte-Minze, Eisenkraut, Estragon, Knoblauch, Koriander, Kümmel, Nelke, Pfefferminz, Rosmarin Cht Cineol, Thymian Cht Thymol, Wacholderbeere, Zimt, Weihrauch, AM: B, E, i. A., M, U
Verkrampfung der Atemwege (Überempfindlichkeit)	Eukalyptus *citriodora*, Melisse, Römische Kamille, Zeder, Zypresse AM: E, I
Vernarbung von Wunden (siehe auch wundheilend)	Bergamotte, Cistrose, Deutsche Kamille, Geranie, Immortelle, Lavendel *officinalis* und *stoechas*, Patchouli, Pfefferminz, Rosmarin Cht Cineol AM: E, U, Wundverbände

Verstopfung	Ackerminze, Estragon, Ingwer, Koriander, Römische Kamille, Salbei *officinalis* AM: B, E, i. A., M
Warzen	Knoblauch, Tea-Tree AM: E, auftropfen
Wechseljahrbeschwerden	Fenchel, Geranie, Johanniskraut, Jasmin, Lavendel, Römische Kamille, Salbei *lavandulifolia*, Ylang-Ylang 1 und 4 AM: B, D, E, I, M

wundheilend (siehe auch zellregenerierend)	Cistrose, Deutsche Kamille, Lavandin, Lavendel *officinalis* und *stoechas*, Myrrhe, Pfefferminz, Tea-Tree, Weihrauch AM: E, K, S, U, auftropfen
wurmtreibend	Deutsche Kamille, Lavendel *officinalis*, Tea-Tree AM: B, El, i. A.
Zahnschmerzen	Kamille (Deutsche und Römische), Lorbeer, Nelke, Pfefferminz, Poleiminze, Tea-Tree, Zimt AM: E, K, Sp
zellregenerierend (siehe auch wundheilend)	Immortelle, Lavendel, Neroli, Pfefferminz, Sandelholz AM: E, U, auftropfen
Zellulitis	siehe Cellulite

LEXIKON DER BEGRIFFE

A

Abortiv Fehlgeburt auslösend

Abstinenz Enthaltsamkeit

Adstringierend Zusammenziehend

Aerosol Wassertropfen im Luftgemisch

Akne vulgaris Normaler Ausschlag in der Pubertät

Akne rosacea Schlimme Form der Akne im Gesicht, häufig auch am Rücken und am Dekolleté

Allergie Überempfindlichkeit

Alopezie Haarausfall

Amplitude Größe einer Schwingung

Analgetikum Schmerzstillendes Mittel

Anämie Verminderung der roten Blutkörperchen

Anaphrodisiakum, anaphrodisisch Vermindert das sexuelle Verlangen

Anorexie Magersucht

Anosmie Verlust des Geruchssinns

Antibiotikum Bekämpft bakterielle Infektionen

Antidepressiv Allgemein stimmungsaufhellend

Antifebril Fiebersenkend

Antigen Stoff, der die Bildung von Antikörpern hervorruft

Antineuralgika Nervenschmerzstillende Mittel

Antiphlogistisch Entzündungshemmend

Antirheumatisch Wirksam bei Rheumaerkrankungen

Antiseptisch Bekämpft Infektionen

Antispasmodisch Krampflösend

Antitoxisch Entgiftet den Organismus

Antiviral Vernichtet Viren und hemmt deren Vermehrung

Aphrodisisch Sexuell anregend

Aphthen Geschwüre oder Bläschen im Mund

Arteriosklerose Arterienverkalkung

Arthritis Gelenkentzündung

Arthrose Chronisches degeneratives Gelenkleiden

Asthenie Allgemeine Erschöpfung

B

Bakterizid Bakterientötend

Balneotherapie Behandlung von Krankheiten durch Bäder

Blepharitis Augenlid-/ Lidrandentzündung

C

Candida Mykose, Pilzerkrankung

Cellulite Orangenhaut

Choleretikum Mittel, das die Gallenproduktion anregt

Colitis, Enterocolitis Entzündung des Dick- und Dünndarms

D

Dermatitis, Dermatose Hautkrankheit

Desodorierend Vermindert den Körpergeruch

Diabetes Zuckerkrankheit

Diarrhö Durchfall

Diuretisch Harntreibend

Dyspepsie Verdauungsbeschwerden, Verdauungsschwäche

Dystonie Störung des normalen Spannungszustandes der Muskeln und Gefäße

E

Ekzem Nichtansteckender juckender Hautausschlag

Endokrine/Enzephaline Körpereigene Glückshormone

Endometriose Vorhandensein von nicht typischem Uterusschleim

Energetisierend Kraftzuführend

Enterocolitis siehe Colitis

Enterokokken Bakterien

Enzyme Organische Verbindungen, die den Stoffwechsel beeinflussen

Epilepsie Fallsucht mit plötzlich einsetzenden Krämpfen

Epithelisierend Zellerneuernd

Euphorisch Hochgefühl, auch nach Einnahme von Rauschmitteln oder Medikamenten

Expektorierend Auswurffördernd, schleimlösend in Lunge und Bronchien

Extraktion Gewinnung ätherischer Öle mit Hilfe von Alkohol, chemischen Lösungsmitteln oder Kohlendioxid

F

Flatulenz Gasbildung in Magen und Darm

Frigidität Sexuelle Gefühlskälte

Fungizid Pilztötend

Furunkel Eitrige Entzündung

G

Gastritis Magenschleimhautentzündung

Gastroenteritis Magen- und Darmentzündung

Geriatrie Altersheilkunde

H

Halitosis Mundgeruch

Hämatom Bluterguß

Hämostatikum Blutstillendes Mittel, Hämostyptikum

Hepatitis Leberentzündung

Hydrolat Entsteht bei der Destillation und enthält die Hauptmenge der wasserlöslichen Bestandteile der Pflanze

Hydrotherapie Behandlung von Krankheiten mit Wasser (Bäder, Güsse, Waschungen)

Hypertonisch Erhöht den Blutdruck

Hypothermisierend Überwärmend

Hypotonisch, hypotensierend Blutdrucksenkend

Hysterie Abnorme seelische Verhaltensweise mit unterschiedlichen Symptomen

I

Immunisierend Steigert die Abwehrkräfte des Körpers

Impotenz Mangelnde Gliedsteife

Insuffizienz Ungenügende Leistung, Schwäche eines Organes

K

Karbunkel Häufung dicht beieinander liegender Furunkel

Karminativum Blähungstreibendes Mittel

Katarrh Entzündung der Schleimhäute mit verstärkter Sekretabsonderung

Kohobation Destillationsmethode, bei der zwei- bis dreimal das gleiche Destillationswasser verwendet wird, um ein besonders starkes Blüten- oder Kräuterhydrolat zu erhalten

Kolik Krampfartig auftretender Schmerz

Konjunktivitis Bindehautentzündung

L

Laryngitis Kehlkopfentzündung

Laxativum Abführmittel

Lethargie Trägheit, Teilnahmslosigkeit

Leukorrhö Weißfluß

Leukozyten Weiße Blutkörperchen

M

Mazeration Urform des Auszugs ätherischer Öle und anderer Wirkstoffe mit Hilfe von Wasser oder Fett

Meningitis Hirnhautentzündung

Menorrhagie Abnorm starke Monatsblutung

Menstruation Monatliche Blutung

Meteorismus Blähungen durch Darmgase

Mikrobizid Mikrobentötend

Morbus Crohn Darmentzündung

Mukolytisch Schleimlösend

Mykose Durch Pilze hervorgerufene Krankheit

N

Nephritis Nierenentzündung

Neuralgie Nervenschmerzen

Neurasthenie Nervenerschöpfung

Neuritis Nervenentzündung

Neurodermitis Juckender Hautausschlag (Überreaktion der Immunzellen der Haut)

Neurotoxisch Nervenschädigend

O

Ödem Wasseransammlung im Körper

Odontalgie Zahnschmerzen

Östrogen Weibliches Hormon

Otalgie Ohrenschmerzen

Otitis Ohrenentzündung

P

Pädiatrie Kinderheilkunde

Parasiten Schmarotzer-Lebewesen

Pektoral Die Lunge betreffend

Peptisch Verdauungsfördernd

Phytomedizin Pflanzenheilkunde

Plasmapherese Entgiftung des Blutes

Polyarthritis Entzündung zahlreicher Gelenke

Prostatitis Entzündung der Prostata

Pruritus Starker Juckreiz

Pyorrhö Infektionsprozeß mit Eiterbildung

Pyrosis Sodbrennen

R

Rhinitis Nasenkatarrh

S

Seborrhö Erhöhte Absonderung der Talgdrüsen, meist auf dem Kopf

Sedativum Beruhigungsmittel

Sepsis Blutvergiftung

Sinusitis Nebenhöhlenentzündung

Skrofulose Haut- und Lymphknotenerkrankung

Solarplexus Sonnengeflecht

Soor Pilzart (Candida Mykose)

Spasmophilie Krampfneigung

Spastische Bronchitis Krampfartige Bronchitis

Stomachikum Den Magen beeinflussend

Stomatitis Mundschleimhautentzündung

T

Tonisierend Allgemein anregend
Tonsillitis Mandelentzündung
Toxizität Giftigkeit

V

Viruzid Viren abtötend

Z

Zystitis Blasenentzündung

ADRESSEN

Der Autorin bekannte Adressen von Vereinigungen, Therapeuten und Firmen,
welche ätherische Öle verarbeiten und vertreiben

ambient pure ätherische öle
Markus Forster
Lierzbergerweg 55
A-4040 Lichtenberg
Telefon 07239/5842
Fax   07239/5841

Aromata International GmbH
Vertrieb, Import und Export von
Duftobjekten und Produkten aus
ätherischen Ölen
Am Fichtenholz 5
D-87477 Sulzberg
Telefon 08376/9208-0
Fax   08376/9208-28

Ruth von Braunschweig
Dipl. Biologin/Heilpraktikerin
Gehrenweg 13
D-34292 Ahnatal-Heckershausen
Telefon/Fax 05609/1544

farfalla Duftladen
Seefeldstraße 18
CH-8008 Zürich
Telefon 01/261 77 01
Fax   01/262 25 13

fortuna l'arome
Aromapflege und Kosmetikprodukte
Apothekerin Dorothea Hamm
D-76137 Karlsruhe
Telefon und Fax 0721/357521

Forum Essenzia e.V.
Gemeinnütziger Verein für Förderung,
Schutz und Verbreitung der
Aromatherapie und Aromapflege;
Auskunft zur Aromatherapie- und
Aromapflege-Ausbildung, Adressen von
Therapeuten und Kosmetikerinnen, die
Aromatherapie anwenden
Mäuselweg 29
D-81375 München
Telefon/Fax 089/7145391

Mireille Guillou-Jochum
Laboratorium Physio Esthétique
Kaiserstraße 7
D-66111 Saarbrücken
Telefon 0681/36219
Fax   0681/374269

Die Kräuter-Drogerie
Ätherische Öle und Seminare
Birgit Heyn
Kochgasse 34
A-1080 Wien
Telefon/Fax 0222/40 54 52 2

Lavande du Soleil
Ganzheitliche Duftberatung
Margrit Enz-Toberer
Krankenschwester
Im Trichtisal 4
CH-8053 Zürich-Witikon
Telefon 01/422 13 76

ODAROMA
Aromakurse und Seminare,
ätherische Öle
Oda Ries
Am Eckbach 3
D-79283 Bollschweil
Telefon/Fax 07633/7080

OSHADI
Ätherische Öle und Naturrohstoffe
Weinstraße 60
D-77815 Bühl
Telefon 072223/901382
Fax   072223/901383
Emilio Schatzmann
Himmelrichstraße 2
CH-5442 Fislisbach
Telefon 056/4930033
Fax   056/4930053

Phytomed
Armand Kilchherr
Vertrieb von ätherischen Ölen und
Pflanzenextrakten
CH-3415 Hasle/Burgdorf
Telefon 034/460 22 11
Fax   034/461 41 63

PRIMAVERA LIFE
Vertrieb und Export von ätherischen
Ölen
Am Fichtenholz 5
D-87477 Sulzberg
Telefon 08376/808-0
Fax   08376/808-39

Santissa
Hydrolate und ätherische Öle
Postfach 57
CH-8915 Hausen am Albis
Telefon 01/764 05 92
Fax   01/764 05 68

SECRET EMOTION
Vertrieb von ätherischen Ölen
Bergiusstraße 3
D-22765 Hamburg
Telefon 040/3906369
Fax   040/3900586

Thursday Plantation
Importeur australischer Teebaumöle
Kreuzeckstraße 18
D-83362 Weilheim
Telefon 0881/6538
Fax   0881/5930

VEROMA
Vereinigung für Aromatologie und
Aromapflege
Heinz Hänni
Eugen Wylerstraße 5
CH-8302 Kloten
Telefon 01/881 30 23
Fax   01/881 30 21

Prof. Dr. Dietrich Wabner
Ätherische Öle der «Aromatischen
Hausapotheke» und andere,
insbesondere Rosenöle
Danziger Straße 62
D-85748 Garching b. München
Fax 089/32679942

Monika Werner
Praxis für Naturheilkunde
Mäuselweg 29
D-81375 München
Telefon 089/7141687

Dietmar Wolz
Apotheker
Bahnhofstraße 12
D-87435 Kempten/Allgäu
Telefon 0831/21002
Fax   0831/16202

BIBLIOGRAPHIE

Micheline Arcier: WOHLTAT DER DÜFTE, Mosaik Verlag, München 1992

Rodolphe Balz: ÄTHERISCHE ÖLE, HEILKRÄFTIGE PFLANZEN, Windpferd
    Verlagsgesellschaft, Aitrang 1994

Ernst W. Bauer: BIOLOGIEKOLLEG, Cornelsen-Velhagen & Klasing, Bielefeld 1983

Ruth von Braunschweig: TEEBAUM-ÖLE, Gräfe und Unzer, München 1996

Alain Corbin: PESTHAUCH UND BLÜTENDUFT, Fischer Taschenbuch Verlag,
    Frankfurt 1988

Rosalind Coward: NUR NATUR?, Verlag Antje Kunstmann, München 1995

Patricia Davis: AROMATHERAPIE VON A–Z, Knaur Taschenbuch, München 1990

Susan Drury: DIE GEHEIMNISSE DES TEEBAUMS, Windpferd Verlagsgesellschaft,
    Aitrang 1995

Susanne Fischer-Rizzi: HIMMLISCHE DÜFTE, Heinrich Hugendubel Verlag,
    München 1991

Schriftenreihe FORUM ESSENZIA e. V., Ausgabe 1992–1996

René Maurice Gattefossé: GATTEFOSSÉS AROMATHERAPIE, AT Verlag,
    Aarau/Schweiz 1994

Dr. Nelly Grosjean: AROMATHÉRAPIE. Des huiles essentielles dans votre assiette/
    AROMATHERAPY. Essential oils für your health

DAS H & R BUCH PARFÜM, Verlagsgesellschaft R. Glöss+Co., Hamburg 1991

Charles Hampden-Turner: MODELLE DES MENSCHEN, Beltz Verlag, Weinheim 1982

Martin Henglein: DIE HEILENDE KRAFT DER WOHLGERÜCHE UND ESSENZEN,
    Oesch Verlag, Zürich 1989

Judith Jackson: AROMATHERAPIE, Knaur Taschenbuch, München 1989

Paul Jellinek/J. Stephan Jellinek (Hrsg.): DIE PSYCHOLOGISCHEN GRUNDLAGEN DER
    PARFÜMERIE, Hüthig Buch Verlag, Heidelberg 1994

Monika Jünemann/Walburga Obermayr: AROMA-KOSMETIK, Windpferd
    Verlagsgesellschaft, Aitrang 1991

Dr. Bernd Jürgens: HAUSREZEPTE DER NATURHEILKUNDE, Hallwag Verlag, Bern 1982

Marianne Kaltenbach/Virginia Cerabolini: AUS ITALIENS KÜCHEN, Hallwag Verlag,
    Bern 1987

Erich Keller: DUFT UND GEMÜT, Fischer-Verlag, Münsingen-Bern 1993

Maria M. Kettenring: RAUMDÜFTE, Joy Verlag, Sulzberg 1995/AROMAKÜCHE,
    Joy Verlag, Sulzberg 1994

Heidelore Kluge: NATÜRLICH HEILEN UND PFLEGEN MIT TEEBAUMÖL, Südwest Verlag,
    München 1996

245

Prof. Dr. L. Kraus/Dr. J. Carstens: Heilpflanzen, Georg Thieme Verlag, Stuttgart 1995

Bruno P. Kremer: Welche Heilpflanze ist das? Franckh'sche Verlagsbuchhandlung, Stuttgart 1987

Dr. Kuan Hin: Chinesische Massage und Akupressur, Hallwag Verlag, Bern 1988

Max Lake: Duft und Sinnlichkeit, Heinrich Hugendubel Verlag, München 1995

Marcel Lavabre: Mit Düften heilen, Hermann Bauer Verlag, Freiburg 1994

Julia Lawless: Das Tea-Tree-Öl, Goldmann Taschenbuch, München 1996

Helmut Löffler: Naturheilkunde von A–Z, Manfred Pawlak-Verlagsgesellschaft, Herrsching 1980

Andrée Maureau: Rezepte aus der Provence, Édisud, Aix-en-Provence

Uli Mautner/Bernd Küllenberg: Arzneigewürze, Dr. Werner Jopp Verlag, Wiesbaden 1989

Didier Méségué: Die Kräuter meines Vaters, Molden Verlag, Wien 1976

Muelhens Cologne-Paris-New York: Streßstudie

Cynthia B. Olsen: Die Teebaumöl Hausapotheke, Windpferd Verlagsgesellschaft, Aitrang 1995

Dr. Daniel Pénoël: Pratique aromatique familiale, Gabriel-Laumain, Paris

Miriam Polunin/Christopher Robbins: Geheimnisse und Heilkräfte der Natur, Christian Verlag, München 1993

Shirley Price: Aromatherapie, Mosaik Verlag, München 1992

Jean Pütz/Christine Niklas: Gesundheit mit Kräutern und Essenzen, vgs verlagsgesellschaft, Köln 1991

Danièle Ryman: Handbuch der Aromatherapie, Heyne Verlag, München 1990

RÖMPP Chemielexikon, Georg Thieme Verlag, Stuttgart 1993

Ingeborg Stadelmann: Die Hebammensprechstunde, Eigenverlag 1995

Christine Stead: Aromatherapie, Econ Taschenbuch Verlag, Düsseldorf 1987

Kurt Schnaubelt: Neue Aromatherapie, vgs verlagsgesellschaft, Köln 1995

Wolfang Schneider: Mein Umgang mit Paracelsus und Paracelsisten, Govi-Verlag, Frankfurt/Main 1982

Dr. Rainer Schunk: Heilkraft aus Heilpflanzen, Kaulfuß-Verlag Abtswind

Robert B. Tisserand: Aromatherapie, Verlag Hermann Bauer, Freiburg 1980

Jean Valnet: Aromatherapie, Heyne Taschenbuch 1993

Veroma Journal Nr. 2 + 3, 1995

Prof. Dietrich Wabner: Duft des Herzens – Rosenöl, Schriftenreihe Rosenmuseum Steinfurth 1993

Prof. Dietrich Wabner/Bernie Hephrun: Die Kunst des Riechens von ätherischen Ölen, Schriftenreihe Ätherische Öle für Therapie, Kosmetik und Parfümerie Nr. 1, Garching b. München 1996

Rainer-Maria Wieshammer: Der 5. Sinn, Foltys Edition, Rott am Inn 1995

Valerie Worwood: Liebesdüfte, Goldmann Verlag, München 1990

Monika Werner: Ätherische Öle, Gräfe und Unzer, München 1993/Sanfte Massage, Gräfe und Unzer, München 1995/Kochen mit ätherischen Ölen, Gräfe und Unzer, München 1996

Dr. Peter Wolf/Anja Budde: Die kleinste Hausapotheke der Welt: Teebaum-Öl, Taoasis Verlag, Lemgo 1995

REGISTER

Seitenzahlen in Schrägdruck verweisen
auf eine Abbildung

A

Abies sibirica 68
Absolue 37
Abszesse 154, 223
Ackerminze 98
Aerosolerzeuger 143
Akne 223
Aldehyde 213
Alkohol(e) 137, 213
Allergie 154
Allium sativum 70, *71*
Aloe-Vera-Öl 134, *134*
Altersbeschwerden 224
Angelica archangelica 48, *49*
Angina 224
Angst 24 ff., 28, 224
Anthemis nobilis 66 f., *67*
Anwendungen von A bis Z 155–174,
    175 f.
Anwendungsbereiche ätherischer Öle
    41–130, 223–238
Apfelsaft à la rose, Prof. Wabners 199
aphrodisische Einreibungen 153
Aphthen 225
Arm- und Handmassage 189
Aromapsychologie 16
Aromastream 146
Aromatherapie 16, 139
Aromatherapie für Kinder 177 ff., 220
Aromaventilator 146
Artemisia dracunculus 50, *50*

Arteriosklerose 225
Arthritis, Arthrose 225
Äskulap *160*
Asthma 225
Äther 214
atmungsfördernde Einreibungen 152
aufgesprungene Lippen 154
Augenentzündung 225
Avocadoöl 134
Azulene 216

B

Baby- und Kinder-Aromapflege 177 ff.
    Babymassage 177
    Brustwickel 182
    Fieber 181
    fiebersenkende Wickel 181
    Grippe und Erkältungs-
    krankheiten 180 f.
    Gute-Nacht-Entspannungs-
    mischung 179
    Hausaufgaben-Mischung 179
    Konzentrationsschwäche 179
    Milchschorf 183
    Säuglingskoliken 177
    Säuglingsschnupfen 179 f.
    Schlafstörungen 179
    seelisches Bauchweh/Kopfweh 179
    Vier-Winde-Ölmischung 178
    Wadenwickel 182
    Wutanfälle 179
Babymassage 177
Bad mit ätherischen Ölen 147 f., 220
Basilikum 41, *41*

247

Basisöl siehe Trägeröl
Bauchmassage 189
Bauchschmerzen 154
Becker, Edmund 202, *203*
Beinmassage 188, *188*
Bergamini, Paolo *207*
Bergamotte 42, *43*
Bergamotte-Minze 98
Bergbohnenkraut 44, *44*
Bindegewebsentzündung 154 f.
Bindehautentzündung 155, 226
Bitterorange siehe Pomeranze
Blähungen 226
Blasen 155
   von Verbrennungen und
   Verbrühungen 155
Blasenentzündung 226
blaues Auge 155
blutdrucksenkend 226
blutdrucksteigernd 226
Bluterguß siehe Quetschung
Blutung 156
Borretschöl 136
Boswellia carteri 123 f., *123*
Bronchialinfektionen 226

C

Cajeput 45
Cambopogon citratus 78, *78*
Cananga odorata 125 f., *125*
Candida 170, 227
Carum carvi 72, *72*
Cedrus 127, *127*
Cellulite 227
Cinnamomum 128, *128*
Cistrose 46, *46*
Cistus ladaniferus 46
Citrus
   aurantium 101, *101*
   bergamia 42, *43*
   limonum 129, *129*
   paradisi 58, *58*
   reticulata 81, *81*
   sinensis 93, *93*
Commiphora molmol 86, *87*

Concrète 37
Coriandrum sativum 71, *71*
Cupressus sempervirens 130, *130*

D

Darmkrämpfe 227
Depressionen 25, 28, 227
Dermatitis 227
Destillation 35
Diarrhö siehe Durchfall
dicke Backe 156
Diffusor 143
Dosierung 139, 149 f.
Duftlampe *140*, 143 ff., *144/45*
Duftsteine 146
Duftvliese 146
Duhamel, Michel 200, *201*
Durchfall 156 f., 228
   nahrungsbedingter 156
   nervöser 157
   virusbedingter 157

E

Effleurage 186
Eigenmassage 189
Eigenschaften ätherischer Öle 41–130,
   223–238
eingerissene Haut 157
Einnahme ätherischer Öle 141 f.
Einreibung 147
Einreibungen 152 f.
   aphrodisische 153
   atmungsfördernde 152
   entspannende 153
   kreislaufanregende 152
   verdauungsfördernde 152 f.
   vitalisierende 152
Eisenkraut 47, *47*
Enfleurage 38
Engelwurz 48, *49*
entspannende Einreibungen 153
Erbrechen 157, 228
Erfolgspotential der Aromatherapie 219
Erfrierungen 157

248

Erkältung 157 f., 175, 228
Erkältungsgrog 160
Erschöpfung 29, 229
Ester 214
Estragon 50, *50*
Eucalyptus
  camaldulensis 54
  citriodora 52
  dives 52 f
  globulus 51 f.
  polybractea 54
  radiata 52
  smithii 53
Eugenia caryophyllata 90, *90*
Eukalyptus 51 ff., *53*
Eukalyptusöl 34
Extraktion 36

F

Falten 229
fette Öle siehe Trägeröle
Fieber 158, 181
Fieberbläschen siehe Herpes
Florentinerflasche *36*, (131)
Frigidität 229
Friktion 186 f.
Frostbeulen 158
Furunkel 158
Fußmassage 188, *188*
Fußpilz 158 f.

G

Gallenblasenentzündung 229
Gallenkolik 159
Gattefossé, René Maurice 14, 16
Gelenkentzündung 159
Geranie 56, *57*
Gerstenkorn 159
Geruchssinn 19
Geschmackssinn 19
Geschwüre 230
Gesichtsmassage 187 f., *187*
Gesichtssauna 143
Getränke mit ätherischen Ölen 199

Giftigkeit ätherischer Öle 139
Grapefruit 58, *58*
Grippe 159 f., 180, 230
Gurkensuppe 204
Gürtelrose 161, 230

H

Haarprobleme 172, 230
Haarpflege 230
Hall, Cuthbert 34
Hals-Nasen-Ohren-Probleme 230
Halsentzündung 162
Halsweh 175
Hamamelishydrolat 131, *132*
Hamburger Heringstopf 204
Hämorrhoiden 230
harntreibend 230
Haselnußöl 134
Hausapotheke 150
Haut
  eingerissene 157
  fettarme 194
  fette 194
  feuchtigkeitsarme 194
Hautabschürfungen 162
Hautpflege 231
Heilpflanzenöl 162 f.
Helichrysum italicum 59, *59*
Heringstopf 204
Herpes 163, 231
Herstellung ätherischer Öle 35 ff., *36*
Herz und Kreislauf 231
Herzklopfen 231
Heuschnupfen 154, 163 f.
Hexen 11
Hexenschuß 164
Hippokrates 13
Hirschbraten 212
Hühneraugen 231
Husten 164, 232
Hydrolate 35, 131 ff.
  Hamamelishydrolat 131, *132*
  Kamillenhydrolat 132
  Lavendelhydrolat 132
  Melissenhydrolat 132

Myrtenhydrolat 132
Nerolihydrolat 132
Pfefferminzhydrolat 133
Rosenhydrolat 133
Rosmarinhydrolat 133
Salbeihydrolat 133
Tea-Tree-Hydrolat 133
Zypressenhydrolat 133
Hygieia *161*
Hypericum perforatum 64, 65

I

Immortelle 59, *59*
Immunsystem 18, 175, 232
Impotenz 232
Ingwer 60, *60*
Inhalation 142, 221 f.
    Dampfinhalation 142, *182*
    Gesichtssauna 143
    Taschentuchinhalation 142 f.
Insektenstiche 164
insektenvertreibend 232
Iris 61, *61*
Irisbutter 37

J

Jasmin 62, *63*
Jasminum officinalis 62, 63
Johanniskraut 64, *65*
Jojobaöl 134 f., *135*
Juckreiz 232
Juniperus communis 121, *121*

K

kalte Gurkensuppe 204
Kamille
    Deutsche (Echte) 66
    Römische 66 f., *67*
Kamillenhydrolat 132
Karbunkel 158
Kartoffelsuppe nach Berliner Art 204
Katarrh 165
Ketone 215

Kiefer 68, *69*
    Latschen- oder Bergkiefer 68
    Sibirische Kiefer 68
    Strandkiefer 68
Kinder siehe Baby- und Kinder-
    Aromapflege
Klima 34
Klopfmassage 187
Knoblauch 70, *70*
Kochen mit ätherischen Ölen 195–212
Kokosöl 136
Kompressen 221
Kopfmassage 187
Kopfschmerzen 29, 165 f., 175 f., 188,
    233
Kopfschmerzöl 193
Koriander 71, *71*
Kosmetik 143, 148, 194
Krampfadern 233
Krämpfe 189
    Magen- und Darmkrämpfe 176
    Wadenkrämpfe 173
Krankenhaus, Aromatherapie im 218 f.
kreislaufanregende Einreibungen 152
Kümmel 72, *72*

L

Lachs, rosarot gegrillt, auf
    Rosenvinaigrette 208
Lamm mit Frühlingsgemüse 200, *201*
Lasagne verdi al forno 207, *208*
Laurus nobilis 79, *79*
Lavandin 77
Lavandula
    officinalis (angustifolia) 76
    spica (latifolia) 76
    hybrida 77
Lavendel 73–77, *74/75*
    Echter Lavendel 76
    Lavandin 77
    Schopflavendel 77
    Speiklavendel 76
Lavendelhydrolat 132
Lavendelöl 146
Lemongrass 78, *78*

Leptospermum scoparium 82
limbisches System *20*, 21 f., 142
Lippia citriodora 47, *47*
Lorbeer 79, *79*
Lymphdrainage 233

M

Macadamianußöl 136
Magen- und Darmkrämpfe 176
Magenprobleme 166
Majoran 80, *80*
Mandarine 81, *81*
Mandelöl 136
Manuka 82
Marti, Oskar 208, *209*
Massage bei Babys und Kindern 177,
    178, *178*
Massage mit ätherischen Ölen 147,
    184–194, 220 f.
    Arm- und Handmassage 189
    Bauchmassage 189
    Beinmassage 188, *188*
    Eigenmassage 189
    Fußmassage 188, *188*
    Gesichtsmassage 187 f., *187*
    Klopfmassage 187
    Kopfmassage 187 f., *192*
    Ohrmassage 191, *193*
    Rückenmassage 189 f., *190*
    wann nicht massiert werden soll 191
Massageölmischungen 193 ff.
Matricaria chamomilla 66
Mazeration 38
Meditation 233
Melaleuca
    alternifolia 113, *114*
    cajeputi 45
    viridiflora 92
Melissa
    citriodora 83, *83*
    officinalis 83
Melisse 83, *83*
Melissenhydrolat 132
Menstruationsbeschwerden 166, 234
Mentha arvensis 98

    citrata 98
    piperita 97 f.
    pulegium 98
Migräne 166
Milchschorf 183
Mundgeruch 167, 234
Muskatellersalbei 84 f., *84*
Muskelkateröl 193
Muskelrheumatismus 234
Myrrhe 86, *87*
Myrte 88, *89*
Myrtenhydrolat 132
Myrtus communis 88, *89*

N

Nachtkerzenöl 136
Nagelgeschwür 167
Narben 167
Nasenbluten 168
Nebenhöhlenentzündung siehe
    Stirnhöhlenentzündung
Nebenwirkungen ätherischer Öle 41–130
Nelke 90, *90*
Neroli 91
Nerolihydrolat 132
Nervensystem, ausgleichend für das 225
Niaouli 92
Nierenentzündung 234

O

Ocimum basilicum 41, *41*
Ohnmacht 168, 235
Ohrenschmerzen 168
Ohrinfektionen 168
Ohrmassage 191, *193*
Olivenöl 136, *137*
Orange 93, *93*
Orangenblütenöl siehe Neroli
Orangenblütenwasser 132
Oregano 94, *94*
Origanum
    majorana 80, *80*
    vulgaris 94, *94*
Oxide 214

P

Pallida 61, *61*
Pampelmuse siehe Grapefruit
Patchouli 95, *95*
Pelargonium graveolens 56, *57*
Petitgrain 101
Petrissage 186
Pfeffer, schwarzer 96, *96*
Pfefferminze 97–100, *99*
Pfefferminzhydrolat 133
Pflanzenwässer siehe Hydrolate
Phenole 215
Phenylpropan-Derivate 215
Pheromone 23, 142
Pickel 168 f.
Pinus
   mughus 68
   pinaster 68
Piper nigrum 96, *96*
Pogostenon patchouli 95, *95*
Poleiminze 99 f.
Pomeranze 101, *101*
Prellung siehe Quetschung
provenzalisches Gemüse 202, *203*
Psyche 142
Psyche, Wirkung auf die 13
psychische Probleme von A bis Z 28 ff.

Q

Qualität ätherischer Öle 139 f.
Quetschung 169, 176, 235

R

Ravensara 102
Ravensara aromatica 102
Rekonvaleszenz 170
Rheinischer Sauerbraten 205
Rheuma 235
Riechen 19 ff.
Rinderfilet in Orangen-Pfeffer-Sauce 202
Rosa
   centifolia 103, 105
   damascena 103, 105

Rose 103–106, *104/05*
Rosenbowle 199
Rosenessig 208
Rosenhydrolat 133
Rosen-Joghurt-Mousse 210, *210*
Rosenöl für die Küche 208
Rosen-Orangen-Torte *209*, 210 f.
Rosenvinaigrette 208
Rosenwasser 35 f.
Rosmarin 107 f., *107*
   des Chemotyps Cineol 108
   des Chemotyps Kampfer 108
Rosmarinhydrolat 133
Rosmarinum officinalis 107 f., *107*
Rückenmassage 189 f., *190*
Rückenschmerzen 170

S

Salbei 10 f., *109*
   Dreilappiger 110
   Lavendelblättriger 110
Salbeihydrolat 133
Salvia
   fructicosa 110
   lavandulifolia 110
   officinalis 109
   sclarea 84 f., *84*
Salzburger Hirschbraten 212
Sandelholz 111 f., *111*
Santalum album 111 f., *111*
Satureja montana 44, *44*
Sauerbraten 205
Säuglingskoliken 177
Säuglingsschnupfen 179 f.
Sauna 222
Säuren 216
Scheidenentzündung 235
Scheidenpilz 170
Schlaflosigkeit 29, 170 f., 235
Schlafstörungen bei Kindern 179
Schluckauf 171
Schmecken 19
Schnitte 171, 176
Schnupfen 177, 236
Schock 236

Schuppen 172
Schuppenflechte 236
Schwindel 172
Selye, Professor Hans
Sesamöl 136
Sesquiterpene 216
Sodbrennen 172
Sonnenblumenöl 136
Sonnenbrand 172, 236
Spanischer Kampfer 107
Stirnhöhlenentzündung 172 f., 188
Stoßverletzungen siehe Quetschungen
Streß 24 ff., 172, 237

T

Tagliatelle «Bologna» 205
Taschentuchinhalation 142 f.
Tea-Tree 113–115, *114*
Tea-Tree-Hydrolat 133
Terpene 216 f.
Terrakotta-Duftstein
Thermoduftstein 146
Thursday Plantation 115
Thymian 116–119, *118*
    des Carvacrol-Chemotyps 119
    des Geraniol-Chemotyps 117
    des Linalool-Chemotyps 117
    des Thujanol-Chemotyps 118
    des Thymol-Chemotyps 119
Thymus vulgaris 116, 118
Tiere 22 f.
Trägeröle 133 ff.
    Aloe-Vera-Öl 134, *134*
    Avocadoöl 134
    Borretschöl 136
    Haselnußöl 134
    Jojobaöl 134 f., *135*
    Kokosöl 136
    Macadamianußöl 136
    Mandelöl 136
    Nachtkerzenöl 136
    Olivenöl 136, *137*
    Sesamöl 136
    Sonnenblumenöl 136
    Weizenkeimöl 136

V

Valnet, Dr. Jean 16
Verbrennungen 173, 237
verdauungsfördernde Einreibungen 152
Verstauchungen 173
Verstopfung 173, 238
Vetiver 120, *120*
Vetiveria zizanoides 120, *120*
Vier-Winde-Ölmischung 178
vitalisierende Einreibungen 152

W

Wacholder 121, *121*
Wadenkrämpfe 173
Warzen 174, 238
Wechseljahrbeschwerden 238
Weihrauch 123 f., *123*
Weizenkeimöl 136
Wickel 181, 182, 221
Wirkungen ätherischer Öle 127 f., 146 f.
Wunden 171, 237
Würze, ätherische Öle als 142
Würzölrezepte 197 f.

Y

Ylang-Ylang 125 f., *125*
    1 oder extra 126
    4 oder complet 126

Z

Zahnfleischbluten 174
Zahnfleischentzündung 174
Zahnschmerzen 174, 176, 238
Zeder 127, *127*
Zerrungen 173
Zimt 128, *128*
Zingiber officinalis 60, *60*
Zitrone 129, *129*
Zitronenmelisse siehe Melisse
Zitronenminze 98
Zypresse 130, *130*
Zypressenhydrolat 133

253

DANK

Ich danke allen, die zur Entstehung dieses Buches beigetragen haben, insbesondere

Prof. Dr. Dr. Dietrich Wabner für die begleitende fachliche Unterstützung;
Dr. Dr. Erwin Häringer, der alle medizinischen Fragen leichtverständlich beantwortete;
Dr. Georg Pfanner für seine erprobten Beiträge aus der Kinderheilkunde;
Madame Mireille Guillou-Jochum, Saarbrücken, für ihre Unterstützung beim Einstieg in das Thema Aromatherapie;
Regina und Peter Sander, El Paso/Texas, für die Überarbeitung des Massageteils;

den folgenden Personen, Firmen und Institutionen für fachliche Beratung oder die Überlassung von Text- und Bildmaterial:
Edmund Becker, Mougins/Frankreich
Beltz Verlag, Psychologie heute, Weinheim
Chris Benz, Pioneer Tea-Tree-Oil, Wettingen/Schweiz
Paolo Bergamini, Bad Homburg
Margret Demleitner, Forum Essenzia, München
Michel Duhamel, Kochschule Roger Vergé, Mougins/Frankreich
Peter Fischer, London
André Garavagno, Expressions Parfumées, Grasse/Frankreich
Dr. Nelly Grosjean, Graveson/Frankreich
Haarman & Reimer, Holzminden
Heilpflanzen-Gärtnerei Silberdistel, Brienz/Schweiz
Iris Hülbrock, Bad Homburg
Hannelore Ludwig, Galimard, Grasse/Frankreich
Oskar Marti, Moospinte, Münchenbuchsee/Schweiz
Beate Nagel, Aromata International GmbH, Sulzberg
Dr. Daniel Pénoël, Crest/Frankreich
Primavera Life, Sulzberg
Claudia Steiner, München
Thursday Plantation, Australian Import Traders, Weilheim
Weleda, Arlesheim/Schweiz und Schwäbisch Gmünd
Monika Werner, Forum Essenzia, München

BILDNACHWEIS

Aromata International GmbH 140
Chris Benz 114
Botanischer Garten Bern 111
Mimmo Buttafuoco 43
Walter Egli 55
Haarman & Reimer 87

Primavera Life 40, 59, 78, 144/45
Eduard Rieben 209, 210
Weleda 135

Übrige Aufnahmen:
Gustav Dierssen